AF315685

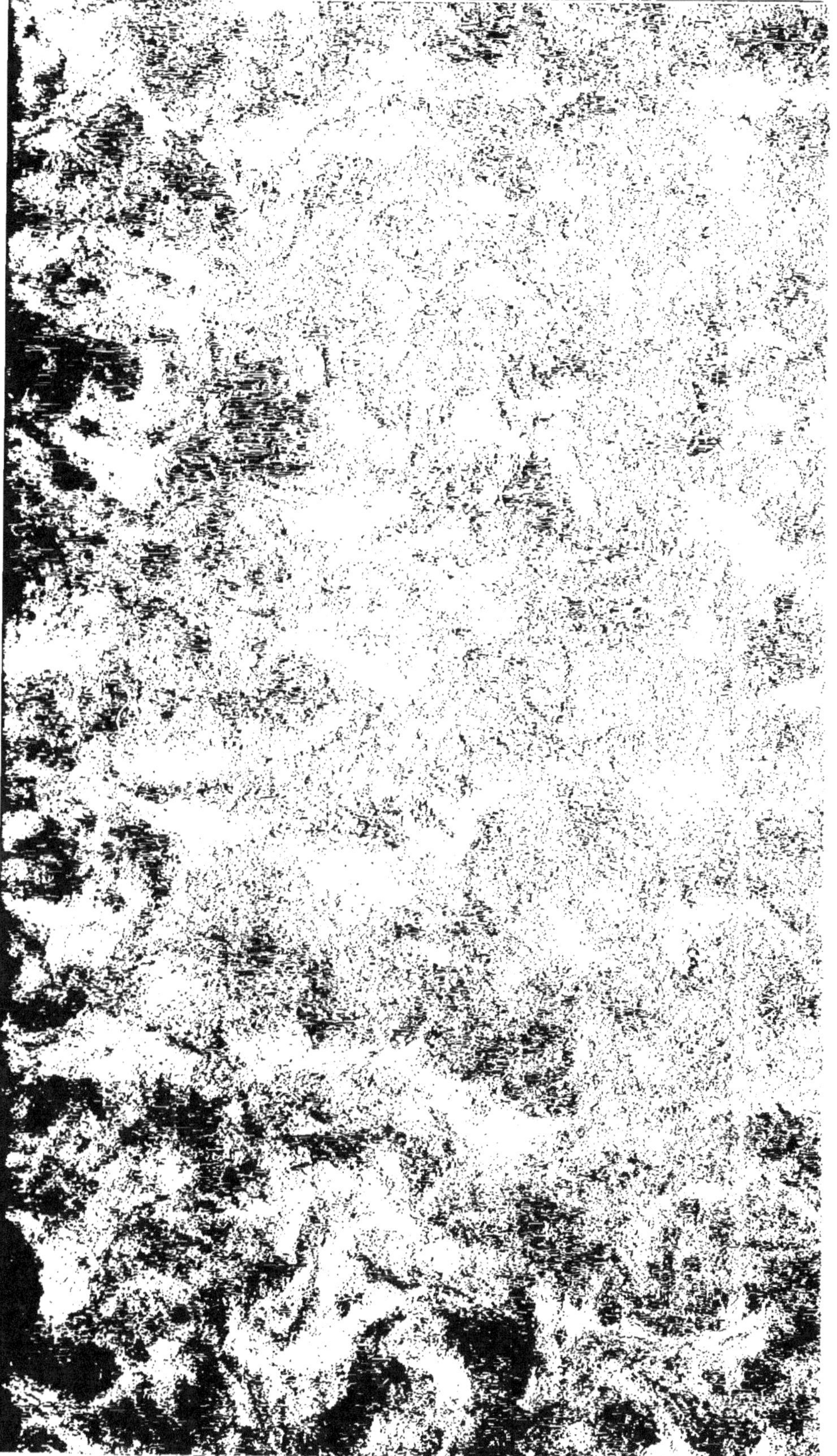

DES

RAPPORTS CONJUGAUX

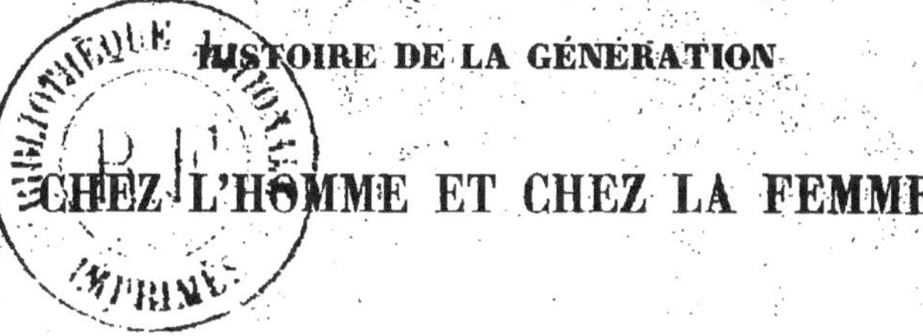

HISTOIRE DE LA GÉNÉRATION

CHEZ L'HOMME ET CHEZ LA FEMME

PAR

Le Dr David RICHARD

Cinquième Édition, revue et augmentée.

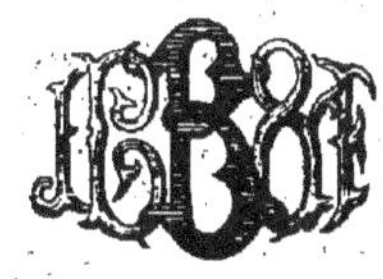

ACTUELLEMENT

LIBRAIRIE DE L'AMÉRICAN - HYGIEN

18, Boulevard Beaumarchais, 18

PARIS

FIGURES COLORIÉES

RAPPORTS CONJUGAUX

HISTOIRE DE LA GÉNÉRATION

CHEZ L'HOMME ET CHEZ LA FEMME

Lyon. — Imp. PITRAT AÎNÉ, A. REY Succ., 4, rue Gentil. — 17076

DES

RAPPORTS CONJUGAUX

HISTOIRE DE LA GÉNÉRATION

CHEZ L'HOMME ET CHEZ LA FEMME

PAR

Le Dr David RICHARD

Cinquième Édition, revue et augmentée.

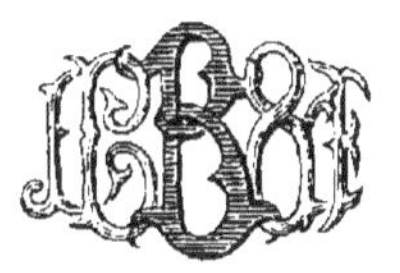

PARIS

ACTUELLEMENT

LIBRAIRIE DE L'AMÉRICAN - HYGIEN

18, Boulevard Beaumarchais, 18

PARIS

PRÉFACE

En essayant d'écrire l'*Histoire de la génération chez l'homme et chez la femme*, nous avons
voulu remplir un double but :

1° Donner l'explication d'une série de phénomènes qui constituent les fonctions de la génération
et qui, pour être plus compliqués et plus délicats
que ceux qui constituent les fonctions de la digestion, de la circulation, de la nutrition, etc., n'en
sont ni moins intéressants, ni moins importants ;

2° Présenter au point de vue pratique une série
d'enseignements sans lesquels ne saurait se constituer l'hygiène la plus élémentaire, celle que chacun
doit connaître le plus particulièrement pour son

propre usage, puisqu'elle s'adresse aux fonctions les plus intimes et les plus secrètes.

C'est à ce double besoin que nous avons essayé de satisfaire.

Ce n'est pas à dire que la génération et ses *mystères* n'aient été déjà l'objet de publications à l'adresse du public autre que les médecins et les hommes de science : ces publications sont nombreuses, trop nombreuses même ; mais souvent elles ont dépassé le but sans l'atteindre ; l'une considérait la question au point de vue purement anecdotique et, si nous pouvons ainsi nous exprimer, au point de vue amusant ; d'autres ont surtout cherché à donner au lecteur une série de recettes plus ou moins spéciales et à peindre les tristes résultats de certains excès, pour en indiquer aussitôt le palliatif ou le remède qu'ils avaient charge de recommander.

Notre but est plus simple, plus désintéressé, et, nous croyons pouvoir le dire, d'une utilité plus générale. Le résumer, ce sera indiquer en même temps d'une manière sommaire le contenu des pages qui vont suivre.

La science a fait des conquêtes positives dans le domaine de l'étude de la génération : *ovulation* et

menstruation, érection et *mécanisme nerveux,
fécondation* et *vie de l'embryon,* tels sont quelques-uns des termes qui marquent les principales étapes dans la voie du progrès scientifique.

Ce sont ces progrès que nous voulons faire connaître.

Chaque fait scientifique a son application à l'*hygiène :* c'est l'hygiène de la génération que nous étudions, hygiène qui présente des considérations spéciales pour l'enfance, la puberté, l'âge mûr et la vieillesse : hygiène qui, appliquée à la grossesse, à la fécondation et à l'acte fécondateur, s'adresse déjà à l'enfant avant qu'il ait vu le jour, avant même qu'il ait été conçu.

Les *applications médico-légales* ne sont pas moins nombreuses : par les questions qu'elles comportent, elles touchent aux intérêts les plus délicats de la famille et de la société.

Nous nous attacherons donc à bien poser les bases scientifiques de ces questions.

Enfin, la *morale* elle-même ne peut rester étrangère aux faits que la science a consacrés. Loin d'en être ébranlée, elle y trouve à chaque pas de nouveaux appuis. La nature, en nous révélant ses voies et ses moyens, nous fixe d'une façon exacte les limites précises du devoir, et la médecine nous montre que jamais l'homme ne s'écarte impunément des bornes naturelles imposées par la puissance de ses organes et de ses fonctions.

On pourrait caractériser à plusieurs points de vue notre siècle en l'appelant le *siècle de la biologie*: jamais, en effet, les sciences qui ont pour objet l'étude des êtres vivants n'avaient pris une telle extension et ne s'étaient appuyées sur des bases aussi solides, c'est-à-dire sur celles de l'anatomie et de la physiologie expérimentale.

Aussi voyons-nous les sciences philosophiques, longtemps égarées dans de vaines spéculations, venir aujourd'hui porter leurs débats sur le terrain de l'histoire naturelle, s'occuper de l'étude de l'évolution des espèces, des races, des individus ; nous n'en citerons comme exemple que les luttes scientifiques des transformistes et des non transformistes, des partisans et des ennemis de la doctrine inaugurée en France par Lamarck et, depuis, si largement développée en Angleterre par Darwin.

La psychologie elle-même cherche aujourd'hui

à se constituer comme science positive par l'étude
de l'anatomie et de la physiologie comparée des
centres nerveux ; c'est ainsi que l'étude de l'intelligence a été comprise par les psychologues anglais,
par Bain, par Herbert Spencer, en France, par
H. Taine, en un mot par tous les maîtres de la
nouvelle école, celle de la psychologie expérimentale.

Ces rapports, plus intimement établis entre la
biologie et les autres sciences, ont rendu nécessaires les ouvrages destinés à mettre à la portée
de tout le monde l'étude générale des phénomènes
que présentent les êtres vivants ; les questions de
physiologie élémentaire font presque partie de l'éducation de l'enfance, et Jean Macé, dans son livre
si populaire[1], a su, en présentant un tableau complet des fonctions de l'organisme humain, rendre
vulgaires des connaissances qui semblaient devoir
rester le partage d'hommes spéciaux, des médecins,
des naturalistes.

L'étude des fonctions de la génération est assu-
rément difficile à aborder ; elle ne peut être mise à

---

1. Jean Macé, *Histoire d'une bouchée de pain.*

la portée de tous les âges, ni même de tous les sexes. Elle ne peut être exposée sans péril, dans ses détails, qu'à un public sinon spécial, du moins placé dans les conditions où ces connaissances deviennent réellement utiles, nécessaires, et non pas seulement propres à éveiller une dangereuse curiosité.

Dans les huit planches qui illustrent notre texte et qui forment le complément indispensable de la partie anatomique et physiologique de notre ouvrage, nous avons voulu représenter à l'état normal les organes de la génération chez l'homme et chez la femme ; nous leur avons conservé un caractère essentiellement sérieux par la précision des indications et la rigueur des détails ; nous étions sûrs d'ailleurs d'unir le mérite scientifique à la valeur artistique en en confiant l'exécution au pinceau de M. Léveillé, dont le talent est apprécié comme il le mérite dans le monde savant.

Et si un esprit trop timoré, avant de feuilleter ces pages, hésitait encore à admettre la légitimité de ces études, nous pourrions lui répondre avec Montaigne :

« Qu'a faict l'action génératrice aux hommes, si naturelle, si nécessaire, et si juste, pour n'en oser parler sans vergongne et pour l'exclure des propos sérieux et reglez. »

Nous citerons encore pour nous justifier, un passage emprunté au Dʳ Jules Guyot [1].

« Eh quoi ! nous avons étudié et enseigné les merveilles de la construction de l'œil, les lois de la vision et les moyens de la rectifier, de l'agrandir et de la compléter. Nous avons fait de même pour l'ouïe, l'odorat et le goût, pour tous les sens et pour toutes les fonctions, et nous n'avons à dire que quelques phrases banales ou quelques vagues paroles pour guider l'homme dans l'usage de l'appareil qui domine la vie du genre humain, pour lui apprendre à faire partager normalement et complètement à sa compagne et épouse les sensations naturelles de la loi fondamentale du mariage, aussi bien pour la certitude et la perfection que pour la satisfaction d'un sens, que l'état de mariage élève à l'exigence d'un besoin?

« Au lieu d'abandonner les lois sacrées du mariage aux lazzis des comédies et des chansons, au lieu de laisser le lien conjugal se relâcher par l'igno-

---

[1] Jules Guyot, *Union médicale*, 1858.

rance et le ridicule des rapports des conjoints et se briser fatalement faute de notions positives et harmoniques, la physiologie, la science pure, guidera l'époux et rendra certaine et durable sa combinaison avec l'épouse de son choix ; elle lui montrera que de lui seul dépendent le bonheur et la paix du ménage par l'accomplissement normal et complet de la fonction binaire, toujours suivie d'un calme parfait et des dispositions les plus heureuses à la gaieté et à l'expansion du cœur ; elle lui dira que son bonheur est plus dans le bonheur de sa moitié qu'en lui-même ; que sa première et sa principale étude est de chercher et de trouver la voie du cœur de sa compagne chaste et pure, qui attend de lui seul l'émotion de ses sens. »

Tel est le but que nous nous sommes proposé. Puissions-nous ne pas être resté trop au-dessous de la tâche que nous avons entreprise.

David RICHARD

15 janvier 1889.

HISTOIRE

DE

LA GÉNÉRATION

CHEZ L'HOMME ET CHEZ LA FEMME

INTRODUCTION

Si la nature a attaché une grande importance à l'accomplissement des fonctions qui assurent l'existence de l'individu, à la *digestion*, à la *respiration*, etc., elle semble avoir donné plus de soins encore à celles qui ont pour objet la conservation de l'espèce, aux fonctions de *génération*. Les êtres animés n'ont reçu la vie que pour la transmettre à d'autres êtres semblables, pour se reproduire. Il fallait donc que la nature poussât les êtres à la reproduction de leur espèce par une force bien irrésistible, par un plaisir plus puissant que ceux qui s'attachent à l'accomplissement des autres fonctions.

Cette force, c'est l'*amour* pris dans le sens le plus large du mot, l'amour commun à tous les êtres organisés, depuis l'humble plante et l'infusoire le plus dégradé, jusqu'aux mammifères les plus élevés, jusqu'à l'homme.

C'est, en effet, chez l'homme que cette force, devenue consciente, devenue sentiment, acquiert son plus haut degré. « La plupart des animaux, dit Voltaire, ne goûtent dans l'amour de plaisir que par un seul sens, et dès que cet appétit est satisfait, tout est éteint. Aucun animal, hors l'homme, ne connait les embrassements ; tout son corps est sensible, ses lèvres surtout jouissent d'une volupté que rien ne lasse, et ce plaisir n'appartient qu'à son espèce. Enfin, il peut dans tous les temps se livrer à l'amour, et les animaux n'ont qu'un temps marqué. »

Aussi, tandis que les poètes chantaient l'amour, les philosophes l'ont-ils analysé ; mais ces derniers ont fait plus : à une époque où, sous le nom de *philosophie*, on réunissait dans une même étude les sciences exactes, l'histoire naturelle et même la médecine, ils ont cherché à pénétrer les mystères de l'organisme, à dévoiler les secrets de la *génération*, qui est la source et le but ultime de l'amour.

Bientôt cette étude est devenue le domaine presque exclusif des médecins, mais ceux-ci, se bornant à l'étude de l'homme, se sont trouvés en présence de difficultés insurmontables, que l'anatomie et la physiologie comparée pouvaient seules éclaircir.

Laissant les hypothèses et les théories, les natura-

listes ont eu recours à l'expérience, à l'observation :
les conquêtes inattendues réalisées dans cette voie sont
toutes récentes ; quelques-unes datent à peine d'hier.

Ce sont ces résultats, précieux en eux-mêmes, précieux surtout au point de vue de leurs applications à
l'hygiène, à la médecine légale, que nous devons ici
passer en revue. Ces questions sont difficiles ; elles
touchent aux points les plus délicats de la physiologie
humaine.

Mais, même en dehors de leur utilité pratique, elles
résument une série de faits que ne peut ignorer tout
homme curieux du *γνῶθι σεαυτόν*, du *connais-toi toi-
même*; et qui oserait dire qu'il connaît l'histoire d'un
animal quelconque, l'histoire de l'homme, s'il ignorait
les phénomènes de son évolution, de sa *reproduction*?

La *reproduction*, avons-nous dit, est une des *fonctions* dont la connaissance intime s'est le plus longtemps
dérobée aux recherches des naturalistes.

Ce n'est qu'au XVII⁰ siècle que la science a commencé
à se défaire des doctrines spéculatives des philosophes
de l'antiquité, pour aborder, avec Fabrice d'Acqua-
pendente, Harvey, Leeuwenhock, etc., l'étude expérimentale de la *génération*. Les difficultés du problème,
les mille détails dont la nature semblait vouloir dérober
les plus essentiels, les innombrables variétés que ces
phénomènes offrent dans la série des êtres, nous expliquent assez pourquoi des naturalistes éminents ont dû
se spécialiser dans cette étude si féconde en découvertes et si philosophique par ses vastes généralisa-
tions.

Après les travaux de R. de Graaf, de Ch. de Baer, de Purkinje, et enfin de Coste, la physiologie de la génération est devenue l'une des parties les mieux élucidées de la science des êtres vivants [1]. Non seulement elle est connue aujourd'hui jusque dans ses moindres détails, mais il nous est devenu facile de préciser la place que cette fonction occupe au milieu des autres fonctions de l'organisme, et de suivre les liens qui la rattachent aux autres actes et particulièrement aux *fonctions de nutrition*.

Ce sont ces rapports que nous devons rapidement esquisser ici ; nous verrons en même temps ce qu'est la génération chez l'homme, et ce qu'elle est chez les êtres vivants placés aux divers degrés de l'échelle animale.

La *nutrition* est le phénomène par lequel un organisme vivant emprunte au monde extérieur certains éléments qu'il s'assimile, de manière à augmenter sa propre substance, à *croître* en un mot. Mais la *nutrition*, la *croissance* peuvent prendre, dans certaines circonstances, un caractère nouveau : certaines plantes produisent des bourgeons qui tombent et, continuant à croître après leur chute, deviennent des individus indépendants ; c'est là un véritable phénomène de reproduction : il se fait aussi d'une manière analogue par des racines qui vont au loin donner naissance à un nouvel individu.

Ici donc la *croissance* est devenue réellement *reproduction* ou *génération*, puisqu'elle s'est traduite en

---

[1] Voyez, sur cet historique, Cl. Bernard, *Leçons sur les phénomènes de la vie, communs aux animaux et aux végétaux*. Paris, 1878-1885

définitive par la *multiplication de l'espèce*. Cet exemple nous fera plus facilement comprendre ce qui se passe chez des animaux tout à fait inférieurs *(infusoires* et autres), formés simplement d'une cellule. Quant cette cellule, par les progès de la nutrition, a acquis un certain développement, ou bien elle émet de petits bourgeons latéraux qui deviennent des individus indépendants, ou bien elle se divise simplement en deux. C'est ce que l'on a appelé la reproduction par *segmentation*, par *bourgeonnement*, par *gemmiparité*, etc. C'est la forme la plus simple de la reproduction.

A un degré plus élevé, et pour jeter seulement un regard d'ensemble sur la *physiologie comparée de la génération*, nous voyons se produire des bourgeons semblables, qui tendent semblablement à s'isoler ; mais un bourgeon de ce genre ne peut devenir un nouvel être qu'à la condition de se fusionner avec un bourgeon analogue venu d'un individu de la même espèce que celui qui avait produit le premier. C'est ainsi que, chez certains végétaux inférieurs *(algues)*, le contenu d'une cellule se porte vers une autre cellule, se fusionne avec elle, et il résulte de cette fusion une nouvelle cellule qui désormais sera propre à se développer en un nouvel individu, en une nouvelle algue.

Ce phénomène, que les botanistes désignent sous le nom de *conjugaison*, nous présente le type le plus simple de ce que nous étudierons sous le nom de *fécondation*.

En effet, chez tous les êtres où la reproduction s'effectue par *fécondation*, on voit deux organes différents chargés de produire les deux éléments qui doivent se fusionner : l'un de ces organes, dit *organe femelle*, produit un petit bourgeon ou une cellule *(ovule)*; l'autre, dit *organe mâle*, produit un élément analogue, procédant aussi d'une cellule (le *spermatozoïde*). Ces deux éléments viennent-ils à se rencontrer? Ils se fusionnent : on dit alors que l'*ovule est fécondé*; et il peut dès lors se développer en un individu nouveau. Cette génération qui exige deux éléments distincts, et par suite deux organes producteurs, chacun d'un *sexe différent*, est dite *génération sexuée*.

Nous avons dit *deux organes producteurs* et non pas *deux organismes, deux êtres*, parce qu'il peut se faire qu'un seul et même individu renferme à la fois et l'organe mâle et l'organe femelle : l'animal est alors *hermaphrodite*; c'est ce qui se présente pour beaucoup d'animaux inférieurs, et surtout pour certains vers parasites du corps de l'homme (le *tænia*, par exemple). La facile reproduction de ces êtres n'a par conséquent rien qui nous étonne, puisqu'un seul et même individu se suffit à lui-même, possède tout ce qui lui est nécessaire pour reproduire son espèce, et cela par *génération sexuée*.

Mais ce sont là des exceptions relatives : dans l'immense majorité des animaux sexués les *organes mâle et femelle* sont portés par des individus différents : de ces individus, l'un, appelé *mâle*, produit les *spermatozoïdes* (le sperme); l'autre, appelé *femelle*, produit les *ovules* (les œufs).

Comment alors ces deux éléments viennent-ils au

contact, de façon à se pénétrer, afin qu'en un mot *l'ovule soit fécondé* ?

Ici encore nous constatons que la nature arrive au même but par les actes les plus variés, et nous voyons ces actes se compliquer de plus en plus dans l'échelle animale.

Nous citerons seulement les exemples que nous offrent les vertébrés.

Chez les poissons, la femelle émet ses œufs et les abandonne flottants à la surface de l'eau ou au milieu des herbes aquatiques : le mâle vient ensuite, passe sur ces œufs et les arrose de sa liqueur spermatique : il n'y a *presque jamais* de rapports immédiats, entre les deux individus de sexe différent, pour cet acte de fécondation.

Au contraire, chez les batraciens (grenouilles), le mâle tient la femelle longuement et étroitement embrassée, de telle sorte qu'au moment où celle-ci émet ses œufs au dehors, le mâle les arrose de son sperme au fur et à mesure qu'ils sont expulsés : il y a donc ici une sorte d'*accouplement*.

Mais chez les oiseaux, et surtout chez les mammifères, cet accouplement présente un tout autre caractère : le mâle est pourvu d'un appareil qui acquiert à un moment donné une *rigidité* suffisante pour être *introduit* dans les organes génitaux de la femelle et y porter la liqueur où sont suspendus les éléments fécondants (sperme) : l'accouplement devient donc ici *coït*, *copulation*, et c'est dans les organes femelles que s'effectue la rencontre des ovules et des spermatozoïdes.

L'homme occupe l'échelon le plus élevé de la classe des mammifères : chez lui la génération demande donc tous les actes compliqués que nous venons d'indiquer en dernier lieu.

La rapide étude de la physiologie comparée qui nous a conduit étapes par étapes à la génération des mammifères et de l'homme, nous a servi à montrer les rapports de cette génération avec celle des autres êtres organisés : elle nous servira d'une façon encore plus directe à tracer le plan d'après lequel nous devons étudier la génération dans l'espèce humaine, et passer en revue les divers actes qui lui sont nécessaires.

Nous étudierons d'abord, au point de vue *anatomique*, les *organes génitaux* des deux sexes :

1° Les organes de l'homme : les *testicules*, qui produisent le *sperme* ; les *canaux excréteurs*, la *verge* et les *appareils érectiles* destinés à porter ce sperme dans les organes de la femme ;

2° Les organes de la femme : les *ovaires*, qui produisent les *ovules* (ou œufs); les *trompes*, la *matrice*, le *vagin*. qui sont les voies que doivent parcourir les ovules d'une part, les spermatozoïdes de l'autre, pour arriver à se rencontrer.

Cette partie purement *anatomique* nous permettra d'aborder ensuite l'*analyse physiologique* des actes qui se passent dans ces divers organes : *sécrétion du sperme* chez l'homme, *formation des ovules* chez la femme. En parlant ensuite du *coït* et de l'*éjaculation*, nous verrons par quelle série de phénomènes est amenée la rencontre de l'*ovule* et du *spermatozoïde*, la *fécondation*, en un mot.

Nous ne saurions nous contenter d'étudier ces fonctions et ces actes dans un cas particulier pris comme type. Nous devrons nous arrêter sur les conditions qui modifient les *fonctions génitales* selon l'âge et les conditions individuelles ; nous traiterons donc de la *puberté*, de l'*âge viril*, de la *vieillesse*, de l'*impuissance*, de la *stérilité*, etc.

Mais, quand la *fécondation* est accomplie, tout n'est point fini, du moins pour l'*organisme maternel :* la nature l'a chargé de présider au *développement du nouvel être*, qui, par le fait de la fécondation, a acquis son existence individuelle. Chez nombre d'animaux, chez les oiseaux, par exemple, l'œuf, en suivant les voies génitales de la femelle pour arriver jusqu'à l'extérieur, s'entoure de *provisions nutritives* (le jaune et le blanc), telles qu'il pourra désormais se suffire à lui-même, et qu'arrivé au dehors c'est tout au plus s'il demandera à la mère un peu de chaleur nécessaire à son développement.

Mais, chez les mammifères, l'œuf reste dans le sein de la mère et lui demande à la fois chaleur et nourriture : à cet effet, il se *greffe* sur les parois de la matrice ; des voies d'échange régulier s'organisent entre lui et la mère, et c'est cette dernière qui absorbe, qui respire, qui excrète même pour le jeune organisme qu'elle ne mettra au jour que lorsqu'il aura acquis un développement suffisant pour aller directement puiser dans les milieux extérieurs les éléments de son existence et de son développement; et, longtemps encore après l'avoir mis au jour, l'organisme maternel devra-t-il fournir à ce jeune être une nourriture toute préparée *(lait)*, plus substantielle et plus directement assimilable.

Nous aurons donc, après l'étude de l'acte essentiel de la fécondation, à étudier le *développement de l'œuf*, la *grossesse*, l'*accouchement* et enfin la *lactation*.

PREMIÈRE PARTIE

ORGANES GÉNITAUX DE L'HOMME ET DE LA FEMME

CHAPITRE PREMIER

ORGANES GÉNITAUX DE L'HOMME ; GLANDES GÉNITALES ; LEURS PRODUITS ; LEURS CANAUX EXCRÉTEURS

Les organes génitaux de l'homme se composent essentiellement :

D'une glande *(testicule)*, ayant pour fonction de sécréter l'élément mâle *(sperme)* ;

De conduits chargés de porter le sperme à l'extérieur *(épididyme, conduit déférent, conduits éjaculateurs, canal de l'urètre)*.

De glandes accessoires destinées à fournir des produits qui, s'ajoutant au sperme, en modifient la consistance et les propriétés physiques *(vésicules séminales, prostate, glandes de Cooper)* ;

Et enfin, d'un appareil *érectile (verge* et *gland)*, qui peut, dans certaines conditions, acquérir une rigidité suffisante pour pénétrer dans les organes de la femme et y porter le sperme sécrété et modifié par les organes précédents.

C'est dans cet ordre que nous étudierons les organes génitaux de l'homme.

Nous n'avons pas à tenir compte ici de la distinction en *organes génitaux internes* et *externes*, division que nous signalerons toutefois. Les testicules avec leurs enveloppes *(bourses)* font partie de ce qu'on nomme *organes génitaux externes*; ce n'est ensuite qu'en arrivant à l'étude de la verge et du gland que nous retrouverons le complément de ces organes externes. Cette division n'a donc rien de naturel pour l'étude des organes de l'homme, au point de vue de l'analyse de leurs fonctions physiologiques.

Il n'en sera plus de même pour l'étude des organes de la femme.

§ 1. — Testicules.

Les *testicules* sont deux corps glanduleux situés dans les *bourses*, un de chaque côté de la ligne médiane. Ils sont contenus dans une enveloppe formée par la peau et par plusieurs couches de tissus fibreux et musculaires. On donne à cette enveloppe le nom de *bourses* (pl. I, *fig.* B; pl. II, U). Parmi les couches qui composent les *bourses*, nous signalerons :

1° La *peau*, remarquable ici par sa couleur brune (pigmentée), par ses rides, par ses poils longs et clairsemés, par ses nombreuses glandes sudoripares et sébacées. Cette enveloppe cutanée reçoit en anatomie le nom de *scrotum* ;

2° La peau est doublée par une couche de *fibres muscularies pâles* (pl. I, *fig.* 1, *a, â*) qui se contractent lentement et indépendamment de la volonté. Cette contraction a lieu sous l'influence du froid, de l'orgasme vénérien, des excitations directes : elle diminue alors le volume des bourses, augmente les plis de la peau, et fait remonter les testicules plus ou moins haut, jusque vers l'entrée du *canal inguinal*. Cette couche musculaire reçoit en anatomie le nom de *dartos*. Elle forme au milieu des bourses une cloison (pl. II, v), de manière à assigner à chaque vésicule une loge à part ;

3° On trouve plus profondément une enveloppe formée par des fibres musculaires qui descendent depuis les muscles des parois abdominales ; c'est ce qu'on nomme le *crémaster* (de χρεμάω, je suspends), parce que ces muscles tiennent le testicule suspendu, et peuvent, par des contractions volontaires, le faire remonter jusque vers le canal inguinal : ces contractions ont lieu toutes les fois que les muscles de la paroi abdominale antérieure entrent en action ;

4° Enfin le testicule est immédiatement enveloppé par une *membrane séreuse*, une poche sans ouverture analogue à celle qui entoure le cœur (péricarde) ; c'est la *tunique vaginale*. Dans la cavité de la tunique séreuse vaginale peuvent se produire des épanchements de sérosité, comme les épanchements des séreuses péricardiques ou pleurales : c'est cette accumulation plus ou moins considérable de sérosité dans la cavité vaginale qui constitue l'*hydrocèle*.

Lorsqu'on incise les bourses vers leur racine, c'est-à-dire vers leur partie supérieure, dans le voisinage du *canal inguinal*, au niveau du pubis (pl. I, *fig*. 1, en c), on aperçoit un paquet, que l'on nomme le *cordon*, et qui se compose du canal excréteur du testicule *(canal déférent*; pl. I, *fig*. 1, c), et des vaisseaux (artères et veines) de cet organe. C'est ce paquet, ce cordon, que l'on sent rouler sous les doigts lorsque l'on pince la partie supérieure des bourses. En prolongeant l'incision vers la partie inférieure, on découvre le *testicule* lui-même : il se présente sous la forme d'un corps ovoïde (pl. III, *fig*. 1, 1, 2, 3, 4, 5), de la grosseur d'un œuf de pigeon, du poids de 20 à 30 grammes (chez l'adulte). Il est un peu aplati de dehors en dedans; son grand diamètre est oblique de haut en bas et d'avant en arrière. Sur le bord postérieur du testicule se trouve accolée une masse irrégulière, l'*épididyme* (pl. III, *fig*. 1, 3, 4), par laquelle le testicule se trouve suspendu au cordon (pl. III, *fig*. 1, 5 5).

Le testicule lui-même présente une structure assez compliquée : il appartient à la classe des *glandes en tube*, c'est-à-dire que le liquide qu'il sécrète est produit dans de longs tubes minces et filamenteux. En effet si l'on incise la couche superficielle de cette glande, couche formée par du tissu fibreux très dense *(albuginée*; pl. III, *fig*. 1, 1), on tombe sur une masse grisâtre composée de filaments entortillés, et qui rappelle un petit peloton de charpie (pl. III. *fig*. 1, 2). En saisissant avec des pinces un point quelconque de cette masse, on arrive à l'étirer en filaments, comme on le ferait d'une boule de charpie.

Mais si l'on examine ces filaments au microscope, même avec un faible grossissement, on s'aperçoit que ce sont en réalité des tubes *(tubes séminifères)*. Ces tubes sont tapissés par des *cellules* qui en remplissent presque entièrement la cavité. On donne le nom d'*épithélium* à ces couches de cellules qui revêtent les surfaces internes de l'organisme : c'est une expression anatomique que nous retrouverons à propos de toute la série des voies génitales, aussi bien chez la femme que chez l'homme. Nous pouvons donc dire que les *tubes séminifères* sont tapissés par un *épithélium*. Aux cellules de cet épithélium est réservée l'une des principales fonctions de l'appareil génital de l'homme, celle de produire le *sperme*.

A cet effet, un certain nombre de ces cellules s'hypertrophient, c'est-à-dire augmentent de volume, et l'on voit apparaître, dans leur intérieur, d'abord un point brillant (*tête* du futur spermatozoïde), auquel s'ajoute bientôt un filament plus ou moins enroulé sur lui-même (*queue* du futur spermatozoïde). En même temps ces cellules sont devenues libres; elles progressent dans les tubes séminifères vers le bord postérieur du testicule, et dans ce trajet, ou bien seulement dans le trajet ultérieur qu'elles accompliront au niveau de l'épididyme, elles finissent par se briser : les filaments qu'elles contenaient deviennent libres, et constituent les spermatozoïdes (pourvus d'une tête et d'une queue). Les autres parties des cellules brisées forment le liquide et les débris au milieu desquels nagent les spermatozoïdes. Telle est l'origine et la composition essentielle du produit des *tubes séminifères*, c'est-à-dire du sperme (pl. III, *fig.* 5).

Nous ne pouvons aller plus loin sans donner quelques détails sur les *spermatozoïdes*, qui représentent, comme nous le verrons, l'élément essentiel, l'*élément fécondateur* du sperme.

Les spermatozoïdes, si faciles à voir avec le microscope dans le sperme fraîchement éjaculé, ont été aperçus pour la première fois en 1677, par un étudiant en médecine, Louis Hamm, qui communiqua sa découverte à Leuwenhoeck. Ce grand naturaliste fut porté à voir dans ces filaments mobiles de véritables animaux microscopiques comparables aux infusoires. Les progrès des études microscopiques ont montré que les spermatozoïdes sont simplement des *éléments anatomiques* libres et flottants dans un liquide, comme les *globules rouges* dans le *sérum du sang*, et que la faculté de se mouvoir, qu'ils présentent, est du même ordre que celle qu'on observe sur certaines cellules pourvues de cils vibratiles.

Ayant donc réduit le spermatozoïde à son véritable rôle, nous le décrirons comme un petit filament présentant une extrémité renflée, piriforme (tête), à laquelle fait suite une queue très allongée (pl. III, *fig.* 2, 1, 1). La longueur totale des spermatozoïdes de l'homme est de 5 centièmes de millimètre. Pour bien les apercevoir et les étudier, il faut employer au microscope un grossissement de 400 à 500 diamètres. On voit alors, en examinant du sperme fraîchement éjaculé, que ces filaments sont doués de mouvements très vifs, qui se traduisent par une propulsion du côté de la tête, grâce aux ondulations de la queue, laquelle reproduit assez bien l'aspect d'une anguille qui nage. Ils peuvent ainsi parcourir en une seconde une distance à peu près égale à la longueur de leur corps. Dans le sperme abandonné à lui-même on retrouve les spermatozoïdes encore vivants, c'est-à-dire animés de mouvements, au bout de douze heures et plus ; ils se conservent encore plus longtemps si le sperme est maintenu à l'abri du refroidissement et de l'évaporation.

Tous ces phénomènes sont de la première importance, puisque nous verrons que le sperme est propre à la fécondation tant qu'il renferme des spermatozoïdes animés de mouvements. On a donc noté avec soin les circonstances qui influent sur cette vitalité ; parmi ces circonstances les principales sont les suivantes : le contact de l'eau froide tue presque immédiatement les spermatozoïdes ; les liqueurs acides arrêtent également leurs mouvements ; les liquides alcalins en augmentent au contraire la vivacité, et paraissent être un excitant du spermatozoïde. La mort du sujet n'anéantit pas subitement les mouvements des filaments spermatiques contenus dans les organes génitaux, et l'on en a trouvé de vivants encore dans l'appareil génital d'un supplicié, plus de soixante heures après la décapitation.

Nous connaissons donc la structure du testicule et la composition du liquide qu'il sécrète. Voyons quelles sont les voies que ce liquide parcourt et comment il se perfectionne et se modifie dans ce trajet.

§ 2. — Appareil excréteur du testicule.

I. — *Épididyme, canal déférent, vésicules séminales, canaux éjaculateurs.*

Les tubes séminifères (voyez ci dessus p. 27, et pl. III, *fig.* 1, 2) convergent tous vers le bord postérieur du testicule et finalement vers la partie supérieure de ce bord. Là ils sortent du testicule en se réunissant pour former quatre ou cinq canaux un peu plus considérables que les tubes primitifs. Ces canaux se pelotonnent (pl. III, *fig.* 1, 3), s'enroulent les uns sur les autres et forment ainsi cette masse irrégulière qui parcourt de haut en bas le bord postérieur du testicule, et que l'on désigne sous le nom d'*épididyme* (pl. III. *fig.* 1,2, 4). A mesure qu'ils forment l'épididyme, les quatre ou cinq canaux, que nous venons de mentionner, tendent à se fusionner et à se confondre en un seul. Cette fusion est opérée au niveau de l'extrémité inférieure du testicule et le canal unique qui en résulte prend le nom de *canal déférent* (pl. III, *fig.* 1, 5).

Le *canal déférent* (pl. III, *fig.* 1, 5, 5), d'abord très flexueux, puis de plus en plus rectiligne, remonte le long de l'épididyme, puis prend part à la formation du cordon (voyez plus haut, p. 25), dont il forme l'un des éléments les plus importants, arrive ainsi jusqu'au *canal inguinal*, par lequel il traverse la paroi abdominale, et pénètre enfin dans la cavité du bassin ; il se recourbe alors en bas et en dedans (pl. III, partie supérieure de la *fig.* 1), se place sur les côtés de la vessie, arrive à la face postérieure de ce réservoir et finalement atteint la base de la prostate (pl. III, *fig.* 1, 7, 8). C'est là qu'il se termine, ou du moins que le canal qui lui succède prend un autre nom, celui de *canal éjaculateur* (pl. III, *fig.* 1, 7).

On voit que, dans ce long trajet, le canal déférent, remontant des bourses vers le canal inguinal, puis descendant de celui-ci dans le bassin vers la prostate, décrit une anse à concavité inférieure, à cheval sur la branche horizontale du pubis (qui correspond au canal inguinal).

Le canal déférent est un conduit musculaire à parois épaisses et à lumière très mince; il est probable que la *contraction vermiculaire* de ses parois fait marcher le sperme vers la prostate, c'est-à-dire vers les vésicules séminales et les canaux éjaculateurs. De plus, les parois de ce canal sont pourvues de glandes dont le produit vient se mêler au sperme fourni par le testicule et contribue déjà à lui faire perdre sa consistance pâteuse pour le rendre plus fluide.

Les *vésicules séminales* (pl. III, *fig.* 1, 8; et pl. III, I) sont deux organes creux, piriformes, annexés chacun à l'un des canaux déférents, au niveau de la base de la prostate, c'est-à-dire au point où les *canaux éjaculateurs* succèdent aux *canaux déférents*. Elles sont placées dans le tissu cellulaire qui sépare le rectum (pl. II, G) de la vessie (pl. II, F); comprimées entre ces deux organes, elles sont légèrement aplaties d'avant en arrière ; leur grosse extrémité est tournée en haut et en dehors, leur pente en bas, insérée sur le canal déférent. Elles sont formées de parois musculaires et d'une muqueuse formant des plis nombreux, de manière que leur cavité est divisée en alvéoles irrégulières.

Ces vésicules séminales paraissent remplir une double fonction. Elles jouent d'une part le rôle de *réservoir* : le sperme sécrété par le testicule, et chassé par les contractions vermiculaires des canaux déférents, arrivé à l'extrémité de ces derniers se trouve en face de l'ouverture des canaux éjaculateurs, lesquels sont relativement peu perméables, et de l'ouverture des vésicules séminales qui se laissent facilement pénétrer. Il s'engage donc dans ces dernières et y demeure jusqu'à ce que, au moment du coït, il en soit chassé par les contractions de leurs parois. D'autre part, la muqueuse des vésicules séminales *sécrète* en abondance un liquide brunâtre, plus ou moins visqueux, qui, se mêlant au sperme, paraît remplir un rôle très important dans son perfectionnement.

Dans ce nouveau milieu, les spermatozoïdes deviendraient beaucoup plus actifs, présenteraient des mouvements beaucoup plus vifs, en un mot deviendraient plus aptes à la fécondation.

Les *canaux éjaculateurs* (pl. III, *fig.* 1, 7) font suite aux vésicules séminales et aux canaux déférents : ils sont donc au nombre de deux, traversant obliquement la moitié postérieure de la *prostate* (pl. II, H et J), pour arriver dans la portion prostatique du canal de l'urètre, où ils s'ouvrent au niveau d'un tubercule que nous étudierons sous le nom de *cerumontanum* (pl. III, *fig*. 2, 20). Ces canaux sont courts, d'un très petit calibre, et présentent une structure si simple qu'on peut les considérer comme une voie creusée à travers la substance prostatique. Leur rôle se réduit à celui de canal de conduction. Nous avons déjà vu que leur peu de perméabilité forçait d'ordinaire le sperme à refluer dans les vésicules séminales. Nous verrons plus tard que, malgré leur nom d'*éjaculateurs*, ils ne prennent pas une part *active* à l'éjaculation.

II. — *Canal de l'urètre, verge, gland, etc.*

L'urètre (pl. II, K, M, N; et pl. III, *fig*. 2) est un canal qui commence au col de la vessie (pl. III. *fig*. 2, 21) et se termine à l'extrémité de la verge par le *méat urinaire*. Il sert à conduire au dehors l'urine et le sperme, mais il n'appartient aux voies spermatiques qu'à partir de l'ouverture des canaux éjaculateurs (pl. III, *fig*. 2, 20).

Ce canal est d'une étude compliquée, vu son long trajet et les parties diverses qui le composent. La longueur totale est en moyenne de 16 à 20 centimètres. Son trajet, loin d'être rectiligne, présente deux courbures (pl. II) : ainsi, en partant du col de la vessie, il descend presque verticalement en bas (pl. II, portion K), puis, arrivé vers le bord postérieur de la symphise pubienne (pl. II, E), il se recourbe pour contourner cette partie osseuse et remonte en haut et en avant. Arrivé au niveau du ligament suspenseur de la verge (racine de la verge) il se recourbe de nouveau brusquement en bas.

Mais cette dernière courbure n'existe que lorsque la verge est en état de flaccidité; lorsqu'elle entre en érection cet angle disparaît (pl. II) et il n'y a plus à tenir compte que de la courbure sous-pubienne.

Le canal de l'urètre se divise, d'après sa structure, en trois parties d'inégales longueurs, et qui sont, en allant d'arrière en avant : 1° la *portion prostatique*; 2° la *portion membraneuse* ou *musculaire* : ces deux parties sont assez courtes; 3° la *portion spongieuse*, de beaucoup la plus considérable. Chacune de ces portions joue dans les fonctions génitales (surtout dans l'*érection* et l'*éjaculation*) un rôle considérable, qui ne peut être compris sans une étude anatomique assez minutieuse.

1° La *portion prostatique* est ainsi nommée parce qu'ici le canal de l'urètre est creusé dans un organe particulier, la *prostate*. Cet organe par sa forme et son volume, rappelle assez bien une châtaigne (pl. II, H, J, K; et pl. III, *fig.* 2, 8) : il est placé immédiatement au-dessus de la vessie (pl. II, F; et pl. III, *fig.* 2, 15), à laquelle il correspond par ce qu'on appelle sa *base*, tandis que son sommet, dirigé en bas se continue avec la portion membraneuse du canal de l'urètre (pl. III, *fig.* 1, 9; et *fig.* 2, 9). On voit encore venir s'insérer sur sa base en arrière de la vessie, les canaux déférents et les vésicules séminales (pl. III *fig.* 1, 7). La prostate est formée d'une masse assez serrée de *fibres mus-culaires* et de *glandes*. Le canal de l'urètre est creusé dans son épaisseur, dans une longueur de 3 centimètres environ.

Cette partie du canal de l'urètre est assez large, et présente des détails anatomiques très importants que l'on remarque sur sa face postérieure : c'est d'abord, à peu près vers le milieu de son trajet, une saillie en forme de crête (pl. III, *fig*. 2, 20), flasque la plupart du temps, mais capable de s'ériger en même temps que les autres appareils érectiles, et d'oblitérer alors complètement le canal de l'urètre. Cette saillie a reçu le nom de *verumontanum* ; elle marque le point où le canal de l'urètre, qui jusque là ne servait de voie conductrice qu'à l'urine, devient commun au passage de l'urine et du sperme. En effet, et c'est là le second détail anatomique qui doit nous arrêter, sur les côtés et immédiatement en avant du verumontanum, viennent s'ouvrir les *canaux éjaculateurs* (voyez p. 32), par lesquels le sperme arrive dans le canal de l'urètre. Signalons encore, mais sans y attacher grande importance, un petit orifice placé au sommet même du verumontanum, et qui conduit dans une étroite cavité piriforme, nommée *utricule prostatique*.

Nous verrons plus tard que c'est au niveau de la portion prostatique du canal de l'urètre que se passent en grande partie les actes essentiels qui ont pour but l'*éjaculation*. Nous verrons qu'à ce point de vue le verumontanum est un organe important. Contentons-nous de dire pour le moment que la prostate, par ses

fonctions de sécrétion, contribue, au même titre que les
vésicules séminales, à perfectionner la liqueur spermatique : ses glandes produisent un liquide blanc et cré-
meux, qui se mêlant au sperme, lors de l'éjaculation,
lui donne sa couleur laiteuse, caractéristique, car jusque-là et surtout après son mélange avec le produit des
vésicules séminales, le sperme est d'une couleur plutôt
grisâtre : lorsque les éjaculations se succèdent rapidement et sont abondantes, il est facile de constater que le
sperme émis en dernier lieu est légèrement grisâtre,
parce que l'humeur prostatique a fait défaut lors des
dernières émissions[1]. Les muscles dont se compose la
prostate expriment, par leur contraction, le produit de
ses glandes.

1° La *portion membraneuse* du canal de l'urètre
(pl. II, en к ; et pl. III, *fig.* 1, 9, *fig.* 2, 9), est très
courte ; c'est elle qui forme précisément cette courbe à
concavité antéro-supérieure par laquelle le canal con-
ourne la symphyse du pubis (voyez p. 33). Cette partie a reçu le nom de *membraneuse* parce qu'elle se
trouve à peu près réduite à la membrane cellulo-
muqueuse qui compose le canal. Mais on lui donne
aussi le nom de *musculeuse*, parce qu'elle est entourée
par un muscle très important à étudier à cause de ses
fonctions : c'est le *muscle de Wilson*, espèce de bou-
tonnière contractile, fixée aux deux branches du pubis,
et qu'on appelle en anatomie un *sphincter*, c'est-à dire

---

[1] Voyez Ch. Robin, *Leçons sur les humeurs*, p. 446 et suiv. 2e édition,
1874.

un anneau musculaire capable d'oblitérer, lorsqu'il se contracte, la lumière du canal qu'il entoure. Nous verrons ce muscle prendre aussi une part importante à l'acte de l'éjaculation.

A la portion membraneuse du canal de l'urètre se trouve encore annexé un appareil glandulaire, les *glandes de Cooper*, ou *glandes bulbo-urétrales* (pl. III, *fig.* 1, 2, 10, 10), placées contre ou même dans l'épaisseur du muscle que nous venons de signaler. Ces glandes, de la grosseur d'un pois, et analogues par leur aspect et leur structure aux glandes salivaires, présentent un petit canal excréteur qui se dirige en avant et va s'ouvrir dans le canal de l'urètre, vers la jonction de la *portion membraneuse* avec la *portion spongieuse (bulbe)*, ou même dans le commencement de cette dernière (d'où le nom de glandes *bulbo-urétrales*).

Ces glandes sécrètent une humeur incolore, transparente, visqueuse, assez analogue à de la salive un peu épaisse, et qui vient se déverser dans le canal dès que se produit l'érection ; ce liquide peut s'écouler au dehors sans qu'il y ait éjaculation ; sa sortie précède du reste toujours celle du sperme, auquel il ne se mêle que peu. Il paraît surtout destiné à *humecter* et à *lubréfier* les voies que doit parcourir le sperme pendant sa brusque et rapide émission.

3° La *portion spongieuse* (pl. II, de L en N ; et pl. III, *fig.* 1 et 2, de 12 à 14) est la plus longue et la plus antérieure des trois parties du canal de l'urètre; elle correspond à la verge (pl. I, *fig.* 1, v); son nom lui vient de ce qu'en ce point le canal est creusé dans

un long cylindre de tissu *spongieux* et *érectile* (pl. III,
fig. 2, 12, 14); mais ce cylindre lui-même est placé
entre deux corps spongieux et érectiles plus considérables, les deux corps caverneux (pl. III, *fig.* 1,
11, 13).

Nous avons donc à étudier ici : le *corps spongieux*
de l'urètre, puis les *corps caverneux*. Nous jetterons
ensuite un coup d'œil sur les enveloppes de cet ensemble d'appareils érectiles, c'est-à-dire que nous étudierons la *verge*. En rapprochant cette dernière description de celle des enveloppes des testicules (voyez p. 24),
on pourra reconstituer celle auquel on a donné le nom
d'*organes génitaux externes* de l'homme (pl. I).

Le *corps spongieux de l'urètre* (pl. III, *fig.* 2, 12,
14) est formé d'un tissu particulier, le *tissu érectile :*
c'est une trame fine d'alvéoles irréguliers, dont l'aspect,
sur une surface de section, rappelle celui d'une éponge
(pl. III, *fig.* 3, 4) : ces alvéoles forment des cavités
dans lesquelles le sang peut venir s'épancher, car elles
représentent un appareil intermédiaire entre les artères
et les veines. Nous verrons plus tard que l'accumulation du sang dans ces alvéoles constitue, du moins en
partie, l'acte de l'*érection*. Aussi la portion spongieuse
du canal de l'urètre est-elle essentiellement *érectile*, et
pour bien l'étudier, faut il en faire l'anatomie sur un
sujet chez lequel on a produit un simulacre d'érection
en injectant avec force dans le corps spongieux une
matière coagulable (de la cire, par exemple), qui en
remplit et en distend les alvéoles. On voit alors sur
une coupe (pl. III, *fig.* 3, 4) l'orifice du canal de

l'urètre plus ou moins béant (3, 3) et complétement entouré par le corps spongieux érectile.

En examinant toute la longueur de ce corps (pl. II, o, m, n), on constate qu'il ne présente pas partout le même développement, le même calibre ou volume. Sa partie toute postérieure est renflée (pl. III ; *fig*. 1, 12), saillante entre les racines des deux corps caverneux : c'est ce qu'on appelle le *bulbe*. Le bulbe va se rétré-cissant en avant, de sorte que le corps spongieux reprend bientôt un volume moins considérable et plus régulièrement calibré ; c'est un cylindre placé dans la gouttière inférieure que forment les deux corps caver-neux (pl. III. *fig*. 1, 13, 13) par leur adossement. On nomme cette partie le *corps cylindroïde* de la portion spongieuse. Mais à l'extrémité antérieure on trouve une nouvelle dilatation subite et très considérable, c'est le *gland* (pl. III, *fig*. 1, 14, 14), qui présente la forme d'un cône à base postérieure coiffant la terminaison des corps caverneux. Au sommet du gland le canal de l'urètre s'ouvre par une fente verticalement dirigée et nommée *méat urinaire* (pl. I, *fig*. 2, m). La base du gland forme par sa base une partie saillante au-dessus du niveau des corps caverneux et que l'on nomme *couronne du gland* (pl. I, *fig*. 2, en c); cette base, ou autrement dit, cette couronne est oblique : à la région dorsale elle est distante du méat urinaire de 2 ou 3 centimètres, tandis qu'à la région inférieure elle arrive presque au niveau de l'extrémité correspondante du méat, le corps du gland offrant très peu de développe-ment dans ce sens (pl. I, *fig*. 2).

Les *corps caverneux* (pl. III, *fig.* 1 1, 1, 13, 13) sont deux cylindres de tissu érectile analogues à celui du corps spongieux de l'urètre (pl. III, *fig.* 3, 4, 2, 2). Ils sont terminés en pointe à chacune de leurs deux extrémités. Ils commencent isolément en arrière par une partie légèrement renflée qui s'insère de chaque côté à l'une des branches descendantes du pubis : ce sont là les deux racines des corps caverneux, entre lesquelles est placé le bulbe de l'urètre (voyez p. 39). De là les corps caverneux se dirigent en haut et en avant, et, arrivés, au niveau de la symphise du pubis, ils se juxtaposent à la manière des deux canons d'un fusil double. Il y a même plus que juxtaposition, il y a tendance à la fusion, puisque dès lors il n'y a plus qu'une cloison commune entre eux et que cette cloison est largement perforée, de manière à laisser de faciles communications entre les alvéoles du tissu érectile des corps caverneux droit et gauche.

De cette juxtaposition il résulte deux gouttières (pl. III, *fig.* 3, 4) : l'une, *inférieure*, reçoit la partie spongieuse du canal de l'urètre *(corps cylindroïde* proprement dit (voyez p. 33, pl. III, *fig.* 3 et 4, 3, 3); l'autre, *supérieure* ou *dorsale*, reçoit une grosse veine (*veine dorsale de la verge*, pl. III, *fig.* 3 et 4, 4, 4), qui rapporte le sang veineux des alvéoles érectiles des corps caverneux et du tissu spongieux de l'urètre. Les corps caverneux se terminent en avant par une extrémité arrondie que coiffe le gland.

L'ensemble des corps caverneux et de la partie spongieuse de l'urètre forme la *verge* ou *pénis* (pl. I, *fig.* 1, v; et pl. III, *fig.* 1, 11.12, 13), organe essentiel de la *copulation*. La *verge* représente l'ensemble des appareils érectiles destinés à aller, lors de leur turgescence, porter la semence dans la profondeur des organes génitaux de la femme. A l'état de flaccidité (pl. I. *fig.* 1) la verge a des dimensions très variables selon les individus : flasque et pendante, elle retombe sur les bourses. Mais dès qu'elle entre en érection (pl. II), elle s'allonge, se redresse, devient rigide, et se dirige en en haut et en avant : elle offre alors un volume et une longueur également très variables selon les individus, mais on peut, en moyenne, estimer sa longueur de 10 à 12 centimètres, et son diamètre de 2 1/2 à 3 centimètres.

L'ensemble des parties qui la forment (corps caverneux, corps cylindroïde, corps spongieux, et gland) est contenu dans une enveloppe cutanée que double une couche de fibres musculaires à contraction involontaire, comme nous l'avons déjà vu pour la peau des bourses (*fig.* 14). Cette enveloppe cutanée, remarquable par sa finesse, sa souplesse, la facilité de son glissement sur les parties sous-jacentes, et par l'absence complète de poils, commence à la racine de la verge où elle se continue avec la peau des bourses, et celle du *pénil* ou *mont de Vénus*. Les poils longs et abondants[1] qui

---

[1] Le grand Condé était devenu, comme tant d'autres, amoureux de Ninon de Lenclos, et il en avait obtenu ce que tant d'autres avaient obtenu avant lui. Le prince de Condé, paraît-il, était très velu. Ninon de Lenclos, qui était fort instruite et qui parlait latin, connaissait ce vieux proverbe de la langue d'Horace : *Vir pilosus, vel fortis vel libidinosus.* « Ah' prince, lui dit Ninon en souriant ironiquement, que vous devez être courageux! »

recouvrent le mont de Vénus et qui forment un coussinet précieux au devant de la symphise du pubis, disparaissent brusquement au niveau de la racine de la verge.

Arrivée au point où le gland coiffe l'extrémité des corps caverneux (pl. I, *fig.* 1, P), la peau forme au gland une enveloppe plus ou moins considérable que l'on nomme *prépuce* : c'est une sorte de sac présentant une ouverture antérieure, de telle sorte qu'il peut être refoulé vers la base et jusqu'au delà de la couronne du gland, qu'il laisse alors entièrement à nu (pl. I, *fig.* 2).

D'ordinaire l'ouverture antérieure du sac préputial est assez large pour permettre de découvrir facilement le gland. Aussi dès le début de l'érection, par le développement de la verge en longueur, ou en tout cas dès le début du coït, au moment de l'introduction du pénis, le prépuce est-il refoulé et le gland mis à nu.

Mais parfois, soit par une étroitesse congénitale, soit par suite d'un rétrécissement accidentel, le prépuce ne peut être ramené en arrière du gland *(phimosis);* ou bien, s'il y a été ramené, il en serre vivement la base, l'étrangle, et ne peut plus venir le recouvrir *(paraphimosis).*

Chez les individus prédisposés à ces diverses formes d'accident, le prépuce présente souvent un prolongement qui constitue à l'extrémité du pénis une sorte de tube ou de trompe. Cette difficulté ou même impossibilité de découvrir le gland détermine entre celui-ci et le prépuce une accumulation de matières sébacées, et

par suite des irritations plus ou moins vives : le coït en
est parfois rendu très pénible[1].

A la face inférieure du gland, là où le renflement
spongieux est très peu étendu, le prépuce lui-même
ne peut être repoussé très loin en arrière ; il se trouve
de plus rattaché à l'extrémité inférieure du méat urinaire par un repli de la peau, ou pour mieux dire, de
la muqueuse, par le *frein du prépuce* (pl. I, *fig.* 2, F).

La face externe du prépuce présente tous les caractères de la peau ; mais sa face interne, celle qui est en
contact immédiat avec le gland, présente des caractères
tout différents : elle est rosée, humide, très délicate, en
un mot elle a l'aspect d'une *muqueuse* : on peut la comparer à la peau rosée des lèvres, qui est une transition
entre le tégument extérieur et le revêtement muqueux
de la bouche. Le gland est revêtu d'une muqueuse
semblable. C'est à cet ensemble qu'on a donné le nom
de *muqueuse balano préputiale*. Elle présente plusieurs détails intéressants à étudier au point de vue de

---

[1] Telle est sans doute l'origine de la *circoncision* : cette pratique, sous
son caractère religieux, n'est autre chose qu'une mesure hygiénique : elle
paraît nécessaire chez certains peuples orientaux, dont le prépuce est très
développé.

La fréquence de cette opération en Égypte. les inconvénients et parfois
même les accidents qu'elle entraîne par suite de sa mauvaise exécution, la
plupart du temps confiée aux barbiers. ont inspiré à M. Aïssa Hamdy,
jeune docteur d'origine égyptienne. l'idée d'étudier cette question. On lira
avec intérêt le travail qu'il a publié à ce sujet *(De la circoncision ; description d'un nouveau procédé opératoire.* Paris, 1873). Après quelques
considérations sur l'anatomie et la physiologie du prépuce, M. Hamdy,
qui a été à même de pratiquer nombre de fois la circoncision. cherche à
améliorer le procédé opératoire et indique à cet effet plusieurs modifications qu'il a apportées aux instruments mis en usage et aux manœuvres
opératoires habituellement employées.

ses sécrétions *(glandes)* et de sa sensibilité *(papilles et nerfs)*.

Sur la lame interne du prépuce et sur la peau du gland, mais surtout au niveau de la ligne de jonction de ces surfaces (pl. I, *fig.* 2 en c), c'est-à-dire dans la rainure que forme la couronne du gland par sa saillie, on trouve un grand nombre de petites glandes, très analogues aux glandes sébacées de la peau. On les nomme *glandes de Tyson* : elles sécrètent un produit semblable à la matière sébacée, c'est-à-dire gras et huileux, qui, mêlé au débris de la desquamation de la muqueuse balano-préputiale, prend un aspect caséeux et une odeur désagréable. C'est ce qu'on appelle le *smegma préputial.* Son accumulation entre le gland et le prépuce peut donner lieu à d'assez vives irritations surtout dans les cas de phimosis (voyez p. 42).

Enfin la surface du gland est très riche en *papilles* analogues à celles que l'on trouve à l'extrémité de la pulpe des doigts : l'analogie est d'autant plus complète que ces papilles sont riches en ramifications nerveuses et en corpuscules terminaux des nerfs. Tels sont les organes de la sensibilité toute particulière que présente le gland, sensibilité qui entre surtout en jeu sous l'influence du frottement.

Les nerfs très nombreux qui partent du gland *(nerfs dorsaux de la verge)* portent vers les centres nerveux les sensations spéciales qui naissent dans ces papilles, et ces sensations sont le point de départ de la plupart des actes qui constituent et qui achèvent le coït.

Le gland est donc l'organe essentiel de la copulation

et des sensations qui l'accompagnent, le siège de ce
qu'on a voulu appeler le *sens génital*.

CHAPITRE II

ORGANES GÉNITAUX DE LA FEMME — GLANDES GÉNITALES
LEURS PRODUITS, LEURS CANAUX EXCRÉTEURS

L'appareil génital de la femme n'est pas moins compliqué que celui de l'homme. Chez elle, en effet, nous
trouvons non seulement une glande *(ovaire)* destinée à
sécréter un produit *(ovule)*, qui est l'analogue du spermatozoïde; non seulement un appareil copulateur destiné à faciliter la rencontre de cet ovule et de ce
spermatozoïde *(vagin* et *appareil génital externe,
vulve)*; mais nous trouvons encore un appareil approprié à la conservation et au développement du nouvel
être qui résulte de la fusion des deux éléments mâle et
femelle *(matrice)*.

Cependant, comme quelques-uns de ces organes
servent à la fois, et en des temps différents, à chacune
de ces fonctions, nous ne pouvons suivre dans leur
étude une division basée sur ces usages successifs; nous
suivrons plutôt un ordre anatomique, parallèle à celui
qui nous a guidés dans l'étude de l'appareil génital de
l'homme.

Jetons d'abord un regard d'ensemble sur les nombreux organes qui forment cet appareil.

On trouve au milieu du bassin de la femme, entre la vessie et le rectum, un organe qui est comme le centre vers lequel viennent converger toutes les autres parties, c'est la *matrice* ou *utérus* (pl. V, I, H; et pl. VI, *fig.* 1, 5).

De là partent deux espèces de bras creux, les *trompes utérines* (pl. VI, *fig.* 1, 2), qui se dirigent, une de chaque côté, en dehors et un peu en haut, pour aboutir à l'*ovaire* (pl. VI, *fig.* 3), dont elles sont chargées de recueillir le produit.

D'autre part, la matrice se continue en bas et en avant par un canal médian unique, le *vagin* (pl. V, K; et pl. VI, *fig.* 1, 8, 9), destiné à recevoir le membre viril et la semence du mâle. Le vagin s'ouvre à l'extérieur, au-dessus de la symphise pubienne, par un orifice qu'entourent toute une série d'organes dépendants de la peau (pl. IV, *fig.* 1, 2, 3), et qui ont pour fonctions diverses de le protéger *(grandes* et *petites lèvres)*, de le lubréfier *(glandes)*, ou bien de devenir le siége des sensations voluptueuses qui provoquent et accompagnent la copulation *(clitoris)*. Cet ensemble forme l'*appareil génital externe*, la *vulve*.

Il serait à la rigueur rationnel de commencer par cette portion notre étude anatomique, mais nous préférons, par les raisons énoncées plus haut, débuter par l'*ovaire*, et suivre toutes les voies que parcourt l'ovule, fécondé ou non fécondé, pour arriver à l'extérieur, c'est-à-dire faire suivre la description de l'*ovaire* de celles des *trompes de Fallope*, de la *matrice*, du *vagin*, et enfin de la *vulve*.

§ J. — Ovaires et trompes de Falloppe.

I — Ovaire.

La matrice est maintenue dans sa position médiane au centre du bassin par deux replis du péritoine qui se dirigent, un de chaque côté, directement en dehors, vers les parois latérales du bassin où ils s'attachent. Ce sont les *ligaments larges* (pl. VI, *fig.* 1) : sur le bord postérieur de ces ligaments, dans ce qu'on appelle leur *aileron postérieur*, se trouve l'*ovaire* qui se présente sous la forme d'un corps ovoïde, assez analogue au corps même du testicule, long en moyenne de 3 à 4 centimètres sur 2 d'épaisseur, et du poids de 6 à 8 grammes (pl. VI, *fig.* 3 et 5). L'extrémité interne de l'ovaire est rattachée à l'angle supérieur de la matrice par un petit ligament *(ligament utéro-ovarien)*.

La presque totalité de la surface de l'ovaire est libre, lisse et brillante, n'étant recouverte que par l'épithé lium du péritoine. Son bord inférieur est seul adhérent et reçoit les vaisseaux et les nerfs qui lui arrivent de l'épaisseur des ligaments larges.

Le corps de l'ovaire se compose d'une *partie centrale*, très vasculaire et même érectile, et d'une *partie périphérique* glandulaire. Nous verrons plus tard que lorsque le sang est amené à s'accumuler dans la partie centrale, comme cela a lieu aux *époques cataméniales*, il la gonfle de sorte qu'il augmente de beaucoup le volume de l'ovaire; nous verrons de plus que ce phénomène de turgescence ne contribue pas peu à hâter et à achever ce que nous étudierons sous le nom d'*ovulation*. Quant à la partie périphérique, elle est le lieu de production des *ovules*, comme les canaux séminifères du testicule sont le lieu de production des spermatozoïdes. Si en effet on examine au microscope une mince coupe de cette partie, on voit qu'elle est formée d'une masse innombrable de vésicules à dimensions microscopiques, et que l'on nomme *vésicules de Graaf* ou *ovisacs*.

Chacune de ces *vésicules* est le lieu de formation d'un ovule, et comme l'on a pu apprécier qu'il y avait jusqu'à 600.000 vésicules de Graaf dans chaque ovaire, on voit quel nombre incroyable d'ovules pourrait fournir une femme, si toutes les vésicules venaient à maturité. Mais les détails dans lesquels nous allons entrer, et pour lesquels nous empiéterons ici un peu sur l'étude physiologique que nous compléterons plus tard, ces détails vont nous montrer qu'il n'y a qu'un nombre restreint de vésicules qui accomplissent leur évolution complète.

A chaque *prériode cataméniale* (voyez 2ᵉ partie), une vésicule de Graaf augmente rapidement de volume : d'invisible qu'elle était à l'œil nu, elle acquiert bientôt les dimensions d'une cerise. Il est facile alors d'étudier sa structure : elle se compose d'une enveloppe tapissée à sa face interne par un épithélium, et remplie d'un liquide transparent. Cet épithélium, (dont l'ensemble forme ce qu'on appelle la *membrane granuleuse*) présente en un certain point un épaississement notable et constitue ainsi un petit monticule que l'on nomme le *disque proligère*. Au milieu de ce disque on aperçoit une *grosse cellule* qui n'est autre chose que l'*ovule*.

Ainsi l'ovule paraît résulter du développement d'une des cellules de l'épithélium de la vésicule de Graaf, absolument comme le spermatozoïde résulte du développement d'une des cellules de l'épithélium des tubes séminifères. Nous reviendrons sur l'anatomie de l'ovule lui-même à propos de sa fécondation et de son développement.

A mesure que la vésicule de Graaf, dont nous venons de parler, a grossi, elle a fait sur la surface de l'ovaire une saillie plus considérable (pl. VI, *fig*. 5, 3). Ses parois se sont amincies, et tendent, par les progrès du développement, à se rompre. Cette rupture se produit pendant la période cataméniale (pl. VI, *fig*. 5, 4, 5). Nous reviendrons avec détails sur l'étude de ce phénomène et de son mécanisme. Il nous suffit de signaler pour le moment cette déhiscence qui projette au dehors de la vésicule de Graaf l'*ovule*, avec le *disque proligère* qui l'entoure et le liquide qui remplissait la vésicule. Tel est le phénomène de l'*ovulation*. Il se produit à peu près tous les mois. Il y a donc à chaque période mensuelle un ovule qui arrive à *maturité* [1].

---

[1] Voyez Fr. Balfour, *Traité d'Embryologie et d'Embryogénie.* Paris, 1883-85.

En tenant compte du nombre d'années pendant lesquelles la femme est réglée, on arrive à ce résultat qu'une femme donne pendant sa période de fécondité (de 15 à 45 ans), de 350 à 400 ovules complètement développés, provenant d'autant de vésicules de Graaf qui ont subi toute leur évolution. On voit, comme nous l'avions fait prévoir, qu'il y a loin de ce nombre à celui de 600.000 vésicules imparfaites que possède chaque ovaire.

II. — *Trompes de Falloppe.*

L'ovule qui s'échappe de l'ovaire lors de l'ovulation, ne tombe pas dans la cavité abdominale *(cavité péritoniale)*, comme on pourrait le supposer en se bornant aux notions précédemment indiquées. Il est un organe destiné à le recevoir et à le faire parvenir jusqu'à la matrice : c'est la *trompe de Fallope.*

Les *trompes de Fallope* ou *oviductes* sont deux conduits membraneux qui partent de chacun des angles supérieurs et latéraux de la matrice pour s'étendre de chaque côté, comme une sorte de bras flottants, maintenus seulement par un repli *(aileron moyen)* des ligaments larges (pl. VI, *fig.* 1, 2, 1). Chaque trompe a une longueur de 1 décimètre environ : elle commence à l'angle de l'utérus par une partie étroite et mince, et va en se dilatant jusqu'à son extrémité externe, qui s'élargit en entonnoir *(pavillon de la trompe,* pl. VI, *fig.* 1, 1).

Ce *pavillon*, libre et flottant, représente l'entrée du canal que forme la trompe, canal large en dehors, de plus en plus étroit à mesure qu'on se rapproche de la matrice, ainsi que du reste devaient le faire prévoir les dimensions extérieures de cet organe. Les bords du pavillon sont découpés en dix ou douze franges déchiquetées, de longueur inégale et d'un aspect élégant. Une de ces franges, *frange ovarique* ou *ligament tubo-ovarique*, rattache le pavillon à l'extrémité externe de l'ovaire (pl. VI, *fig* 5, 2). Ajoutons enfin que le canal de la trompe va, par son autre extrémité, s'ouvrir dans la cavité de l'utérus (pl. VI, *fig.* 7, 1, 1).

La trompe a pour usage de transporter l'ovule depuis la surface de l'ovaire jusque dans la cavité de la matrice. A cet effet, et par un mécanisme que nous étudierons plus tard, le pavillon de la trompe vient s'appliquer sur l'ovaire et le *coiffe* entièrement (pl. VI, *fig.* 3) à l'époque de l'*ovulation*, lors de la déhiscence d'un vésicule de Graaf. L'ovule mis en liberté tombe donc dans le large entonnoir disposé pour le recevoir et s'engage dans le *canal tubaire*.

La structure de la trompe présente du reste toutes les conditions nécessaires au transport de l'ovule : les parois du canal tubaire sont formées de *fibres musculaires lisses* (comme celles de l'intestin), en couches circulaires et en couches longitudinales, dont les *mouvements péristaltiques* contribuent sans doute à faire progresser l'ovule jusque vers la matrice. Mais une condition bien plus efficace pour ce transport, c'est la présence d'une *muqueuse* tapissant ce canal, et recouverte d'un *épithélium* muni de *cils vibratiles* : les mouvements de ces cils se font dans un sens tel que tout corps déposé à la surface de la muqueuse est peu à peu chassé de dehors en dedans, c'est-à-dire du pavillon vers l'extrémité utérine de la trompe et finalement dans l'utérus lui-même.

§ 2. — Matrice.

L'*utérus* ou *matrice* (pl. V, 1, H; et pl. VI, *fig.* 1, 2, 6) est un organe creux qui communique en haut avec les deux trompes et en bas avec le vagin. Placé entre la vessie et le rectum (pl. VI), il présente à peu près la forme d'une poire aplatie d'avant en arrière. Sa longueur (dimension verticale) est de 7 centimètres ; sa largeur (dimension transversale est de 3 centimètres, et son épaisseur (dimension antéro-postérieure) de 1 à 2 centimètres. Il est composé de deux parties, l'une supérieure, triangulaire, que l'on nomme le *corps* (pl. VI, *fig.* 6, 13) ; l'autre inférieure, fusiforme, que l'on nomme le *col* (pl. VI, *fig.* 6, 4, 5). Le col de l'utérus est embrassé par l'extrémité supérieure du vagin qui s'insère autour de lui.

La cavité de l'utérus est triangulaire dans le corps (pl. VI, *fig.* 6, 2) : aux deux angles supérieurs s'ouvrent les trompes de Fallope par un orifice très petit (pl. VI, *fig.* 6, 1, 1) : à l'angle inférieur se trouve l'orifice de communication avec la cavité du col, cavité fusiforme (pl. VI, *fig.* 6, 5), qui s'ouvre elle-même dans le vagin par une fente transversale (pl. VI, *fig.* 6). Cette partie du col, saillante dans le vagin, et présentant la fente que nous venons d'indiquer, porte le nom

de *museau de tanche* : elle sera l'objet d'une descrip
tion spéciale (pl. VI, *fig.* 1, 7).

L'*utérus* est formé de substance musculaire contractile; mais les caractères anatomiques et les propriétés physiologiques des muscles qui le composent
(muscles lisses) ne se présentent avec une grande
évidence que lorsque l'utérus subit le développement
qui caractérise la *grossesse*. C'est seulement à la fin de
la grossesse que ses parois entrent en contraction pour
expulser le produit de la conception.

Cet organe présente de plus à étudier une *muqueuse*
qui tapise sa cavité : formée par un *épithélium cylindrique vibratile*, comme celui des trompes de Fallope,
cette muqueuse est riche en glandes, les unes situées
dans la cavité du corps, et présentant la forme de
simples dépressions en doigt de gant, les autres situées
dans la cavité du col et composées d'un plus ou moins
grand nombre de culs-de-sac associés autour d'un
canal commun. Du reste, la muqueuse du corps et celle
du col présentent entre elles une différence encore plus
facile à saisir : mince et lisse, la muqueuse du corps se
révèle à peine quand on l'examine à l'œil nu; celle du
col au contraire est plus épaisse, et présente des *plis*
qui convergent vers les lignes médiane, antérieure et
postérieure de cette cavité pour former deux saillies
longitudinales que l'on nomme *arbres de vie* du col de
l'utérus (pl. VI, *fig.* 6, 5)[1]:

---

[1] Voyez Ch. Robin, *Mémoire sur les modifications de la muqueuse
interne pendant et après la grossesse.* Paris, 1860, in-4, avec 5 planches,
et *Mémoires de l'Académie de médecine*, 1851, t. XXV, p. 81.

Signalons la richesse de l'utérus en vaisseaux, artères et veines (pl. VI, *fig.* 1, en 6). Ces appareils vasculaires, prenant un développement considérable pendant la grossesse, joueront un rôle important pour la nutrition du fœtus[1].

Pour être complet nous devons donner encore quelques détails sur deux parties de l'utérus : le *ligament rond* et le *museau de tanche*.

Nous avons, dès le début, parlé des ligaments larges, et nous avons successivement étudié l'ovaire, situé dans l'*aileron postérieur*, puis la trompe, située dans l'*aileron moyen* de ces ligaments. Dans l'*aileron antérieur* (pl. VI, *fig.* 1, 4) se trouve un cordon qui part de l'angle supérieur de l'utérus, chemine quelque temps à côté de la trompe, puis s'en écarte pour se diriger en avant (pl. V, Q) et atteindre la paroi abdominale antérieure, en un point qui correspond à la position du canal inguinal, de l'homme. En ce point se trouve en effet une dépression qui rappelle le canal inguinal, et dans laquelle s'engage le ligament, que nous décrivons, pour sortir de l'abdomen et aller se perdre dans le tissu graisseux des grandes lèvres.

Ce cordon cylindrique représente le *ligament rond* : il sert à l'utérus de moyen de fixité, mais il lui sert aussi d'appareil vasculaire, car, outre les fibres musculaires et conjonctives qui le composent, il renferme

---

[1] Voyez Ch. Robin, *Mémoire sur la rétraction, la cicatrisation et l'inflammation des vaisseaux ombilicaux*. Paris, 1860, in-4, avec 5 planches, et *Mémoires de l'Académie de médecine*, 1860, t. XXIV, p. 387.

de nombreux vaisseaux et surtout des veines, qui, lorsque l'utérus est gravide et que la circulation veineuse abdominale est devenue difficile, servent à emporter vers les veines cutanées abdominales le sang qui gorge les organes génitaux internes.

On nomme *museau de tanche* (pl. V et pl. VI, *fig.* 1, 7, *fig.* 2, 4, 5, *fig.* 6, 6) la partie inférieure du col de l'utérus saillante dans le *vagin*. Cet organe peut être aperçu de l'extérieur, lorsque l'on écarte les parois vaginales au moyen du *spéculum;* il peut être touché lorsque le doigt est profondément introduit dans le vagin. Dans ces diverses circonstances il se présente comme un gros mamelon, dont la base est circonscrite par l'insertion du vagin; cette insertion se fait en arrière un peu plus haut qu'en avant (pl. V, et pl. VI, *fig.* 2), de sorte que le doigt, par exemple, peut plonger dans un *cul-de-sac vaginal postérieur* plus profond que le cul-de-sac antérieur, lequel n'est presque pas sensible. Au centre de ce mamelon se trouve l'ouverture de la cavité du col de l'utérus, sous la forme d'une fente transversale, qui divise le museau de tanche en deux parties, une *lèvre antérieure* et une *lèvre postérieure*. La lèvre antérieure (pl. V, *fig.* 2. 5) est plus saillante que la postérieure (pl. V, *fig.* 2, 6).

Tel est l'aspect normal du museau de tanche; mais mille circonstances viennent en modifier la conformation.

Dans les maladies utérines, les changements qu'il subit sont assez importants pour que le médecin cherche de précieux moyens de diagnostic dans son exploration, soit par le toucher, soit par l'examen à l'aide du spéculum[1].

Dans la grossesse, ses modifications régulières et successives présentent l'un des plus précieux points de repère pour constater la grossesse, en préciser l'époque, et prévoir un accouchement prochain.

Enfin, après l'accouchement, son ouverture présente des déformations et un élargissement qui peuvent contribuer à indiquer si une femme a déjà été mère ou bien si elle est vierge de tout enfantement.

§ 3. — Vagin.

Le *vagin* (pl. V, κ, pl. VI, *fig.* 1, 8, 9) est un canal musculo-membraneux étendu de l'utérus aux organes génitaux externes. Sa longueur est de 7 à 8 centimètres. Son calibre est très variable : à l'état de repos ses parois sont accolées et sa coupe représente une fente transversale, de sorte qu'on peut lui distinguer une face antérieure et une face postérieure : mais, lorsqu'il reçoit le membre viril, il se moule sur celui-ci et présente alors une cavité cylindrique, du reste très dilatable, surtout dans sa partie moyenne.

Le vagin est en rapport (pl. V) en arrière avec le rectum (G), dont il est séparé par la cloison *recto-*

---

[1] Voyez Churchill, *Traité pratique des maladies des femmes.* 3e édition. Paris. 1881. — Eustache, *Manuel pratique des maladies des femmes.* Paris, 1881. — Emmet, *La pratique des maladies des femmes.* Paris, 1887.

vaginale. Sa paroi antérieure est en rapport avec la vessie (pl. V, F) et avec le canal excréteur de ce réservoir, l'urètre (L), qui semble creusé dans l'épaisseur de cette paroi. Son extrémité supérieure embrasse le col de l'utérus (voyez p. 55). Nous décrirons son extrémité inférieure, avec l'*hymen* qui l'entoure, à propos des organes génitaux externes.

Les parois du vagin sont formées d'une couche externe musculo-fibreuse, très vasculaire et même érectile, et d'une muqueuse, couverte d'un épithélium pavimenteux. Cette muqueuse ne possède que peu ou pas de glandes, mais elle est très riche en papilles nerveuses, qui en font un organe de sensibilité analogue au gland de l'homme.

De plus, et comme pour multiplier les causes de frottement, cette muqueuse est inégale et couverte de plis transversaux rugueux (pl. VI, *fig.* 1, 9) qui aboutissent sur les parois antérieure et postérieure à deux saillies médianes, nommées *colonnes du vagin*. (Cette disposition rappelle l'*arbre de vie* que nous avons décrit dans la cavité du col de l'utérus.) La colonne antérieure se termine, au niveau de l'orifice inférieur du vagin, par un tubercule saillant à l'extérieur (pl. IV, *fig.* 1, II) et placé immédiatement en arrière et au-dessous de ce que nous étudierons sous le nom d'*orifice urétral*.

Le vagin est l'*organe essentiel de la copulation* chez la femme : destiné à recevoir le membre viril, lequel y verse le sperme éjaculé, il devient, après la conception et lors de l'expulsion du produit de la gros-

sesse, la principale voie qui porte au dehors le nouvel
être.

§ 4. — Organes génitaux externes. — Vulve.

Les *organes génitaux externes de la femme* (pl. IV,
fig. 1, 2 et 3) se présentent, lorsque les cuisses sont
rapprochées, sous la forme d'une saillie *cunéiforme
(cunnus)* à base supérieure et à sommet inférieur allant
se perdre vers la région du périnée. Toute cette partie
est couverte de poils plus ou moins longs et frisés, qui
voilent presque entièrement les parties délicates que
nous allons décrire.

Si les cuisses sont fortement écartées (pl. IV, *fig.* 1),
on constate que la base de cette saillie cunéiforme,
correspondant à la symphise du pubis, est formée par
la peau que double un coussinet graisseux; c'est le
mont de Vénus (pl. IV, *fig.* 1, M). Mais au-dessous
du mont de Vénus on voit se dessiner une fente longi-
tudinale *(vulve)* limitée par les *grandes lèvres* (pl. IV,
fig. 1, G).

En écartant davantage celles-ci, on aperçoit, placées
parallèlement à elles, deux replis muqueux d'aspect
rosé, les *petites lèvres* (pl. IV, *fig.* 1 ; Pl). Ces petites
lèvres se réunissent en haut et en avant pour entourer
un organe plus ou moins saillant et érectile, le *clitoris*
(C L), et s'écartent en arrière en circonscrivant une
cavité relativement profonde, nommée *vestibule du
vagin*, au fond de laquelle sont placés deux orifices : le
méat urinaire en haut et en avant (pl. IV, *fig.* 1, M u),
l'ouverture du vagin en bas et en arrière (H). Nous

devons nous arrêter sur la description de chacune de
ces parties.

Les *grandes lèvres* (pl. IV, *fig*. 1, 2, 3, G, G 1) sont
formées par un repli de la peau qui, par son aspect et
ses particularités de structure, rappelle tout à fait la
peau des *bourses* (voyez p. 24). Leur face externe,
bombée, couverte de poils, est séparée par un sillon de
la face interne des cuisses ; leur face interne, rosée,
humide, lisse, s'accole à celle du côté opposé pour
former la fente vulvaire. Leur extrémité antérieure se
perd dans le mont de Vénus ; leur extrémité postérieure, en se réunissant à celle du côté opposé, forme
une saillie ou commissure transversale nommée *fourchette* (pl. IV, *fig*. 1, F). qui sépare la région vulvaire de la région anale. Cette fourchette est assez délicate : elle se déchire facilement lorsque la femme subit
quelque violence ; elle se rompt surtout pendant l'accouchement, lorsque les parties ne peuvent résister à
l'énorme distension à laquelle elles sont soumises.

Les *petites lèvres* (pl. IV, *fig*. 1, P 1) forment deux
replis muqueux, d'un développement très variable ; elles
ont en général de 8 millimètres à 1 centimètre de hau-
teur : mais chez les femmes de certaines races (Hotten-
totes) elles atteignent une longueur assez considérable
pour dépasser les grandes lèvres et même pendre au
dehors sous la forme de *tablier*. Sans atteindre un
développement aussi considérable, il n'est pas rare
qu'elles soient très proéminentes chez des femmes de
race européenne, et Brantôme lui-même a plaisamment
rapporté un cas d'hypertrophie de ce genre. Elles nais-

sent à la face interne des grandes lèvres, et forment en dedans les parois du vestibule du vagin.

Ces petites lèvres sont couvertes d'une muqueuse à épithélium pavimenteux, très riche en papilles nerveuses, d'où leur exquise sensibilité, et en glandes sébacées, identiques aux *glandes de Tyson* (du prépuce et du gland, voyez p. 44). Ces glandes, répandues du reste dans toute la région du clitoris et du vestibule du vagin, donnent naissance à un produit caséeux, identique au *smegma préputial* (p. 44), et dont l'accumulation au niveau de la vulve n'est pas moins irritante ni moins désagréable que celle du smegma dans la région balano-préputiale.

L'extrémité postérieure des petites lèvres se perd au niveau de la fourchette, où quelquefois elles forment une légère commissure concentrique à celle des grandes lèvres; quant à leur extrémité antérieure, elle se divise en deux feuillets, qui, passant l'un au-dessus, l'autre au-dessous du clitoris (pl. IV, *fig.* 1, 2, 3, c l) et se réunissant aux deux feuillets semblables venus du côté opposé, forment à cet organe une petite loge, un véritable *prépuce (prépuce du clitoris)*. La partie inférieure de ce prépuce est plus courte que la supérieure, et comme elle adhère à la partie correspondante du clitoris, elle a mérité le nom de *frein du clitoris*.

Le *clitoris* (pl. IV, *fig.* 1, 2, 3, 4, c l) représente un appareil érectile qui rappelle le membre viril. L'anatomie démontre en effet que ce petit tubercule, à peine saillant à l'état de repos et lorsqu'il est environné de parties molles se présente sur une préparation injectée et disséquée (pl. IV, *fig.* 4), comme formé des *deux corps caverneux* qui naissent par deux racines des branches du pubis, puis viennent s'accoler comme les corps caverneux de l'homme et se terminent par une sorte de gland imperforé, recouvert d'une muqueuse très riche en papilles nerveuses et en corpuscules terminaux des nerfs. Aussi le clitoris est-il, chez la femme, le point le plus sensible aux contacts voluptueux ; l'érection, dans laquelle il entre pendant le coït, porte cette sensibilité au plus haut degré et en fait le principal organe des sensations voluptueuses génitales.

Le *vestibule* est la cavité infundibuliforme limitée par les petites lèvres : on y trouve, en allant d'avant en arrière et de haut en bas, le méat urinaire et l'ouverture du vagin (pl. IV, *fig.* 1, 2, 3).

Le *méat urinaire* (pl. IV, *fig.* 1) est un petit orifice linéaire ou étoilé, situé au milieu de la distance qui sépare le clitoris du bord supérieur de l'orifice du vagin. Ce méat représente l'extrémité inférieure du *canal de l'urètre* de la femme (pl. V, 1), canal très court (3 centimètres), commençant au col de la vessie et suivant un trajet assez direct le long de la paroi antérieure du vagin. Nous voyons donc que, chez la femme, les voies génitales et urinaires sont indépendantes jusqu'à leur orifice extérieur, jusqu'au vestibule.

« Au dessous du clitoris, dit Dionis[1], on voit un trou rond, qui est l'entrée du *conduit de l'urine* ; ce canal est plus large et plus court que celui des hommes ;

[1] Dionis, *L'Anatomie de l'homme suivant les dernières découvertes*. Paris, 1705.

c'est pourquoi les femmes ont plus vite vuidé leur urine : elles en reçoivent encore un avantage, qui est que leur urine, sortant promptement, entraîne avec soi les petites pierres, le sable et le gravier qui restent souvent au fond de la vessie des hommes, ce qui empêche qu'elles ne soient aussi sujettes qu'eux à la pierre. »

L'*orifice inférieur du vagin* est étroit, relativement au calibre du reste de ce canal. Il est surtout étroit chez la femme vierge, chez laquelle il est en grande partie voilé par un repli de la muqueuse nommé *hymen* (pl. IV, *fig.* 1, 2, 3, h, h, h).

La *membrane hymen* présente des formes variables, qui donnent les aspects les plus divers à l'orifice d'entrée des voies génitales. Dans l'*hymen semilunaire* la membrane à la forme d'un croissant à concavité supérieure ; on le nomme aussi *hymen en fer à cheval* (pl. IV, *fig.* 2). Dans l'*hymen annulaire* (pl. IV, *fig.* 1) l'ouverture est ovalaire et centrale, tandis que dans le cas précédent elle était excentrique et rapprochée du méat urinaire. Enfin l'hymen peut être *bilabié*, c'est-à-dire formant une membrane complète, percée seulement d'une fente verticale (pl. IV, *fig.* 3).

Il arrive même parfois que la membrane ne présente aucune ouverture, et l'on ne s'aperçoit d'ordinaire de cette particularité qu'à l'âge de puberté, lorsque s'établit l'écoulement menstruel, qui ne peut trouver passage. Une petite opération chirurgicale est alors nécessaire pour ouvrir au sang une issue à travers la membrane.

Mais, le plus souvent, l'ouverture de l'hymen est,

pendant l'enfance, du calibre d'une plume d'oie ; à la puberté elle peut admettre l'extrémité du petit doigt. Au premier coït, ou lors de toute introduction d'un corps relativement volumineux, l'hymen est déchiré ; ses lambeaux se rétractent et se présentent sous la forme de petites saillies arrondies que l'on nomme *caroncules myrtiformes*.

La présence constante de l'hymen a été l'objet de nombreuses discussions : quelques-uns sont allés jusqu'à en nier l'existence. Buffon [1], regarde comme une *chimère* l'existence de cette membrane ; il admet pourtant une certaine étroitesse du vagin due à un rétrécissement amené par le développement général de tout l'organisme.

Aujourd'hui, tous les médecins reconnaissent l'existence normale de la membrane hymen, mais on a cependant observé quelques cas où il était bien avéré que cette membrane n'existait pas et qu'elle n'avait pas été détruite.

D'autre part, cette membrane peut parfois être assez élastique pour se laisser distendre et refouler sans déchirure ; aussi peut-elle conserver son intégrité, malgré l'habitude du coït. C'est ainsi qu'on a trouvé l'hymen intact chez des filles publiques [2].

Nous conclurons donc que, tout en accordant à la présence ou à l'absence de l'hymen une grande importance comme signes de la *virginité* ou de la *défloration*,

---

[1] Buffon, *Histoire générale et particulière*, t. II, p. 496.
[2] Voyez Reuss, *De la Prostitution*. Paris, 1888.

il existe des cas exceptionnels où ces signes n'ont aucune valeur[1].

Quelques dispositions anatomiques contribuent à maintenir, après la déchirure de l'hymen, l'orifice vaginal plus étroit que le reste de ce conduit. En effet, l'anatomie nous montre, sur des pièces convenablement préparées, que de chaque côté de l'orifice vaginal, entre lui et les branches descendantes du pubis, il existe un corps érectile, de forme ovoïde, nommé le *bulbe du vagin*. Cet organe est assez analogue au bulbe de l'urètre de l'homme (voyez p. 39), que l'on aurait fendu sur la ligne médiane et divisé en deux moitiés symétriques. Son extrémité postérieure et inférieure est arrondie (pl. VI, *fig.* 4, B), épaisse, et ne dépasse pas le niveau du bord postérieur de l'orifice du vagin. Son extrémité antérieure, au contraire, s'amincit en pointe et se prolonge en haut jusqu'au clitoris, au niveau duquel elle se joint à la partie correspondante du côté opposé.

Ce bulbe du vagin est formé de tissu spongieux érectile, comme le bulbe de l'homme, et il est facile de comprendre que lorsque le sang vient le gonfler, ne pouvant se développer du côté des os pubis, il comprime l'orifice du vagin et en rétrécit l'entrée. Si, à cette action, s'ajoute celle du muscle *constricteur du vagin (bulbo-caverneux* des auteurs), lequel embrasse de

---

[1] Voyez Guérard, *Sur la valeur et l'existence de la membrane hymen comme signe de virginité (Annales d'Hygiène*, 1872. 2e série, t. XXXVIII). — Garimond, *De l'hymen et de son importance en médecine légale (Annales d'Hygiène*, p. 380, 1874, 2e série, t. XLII).

chaque côté le bulbe du vagin et forme autour de cet orifice un anneau, un sphincter complet, le rétrécissement devient bien plus considérable. Cette érection du bulbe et cette contraction du sphincter, se produisant pendant le coït, serrent étroitement le membre viril et contribuent puissamment à porter au plus haut degré les sensations voluptueuses qui accompagnent cet acte.

Enfin, entre le bord postérieur de l'orifice vaginal et la fourchette, se trouve un petit espace déprimé que l'on nomme la *fosse naviculaire.*

Lorsque le scalpel de l'anatomiste plonge dans cet espace, il ne tarde pas à découvrir, au-dessous de la muqueuse, deux petites glandes accolées, une de chaque côté, à l'extrémité postérieure du *bulbe du vagin.* Ce sont les *glandes de Bartholin* ou *glandes vulvo-vaginales.* Chacune d'elles représente un petit organe ovoïde, du volume d'une amande, présentant la structure des glandes en grappe, et pourvu d'un canal excréteur qui vient s'ouvrir dans le vestibule, à la partie supérieure de la fosse naviculaire, de chaque côté de l'orifice vaginal et immédiatement à la base de l'hymen, ou des caroncules myrtiformes (pl. IV. *fig.* 1, B). Par leur position, par leur structure et enfin par la nature de leur sécrétion, ces glandes sont un appareil correspondant exactement aux glandes de Cooper que nous avons étudiées chez l'homme (voyez p. 32).

Ces glandes sécrètent en effet un liquide limpide, transparent, semblable à de la salive, qui est destiné à venir lubrifier l'entrée du vagin. Parfois sous l'influence des contractions du constricteur du vagin, ce liquide est vivement projeté au dehors; c'est là ce qu'on a décrit comme l'*éjaculation* chez la femme. Sous l'empire des désirs amoureux, ce liquide est sécrété avec plus d'abondance et vient mouiller la vulve d'une manière caractéristique.

Après ce que nous avons dit de l'hymen, nous n'avons pas à parler longuement ici des signes plus ou moins absolus de la virginité. Nous reviendrons du reste sur ce sujet lorsque, étudiant les organes dans leur état de fonction, nous parlerons de l'influence physique et morale du premier coït. Toutefois, nous citerons comme curiosité historique et anatomique, un rapport de matrones chargées de constater l'état des organes d'une jeune fille. Cette pièce nous a été conservée par Venette [1] : les détails de la synonymie ne sont pas les moins curieux dans ce procès-verbal.

« Nous, etc., matrones jurées de la ville de Paris, par ordonnance de M. le prévôt de Paris, nous sommes transportées dans la rue de... etc., où nous avons vu et visité Alice Tisserand, âgée de trente ans, sur la plainte par elle faite en justice contre J. M., duquel elle dit avoir été forcée et violée, et le tout vu et visité au doigt et à l'œil, nous avons trouvé qu'elle a :

« Les tétons dévoyés, c'est-à-dire la gorge flétrie;

« Les barres froissées, c'est-à-dire l'os pubis ou Bertrand ;

« Le lépion recoquillé, c'est-à-dire le poil;

---

[1] Venette, *Tableau de l'amour conjugal*. Paris, 1832.

« L'entrepet ridé, c'est-à-dire le périné ;

« Le pouvant débiffé, c'est-à-dire la nature de la femme qui peut tout ;

« Les baleinaux pendants, c'est-à-dire les lèvres ;

« Le lépendis pelé, c'est-à-dire les bords des lèvres ;

« Les barbales abattues, c'est-à-dire les nymphes ;

« Les halcrons démis, c'est-à-dire les caroncules ;

« L'entechenat retourné et la corde rompue, c'est-à-dire les membranes qui lient les caroncules les unes aux autres ;

« Le barbideau écorché, c'est-à-dire le clitoris ;

« Le guillemard élargi, c'est-à-dire le conduit de la pudeur ;

« La dame du milieu retirée, c'est-à-dire l'hymen ;

« Le tout vu et visité, feuillet par feuillet, nous avons trouvé qu'il y avait trace de violence, et ainsi nous certifions, etc... »

CHAPITRE III

DES HERMAPHRODITES

L'étude des organes sexuels de l'homme et de la femme nous amène à examiner la question de l'*herma-phrodisme*, c'est-à-dire de l'existence d'individus possédant à la fois les organes et les attributs des deux sexes.

L'histoire de l'antiquité et même des temps modernes fourmille de merveilleux récits sur l'*androgynie* et la *gynandrie ;* mais la science moderne, tout en constatant la réalité de l'hermaphrodisme, a fait rentrer cette singulière disposition dans la classe des malformations, et par suite réduit à sa juste valeur la fable d'un être merveilleux, à la fois homme et femme, pouvant remplir dans l'acte de la reproduction le rôle de chacun de ces sexes.

Nos connaissances actuelles sur l'hermaphrodisme empruntent leur caractère positif aux conquêtes récentes de l'*embryologie,* c'est-à-dire de la science du développement du fœtus humain et de ses organes. A ce point de vue nous devons attacher une grande importance à la division souvent indiquée des organes génitaux en *organes internes* et *organes externes.* C'est qu'en effet le développement de ces deux groupes d'organes se fait selon un type et d'après des lois toutes différentes, et que, par suite, les malformations des organes internes peuvent être sans aucun rapport avec les vices de conformation des organes externes.

1° L'appareil génital interne est représenté, chez un embryon de trente à quarante jours, par deux paires d'organes : les *corps de Wolff* et les *conduits de Muller.* Tant que ces deux paires d'organes sont également développées, il est impossible de dire, en examinant le cadavre d'un fœtus, s'il devait devenir un enfant mâle ou femelle. Mais peu de temps après le

quarantième jour de la vie intra-utérine, l'une de ces
paires d'organes s'atrophie, tandis que l'autre continue
à se développer, pour constituer les organes génitaux
internes d'un sexe bien déterminé.

Disons, pour mieux fixer les idées, que si le corps
de Wolf s'atrophie, tandis que le conduit de Muller se
développe, il résultera de ce dernier développement les
organes génitaux internes de la femme et par suite un
fœtus femelle. Si, au contraire, le conduit de Muller
tend à disparaître, pour laisser toute place à l'évolution du corps de Wolf, il en résultera un fœtus mâle,
le corps de Wolf donnant naissance à des organes in -
ternes masculins bien déterminés.

Mais rien n'empêche de concevoir que corps de
Wolf et conduits de Muller se développent à la fois ;
et, en effet, la nature réalise dans quelques cas cet
excès de formation, d'où résulte un être pourvu à la
fois des organes internes mâles et femelles, c'est-à-
dire joignant, à la présence des testicules, des canaux
déférents et des vésicules séminales, celle d'ovaires, de
trompes et de matrice.

Dans ces cas, aujourd'hui bien constatés, ces doubles
organes ne se développent pas sans se porter un mutuel préjudice ; les ovaires et les testicules sont petits,
comme flétris, et les divers conduits excréteurs présentent des imperfections nombreuses. Cependant on trouve
des spermatozoïdes dans les testicules et des ovules
dans les ovaires, et rien ne semble tout d'abord s'opposer à ce que ces véritables hermaphrodites ne jouissent à la fois des attributs de l'homme et de la femme,

puisqu'ils produisent les deux éléments essentiels à la fécondation.

Mais voyons si les organes génitaux externes permettent ce double fonctionnement.

2° Du côté des *organes externes* nous ne trouvons plus du tout le même mode de développement : ici il n'y a plus deux appareils qui se développent l'un aux dépens de l'autre et qui, dans des cas exceptionnels, pourraient réaliser chacun leur évolution plus ou moins complète; il n'y a qu'une seule masse primitive; qui deviendra organe masculin ou organe féminin, mais qui ne peut former que l'un des deux sexes, puisque cette masse est elle-même primitivement unique.

En effet, et nous empruntons ici les remarquables paroles de Dutrochet : « Dans les premiers temps de leur existence, tous les fœtus humains ont leurs organes génitaux externes conformés de la même manière, et le type uniforme de cette conformation apparente est celui de l'organe féminin, de la vulve. Mais bientôt, chez les mâles, cette vulve apparente disparaît par la soudure de ses deux parties latérales, par le développement du pénis (qui représentait d'abord un simple clitoris). Il résulte de là que les deux formes sexuelles extérieures, femelle et mâle, sont les deux phases successives d'un développement qui tend des parties latérales vers la ligne moyenne. Ainsi il est vrai de dire que, relativement à la conformation apparente des organes génitaux externes, tout homme a été femme dans le principe. On conçoit d'après cela comment un arrêt de développement dans les organes externes peut

faire d'un mâle effectif une femelle apparente, et comment, au contraire, un excès de développement, ou, si
l'on veut, le développement inopportun de ces mêmes
organes externes, peut faire un mâle apparent, *mais
cependant toujours imparfait,* d'une femelle effec-
tive. »

On le voit, les organes externes ne se prêtent pas
aux mêmes jeux de la nature que les internes : ici il est
impossible de réunir les organes masculins et les organes féminins propres à la copulation, quelles que
soient du reste les aberrations et les excès de développement présentés par les organes internes.

Comme c'est surtout sur les organes externes que
portent les anomalies des individus qui font métier de
se montrer comme hermaphrodites, nous pouvons dire,
à ce point de vue, qu'il n'y a pas de véritable hermaphrodites[1].

Parfois les signes du sexe masculin, viciés par l'absence des testicules dans les bourses, se révèlent tout
d'un coup, lorsque ces organes achèvent leur descente
(voyez plus loin) temporairement retardée.

Ainsi Ambroise Paré[2] a donné l'observation d'une
jeune fille de seize ans, devenue homme en sautant un
fossé. Montaigne, qui vit cet homme en passant par
Vitry, raconte aussi qu'il entendit une chanson très en
vogue parmi les filles du canton et dans laquelle on les

---

[1] Voyez Maurice Laugier, article HERMAPHRODISME, *Nouveau Dictionnaire de médecine et de chirurgie pratiques,* t. XVII. Paris, 1873.

[2] A. Paré, *Œuvres complètes,* édition Malgaigne, t. III, p. 16. Paris,
1841.

avertissait de ne faire ni sauts, ni grandes enjambées, de peur de devenir garçon, comme Marie Germain : c'est le nom de l'hermaphrodite en question.

Les personnes qui paraissent réunir extérieurement les caractères des deux sexes sont :

Ou bien des hommes dont la verge peu développée imite un clitoris, dont les bourses non réunies laissent entre elles un cul-de-sac qui peut être pris pour un vagin ;

Ou bien des femmes, dont l'ouverture vaginale est étroite et même fermée, et dont le clitoris, démesurément développé, rappelle les proportions et la forme d'un membre viril.

Le code Prussion s'est tiré d'embarras au sujet des hermaphrodites en décidant que :

1° Si un enfant en naissant n'a pas de sexe déterminé, ses parents décident à quel sexe il appartiendra ;

2° A dix-huit ans, l'hermaphrodite a le droit de choisir son sexe lui-même ;

3° Si les droits d'un tiers (par exemple un frère cadet) dépendent de son sexe, celui-là a le droit de réclamer un examen d'experts.

4° Le rapport de l'expert décide contre le choix des parents et contre le choix de l'hermaphrodite.

Mais un Allemand a eu une idée bien plus lumineuse. Il voudrait qu'on ait la permission de se marier comme homme ou comme femme, à condition de promettre de ne se servir de ses organes génitaux que dans un seul sens [1].

Quant à nous, nous ne croyons pas que ces confor-

---

[1] Brouardel, *Gaz. des Hôpitaux*, 18 janvier 1887.

mations vicieuses, imitant faussement les dispositions des deux sexes puissent permettre un fonctionnement physiologique qui emprunterait à la fois aux deux conformations opposées ses goûts et ses plaisirs, et passerait ainsi successivement du rôle actif au rôle passif, en faisant goûter l'amour sous ses deux formes naturelles.

Les auteurs, et particulièrement le professeur Ambroise Tardieu[1], ont rapporté les cas les plus curieux d'hermaphrodisme.

On y verra que la plupart de ces hermaphrodites ne montrent ni n'éprouvent aucun penchant ni aucune impression sexuelle. La confusion à laquelle a donné lieu l'erreur du sexe déclaré à leur naissance jette d'ordinaire le plus grand trouble dans leurs penchants. Élevés dès l'origine, vêtus, placés, parfois même mariés selon les lois d'un sexe auquel ils n'appartiennent qu'en apparence, ce n'est pas sans difficulté, qu'après les plus désagréables aventures, ils rentrent dans leur sexe véritable, quand leur état civil vient à être rectifié. Trop nombreux sont les cas où l'indécision des penchants, jointe à l'impuissance d'organes qui, loin de réunir les attributs des deux sexes, ne présentent qu'une triste neutralité, les humiliations qui en résultent, etc., portent ces malheureux à terminer par le suicide une existence qui leur paraît un trop lourd fardeau[2].

---

[1] A. Tardieu, *De l'identité dans ses rapports avec les vices de conformation des organes génitaux*. Paris, 1872. — Churchill, *Traité pratique des maladies des femmes*, 3ᵉ édition. Paris, 1881.

[2] Voyez, entre autres, E. Goujon, *Étude d'un cas d'hermaphrodisme bisexuel imparfait chez l'homme (Journal de l'Anatomie et de la Physiologie* de Ch. Robin ; 1869, p. 599).

DEUXIÈME PARTIE

ORGANES DE LA GÉNÉRATION A L'ÉTAT ACTIF
ÉRECTION, COPULATION, FÉCONDATION

Après avoir étudié *l'anatomie* des organes génitaux de l'homme et de la femme, nous devons nous rendre compte de la manière dont ces organes *fonctionnent*, les uns pour porter la semence, et les autres pour la recevoir et favoriser sa rencontre avec l'ovule. Nous devons, en un mot, étudier l'acte de la *copulation*.

Mais il est nécessaire de nous arrêter d'abord sur l'étude des phénomènes qui rendent cet acte possible et en préparent les produits ; nous passerons donc en revue chez l'homme, d'une part, la *sécrétion du sperme*, et, d'autre part, *l'érection*, qui met le canal de l'urètre en état de porter ce sperme à sa destination ; chez la femme, *l'ovulation*, qui produit l'ovule et se manifeste extérieurement par la *menstruation*, puis *l'érection* qui prépare et assure jusqu'à un certain point l'efficacité du coït, quoique ici elle ait un rôle bien moins important que chez l'homme.

Nous pourrons alors analyser l'*acte* en lui-même, et étudier particulièrement sa partie principale, c'est-à-dire l'*éjaculation*.

CHAPITRE PREMIER

FONCTIONNEMENT DES ORGANES DE L'HOMME

I. — *Sécrétion et achèvement du sperme.*

Nous savons déjà par quel mécanisme de végétation cellulaire les canaux séminifères donnent naissance à un produit pâteux, semi-liquide, qui contient cependant l'élément essentiel, le spermatozoïde (voyez p. 27). Cette sécrétion est d'autant plus active que l'homme est soumis davantage aux excitations vénériennes, qui font affluer le sang dans les vaisseaux des bourses. Le coït lui-même agit vivement pour activer la production du sperme, car, pendant le coït, les éléments muscu-laires des bourses (dartos, crémaster; voyez p. 25), ainsi que quelques fibres contractiles qui entourent les veines du cordon, entrent en action, et, ralentissant le cours du sang dans les veines, produisent dans le tes-ticule une congestion qui en favorise les fonctions. Il y a donc dans l'appareil spermatique une turgescence vas-culaire, qui est en rapport avec celle des organes plus particulièrement érectiles.

Nous verrons que, chez la femme, la chute de l'*ovule* est puissamment aidée par un mécanisme tout à fait semblable.

Tel qu'on le trouve au niveau du testicule, le sperme serait impropre à la fécondation. Il est trop épais, et du reste les spermatozoïdes sont encore presque tous contenus dans les cellules où ils se sont formés (voyez p. 27) Mais à mesure que ce liquide imparfait progresse vers l'épididyme et le canal déférent, les spermatozoïdes deviennent libres et nagent dans un milieu de plus en plus fluide, grâce aux diverses sécrétions qui viennent se mêler au produit primitif. C'est d'abord le liquide produit par les petites glandes du canal déférent, liquide qui est exprimé par les contractions vermiculaires du canal, grâce auxquelles le sperme progresse de l'épididyme vers les vésicules séminales. C'est ensuite, au niveau de ces vésicules, le produit très abondant sécrété par leurs parois (voyez p. 31). Le sperme primitif a le temps de se mêler à ce dernier liquide, puisqu'il vient s'accumuler lentement dans les vésicules séminales durant l'intervalle des rapprochements sexuels.

En effet, les actes qui ont lieu dans le trajet que nous venons de parcourir, depuis le testicule jusqu'aux vésicules séminales, ces actes, sécrétion et progression des liquides, se font d'une manière lente et continue, présentant seulement une activité plus grande sous l'influence des excitations génitales.

Mais les actes qu'il nous reste à étudier, ceux qui chassent le sperme des vésicules séminales dans la portion prostatique de l'urètre et de là à l'extérieur, ces derniers actes ne se produisent que d'une manière intermittente, pendant et surtout à la fin du coït. Ils donnent lieu à cette excrétion précipitée et spasmodique que l'on nomme l'*éjaculation*, et qui doit être précédée et favorisée par l'*érection*.

II. — *Érection chez l'homme.*

On donne le nom d'*érection* à l'acte par lequel le pénis (ou *verge*) acquiert des dimensions et surtout une rigidité qui le rendent apte à pénétrer dans les organes de la femme pour y déposer le produit qui sera éjaculé.

Nous connaissons l'anatomie de la verge : nous savons (voyez p. 37) qu'elle se compose des deux corps caverneux et de la portion spongieuse de l'urètre *(bulbe, corps cylindroïde et gland)*. Nous savons encore que toutes ces parties sont formées d'un tissu spongieux, d'alvéoles, où le sang peut s'accumuler en grande quantité. Il est facile de prévoir, avec ces connaissances anatomiques, que l'érection sera produite précisément par cette accumulation de sang, par cette turgescence vasculaire.

Mais les anciens, qui ne possédaient pas les notions anatomiques sus-énoncées, étaient très embarrassés pour expliquer le phénomène de l'érection. Habitués à se payer de mots, ils sortaient d'embarras en attribuant l'érection à la *pénétration des esprits animaux dans le pénis*.

Il a fallu les recherches de la physiologie expérimentale pour substituer à cette formule vaine l'énoncé d'un fait positif, et c'est à Reynier de Graaf, auquel la science doit tant de découvertes sur les fonctions des organes femelles, que nous devons également les premières expériences sur le mécanisme de l'érection. Ce physiologiste ayant lié la verge à sa base sur des animaux en pleine érection, trouva les mailles des corps érectiles gorgées de sang à une forte pression ; quand ce sang trouvait une issue, il s'écoulait, le pénis redevenait flasque.

Dionis, chirurgien de la fin du xviie siècle, répéta les expériences de de Graaf, et vulgarisa la théorie de l'érection :

« J'ai fait voir, dit-il[1], que c'était le sang artériel qui, entrant dans les nerfs (corps) caverneux, en faisait la tension. Les expériences que j'en ai faites m'ont désabusé de l'opinion des anciens qui croyaient qu'elle était gonflée par des esprits ; mais outre que les nerfs (corps) caverneux sont disposés à recevoir du sang par des artères, à l'arrêter quelque temps, lorsqu'ils sont étendus, et à le laisser écouler ensuite peu à peu dans les veines, la raison veut qu'une si forte tension ne se puisse pas faire par du vent, mais par quelque chose de plus grossier, tel qu'est le sang.

« On a observé, ajoute-t-il, que les grosses verges ont plus de peine à devenir raides que les petites, et que quand elles le sont, elles ne se soutiennent pas si bien, parce qu'il faut plus de sang pour les emplir, et

----

[1] Dionis, *L'Anatomie de l'homme suivant la circulation*. Paris, 1705.

qu'en étant pleines elles sont plus pesantes et pendent par conséquent bientôt en bas. »

Malheureusement à ce fait de la *réplétion des corps érectiles par le sang*, se réduisent à peu près nos connaissances bien positives sur le mécanisme de l'érection. Comment le sang est-il amené à venir distendre fortement les alvéoles des tissus spongieux et caverneux ? Comment y acquiert-il une tension suffisante pour atteindre le degré de rigidité parfaite que la verge peut montrer ? Comment son retour par les veines est-il momentanément empêché, pour reprendre presque tout à coup, lorsque, le coït achevé, la verge retombe dans son état de flaccidité ?

Ce sont là autant de questions auxquelles les physiologistes modernes ont répondu par mille théories diverses ; le nombre de ces théories prouve qu'aucune d'elles n'est absolument bonne. Nous allons indiquer les principales, persuadés que chacune d'elles contient une partie de la vérité, et que le mécanisme de l'érection est un *mécanisme très complexe*, auquel prennent part toute la série des organes vasculaires *(artères, alvéoles spongieuses* et *veines)*

La théorie la plus simple, celle qui se rapprocherait sans doute le plus de la vérité, à condition de n'être pas trop exclusive, est la théorie qui attribue l'érection à une *compression des veines* chargées de ramener le sang des organes érectiles. Une observation connue de tout le monde montre combien il y a de vrai dans cette théorie : il est facile de constater que l'érection des corps caverneux est parfois indépendante de celle du corps spongieux de l'urètre et qu'elle se fait en dehors de toute excitation génitale, par un simple mécanisme d'opposition, au retour du sang veineux ; telle est l'érection qui se produit lorsque la vessie est gorgée de liquide, comme par exemple, lorsque le matin, au réveil[1], ce réservoir est distendu par l'urine accumulée pendant la nuit ; cette distension amène une compression des plexus veineux situés entre la vessie et le pubis (pl. II, Q), et qui font suite à la veine dorsale du pénis (pl. I, *fig.* 1, v c).

Il est donc probable que, dans l'érection ordinaire, il se produit sur toutes les veines qui ramènent le sang des corps érectiles une compression qui arrête la circulation. Cette compression sera due et à la contraction des parois veineuses elles-mêmes (car elles possèdent une membrane formée de fibres musculaires lisses) et à la contraction de nombreux muscles lisses que traversent ces veines pour rentrer dans le bassin, et enfin à la contraction de l'enveloppe musculaire, qui double la peau du pénis et peut agir immédiatement sur les veinules qui sortent des corps caverneux et spongieux (voyez p. 41).

Il faut, en second lieu, tenir compte des propriétés particulières des alvéoles qui composent les *tissus érectiles* : les parois de ces alvéoles renferment des fibres musculaires qui sont d'ordinaire dans un état de demi-contraction ou de *tonicité*, tonicité grâce à laquelle la cavité des alvéoles est à peu près effacée et ne peut

---

[1] On demandait à Fontenelle s'il n'avait jamais eu envie de se marier ; après avoir réfléchi un moment, il répondit : « Quelquefois... le matin. »

laisser pénétrer le sang. Lors de l'érection sous l'influence du système nerveux, ces éléments musculaires
subissent une sorte de paralysie qui permet au sang
d'entrer dans les alvéoles et de les distendre fortement.
Les belles découvertes de Claude Bernard[1] sur les
nerfs vaso-moteurs et sur le rôle que les *paralysies
vaso-motrices* jouent dans le fonctionnement de divers
organes, ont fait comprendre toute l'importance que
devait avoir une action de ce genre dans le phénomène
de l'érection.

Les alvéoles caverneuses du pénis se *dilatent* donc
sans doute sous l'influence d'une excitation cérébrale
de nature érotique, absolument comme les petits vais-
séaux de la face, sous l'influence d'une émotion du
même genre ou de tout autre espèce, se dilatent pour
produire la rougeur et la congestion de la peau du
visage.

Enfin, quelques recherches plus récentes tendraient
à montrer que les *artères* elles-mêmes ne seraient
pas étrangères au mécanisme de l'érection : minces et
peu perméables à l'état ordinaire, les artères qui apportent le sang aux organes caverneux et spongieux présenteraient, au moment de l'érection, un calibre très
considérable et donneraient passage à un torrent de
sang incomparablement plus fort, soit que ces vaisseaux subissent alors une *paralysie* vaso-motrice identique à celle que nous venons de signaler dans les alvéoles
caverneuses, soit, qu'au contraire, ils se trouvent

---

[1] Claude Bernard, *Leçons sur la chaleur animale*. Paris, 1876.

animés de *mouvements péristaltiques*, de mouvements vermiculaires, capables de faire progresser le sang avec force et de l'accumuler avec pression dans les aréoles spongieuses où il se déverse.

L'érection commence toujours par la partie postérieure des organes érectiles, parce que c'est en ces points (racines des corps caverneux et bulbe de l'urètre) qu'arrivent les artères chargées de verser le sang dans les aréoles du tissu spongieux. Mais elle ne tarde pas à s'étendre jusqu'à l'extrémité de la verge et c'est même en ce point, c'est-à-dire au niveau du gland, qu'elle doit atteindre son plus haut degré, afin de donner à cet organe toute la rigidité nécessaire à l'introduction, et de porter ensuite au maximum les sensations voluptueuses dont il est le siège. Nous trouvons, à cet effet, des muscles dont les uns *(ischio-caverneux)* entourent les racines des corps caverneux, les autres *(bulbo-caverneux)*, embrassent le bulbe, comme une main qui enserrerait une poire de caoutchouc. Par leur contraction ils chassent donc le sang vers l'extrémité antérieure de la verge et portent le gland au plus haut degré de turgescence et de rigidité.

La sécrétion génitale essentielle, la *production de l'ovule* se fait selon un mode *périodique*.

CHAPITRE II

FONCTIONNEMENT DES ORGANES DE LA FEMME

I. — *Ovulation et menstruation.*

Nous connaissons déjà l'ovaire et les vésicules de Graaf, qui en composent la substance corticale; nous savons que tous les vingt-cinq ou trente jours une de ces vésicules se rompt et laisse échapper un ovule. Nous avons même déjà indiqué, comment le pavillon de la trompe de Fallope vient coiffer l'ovaire pour recevoir cet ovule (pl. VI, *fig.* 3). Si nous ajoutons à ces faits, la notion importante que ces *phénomènes internes* se passent précisément pendant que les *organes externes* donnent lieu à l'apparition de l'écoulement sanguin désigné sous le nom de *flux menstruel,* de *menstrues,* nous serons en présence des trois actes principaux qui constituent la *fonction ovulaire* de la femme, et nous pourrons nous livrer à la recherche des lois physiologiques qui rendent ces trois phénomènes solidaires et synchrones.

Mais il nous faut auparavant nous demander en quoi consiste l'écoulement menstruel, quelle est son origine, et montrer que sa coïncidence avec la déhiscence d'une vésicule de Graaf est aujourd'hui un fait incontestable et physiologiquement expliqué.

1° *L'écoulement menstruel* est une véritable *hémorragie*, dont la source se trouve, ainsi que l'ont démontré les recherches modernes, à la surface interne de l'utérus. C'est ce dont a pu se convaincre le professeur Coste, en examinant l'utérus des femmes qui s'étaient suicidées pendant l'époque menstruelle. Il a vu la muqueuse marquée d'un fin pointillé, d'où se faisaient de petites hémorragies capillaires ; la muqueuse paraissait du reste très injectée et comme turgescente. C'est un fait qu'il faut nous contenter de noter pour le moment ; nous en trouverons plus tard l'explication.

Ce sang peut couler presque pur dans le col de l'utérus, de là dans le vagin et enfin à l'extérieur ; mais il se mêle toujours à un peu de mucus, qui pâlit plus ou moins sa couleur. C'est ainsi qu'au début des règles le mucus prédomine et l'écoulement est pâle, comme séreux ; d'ordinaire, l'éruption des règles est annoncée par une odeur *sui generis* que contracte le mucus vaginal, et qui rappelle assez bien celle qu'exhalent les animaux à l'époque du rut. Au milieu de la période cataméniale, le sang est presque pur et l'écoulement présente son maximum d'abondance ; enfin, vers les derniers jours, en même temps que l'écoulement diminue, il reprend une couleur pâle et séreuse. Vers le milieu de l'époque menstruelle, le microscope montre dans le liquide expulsé des globules rouges du sang, des globules blancs du sang, des cellules épithéliales cylindriques (provenant de la muqueuse utérine) et des cellules épithéliales pavimenteuses (muqueuse du vagin et du museau de tanche).

Nous ne rappellerons pas ici tous les préjugés que l'on s'est plu à répéter relativement aux *propriétés malfaisantes du sang menstruel*. Il n'y a rien de vrai dans toutes ces fables, que l'on trouve si répandues dans toutes les classes de la société. Le sang menstruel est un sang veineux, à peu près identique à celui que l'on ferait jaillir d'une saignée du bras; il faut seulement ajouter que le mucus qui vient se mêler au sang utérin est d'une odeur plus ou moins désagréable, et peut même donner lieu à un liquide assez irritant pour produire une inflammation de l'urètre de l'homme qui aura eu des rapports avec une femme pendant sa période menstruelle; mais cette urétrite n'est qu'une inflammation simple et dépourvue de tout caractère de virulence.

Remarquons enfin que le séjour plus ou moins long que fait le sang menstruel dans le col de l'utérus et dans le vagin, avant d'arriver à l'extérieur, est une cause de décomposition qui ne contribue pas peu à lui donner son odeur fade et nauséabonde et ses propriétés irritantes.

L'écoulement menstruel dure de deux à huit jours; rien n'est plus variable que ce temps, selon les sujets et selon les circonstances chez un même sujet[1].

Rien n'est également plus variable que la quantité de sang perdue dans cet intervalle : on l'évalue en moyenne à 60 ou 100 grammes, mais les femmes ont l'habitude de remplacer l'énoncé de cette quantité par

[1] Voyez Gallard, *Leçons cliniques sur la menstruation*. Paris, 1885.

celui du nombre de serviettes qu'elles emploient pour se protéger ; c'est ainsi que selon que leurs règles sont plus ou moins abondantes, elles disent qu'elles ont sali une ou quatre serviettes en vingt-quatre heures.

La menstruation était une énigme pour les anciens.

Les uns, croyant ce sang impur [1], regardaient cet écoulement comme une *purgation naturelle*, par laquelle l'organisme se serait débarrassé d'*humeurs âcres*.

D'autre part, comme il avait été facile de constater que le coït est plus particulièrement efficace, c'est-à-dire fécondant, lorsqu'il est pratiqué pendant les règles et aux jours qui les précèdent ou les suivent de près, quelques-uns avaient été amenés à voir dans le sang menstruel la *matière* que doit fournir l'organisme féminin pour la *formation* d'un nouvel être ; c'était, si nous pouvons ainsi nous exprimer, le *sperme de la femme*. Cette opinion paraissait confirmée par ce fait que, dès que la grossesse a lieu, les menstrues sont supprimées, même au milieu de leur apparition, et cessent dès lors de se montrer pendant tout le temps de la gestation.

Une des plus belles conquêtes de la physiologie moderne a été de démontrer que la *menstruation coïncide fatalement avec l'ovulation*, et de permettre de rattacher à une seule explication le triple

---

1 Dans l'antiquité, chez certains peuples, le législateur défendait les rapprochements sexuels pendant la menstruation, les couches, et immédiatement après ces dernières, parce que, à ces différents moments, la femme était regardée comme impure. Le Concile de Nice, en 325, défendit aux femmes de franchir le seuil des églises pendant leurs règles.

phénomène qui se passe dans l'ovaire, la trompe et la matrice[1].

C'est surtout au professeur Coste et au docteur Raciborski[2] que nous devons la démonstration de la *coïncidence du flux menstruel avec le travail de la ponte ovarique*. Cette démonstration est aujourd'hui basée sur les faits les plus incontestables.

Dans toutes les autopsies de femmes mortes pendant la période menstruelle, on a toujours trouvé, dans l'un des ovaires, une vésicule de Graaf ayant acquis son maximum de développement, et, sinon rompue, du moins près de se rompre.

D'autre part, la physiologie comparée nous montre l'analogie ou, pour mieux dire, l'identité la plus complète entre la *période menstruelle de la femme* et le *rut des femelles* des mammifères. Si les animaux à l'état de liberté n'entrent en rut qu'une fois par an, on sait que la domesticité, c'est-à-dire l'existence à l'abri des intempéries des saisons, avec une nourriture toujours abondante, a pour effet de multiplier singulièrement les époques où se produit ce phénomène, et les lapines nous offrent un exemple assez connu de la fréquence que le rut peut acquérir dans ces circonstances.

Il n'y a donc rien d'étonnant à ce que le phénomène correspondant se produise mensuellement chez la femme.

---

[1] Voyez F. A. Pouchet, *Théorie positive de l'ovulation spontanée.* Paris, 1847.

[2] A. Raciborski, *Traité de la menstruation et de ses rapports avec l'ovulation, la fécondation, l'hygiène de la puberté et de l'âge critique,* etc. Paris, 1868.

A l'époque du rut, les organes génitaux des femelles deviennent humides, laissent écouler un liquide visqueux plus ou moins abondant ; il en est même chez lesquelles ce liquide est coloré par du sang, et représente une véritable hémorragie identique au flux menstruel proprement dit (chauves-souris, singes, etc). Or, l'examen des ovaires des animaux, pendant ou peu après l'époque du rut, montre toujours un certain nombre de vésicules de Graaf déjà rompues ou près de se rompre.

Enfin, on peut porter plus loin l'investigation, en faisant sur les femelles de mammifères des expériences qui forcent la nature à nous livrer plus largement ses secrets : ainsi *l'ablation des ovaires* fait disparaître à tout jamais les phénomènes du rut.

Du reste, la chirurgie nous offre chez la femme des expériences de ce genre réalisées par une intervention thérapeutique : lorsque *l'ovariotomie*, cette audacieuse opération, motivée par la présence de kystes dans les ovaires et si heureusement tentée par Kœberlé (de Strasbourg)[1], lorsque l'ovariotomie a été appliquée à ces deux organes, la plupart du temps la femme qui a subi cette opération ne voit plus apparaître ses règles.

Nous ne pousserons pas plus loin l'énoncé des nombreuses preuves qui démontrent *la solidarité absolue entre le travail ovarique de l'ovulation et le travail utérin de la menstruation.*

---

1 Kœberlé. *De l'Ovariotomie (Mémoires de l'Académie de médecine,* t. XXVI, p. 321). Paris, 1863, et *Nouveau Dictionnaire de médecine et de chirurgie pratiques,* article OVAIRES. Paris, 1878, t. XXV, p. 462.

Si, maintenant, nous cherchons à nous rendre compte du *mécanisme* par lequel se produisent ces phénomènes, nous verrons que leur simultanéité tient à ce qu'ils sont amenés par une seule et même cause.

En effet, la déhiscence de la vésicule de Graaf tient en grande partie, ainsi que nous l'avons déjà vu (p. 48 et 49), à son hypertrophie et à l'amincissement consécutif de ses parois ; mais elle tient aussi à ce qu'en ce moment la partie centrale de l'ovaire est gorgée de sang, turgescente, dans un véritable état d'*érection*, de telle sorte qu'elle augmente de volume, comprime de dedans en dehors l'ovaire près de s'ouvrir et précipite ainsi la chute de l'ovule. Or, l'érection du centre ou bulbe de l'ovaire, l'*adaptation de la trompe* qui vient recevoir l'ovule, et enfin la turgescence et l'hémorragie utérine, ces trois phénomènes sont le résultat d'un seul et même mécanisme, dont nous devons l'explication à l'un de nos plus éminents physiologistes, le professeur Rouget[1]. Ses recherches ont montré que les ligaments larges (pl. VI, *fig.* 1) sont abondamment pourvus de fibres musculaires, lesquelles sont en continuité avec les éléments contractiles de la trompe de Fallope ; que ces faisceaux musculaires, en se contractant, compriment les vaisseaux veineux qu'ils enlacent, et s'opposent ainsi à la circulation de retour (par les veines), sans nuire à l'afflux par les artères, qui, grâce à leur peti-

---

[1] Rouget, *Du tissu érectile,* Thèse de concours. Paris, 1855. — *Journal de Physiologie* de Brown-Séquard, 1858 ; — *Comptes rendus de la Société de biologie,* 1857. — *Des mouvements érectiles (Archives de Physiologie,* p. 671, 1868).

tesse et à leur résistance, ne sont que peu ou pas modi-
fiées par la compression. De là, stase sanguine et
turgescence avec haute tension du sang dans tout l'appareil génital interne ; de là, augmentation de pression
et déchirure dans les capillaires de la muqueuse utérine ;
de là, érection du bulbe de l'ovaire et rupture de la
vésicule de Graaf ; de là, érection de la trompe elle-
même, qui, guidée par la contraction de ses fibres musculaires (et notamment par celles qui composent la
frange ou *ligament tubo-ovarique*, voyez p. 51), est
amenée à embrasser par son pavillon l'ovaire presque
tout entier.

Nous voyons donc, nous ne saurions trop le répéter,
qu'une seule et même cause préside aux trois phénomènes essentiels de l'époque menstruelle : rupture de la
vésicule de Graaf, adaptation du pavillon tubaire, hémorragie cataméniale [1].

Dans ces circonstances l'adaptation de la trompe doit

---

[1] Cette théorie, que toutes les observations médicales ont confirmé,
nous explique comment certains médicaments peuvent être propres à favoriser l'*évolution ovarique* (à établir la *menstruation*), quoique, dans
d'autres circonstances, ils soient appelés à rendre des services en apparence inverses. Ainsi l'*ergot du seigle* est employé contre l'inertie utérine,
contre les hémorragies utérines, contre l'*aménorrhée* (absence ou difficulté de l'écoulement menstruel). Ainsi il combat à la fois l'aménorrhée et
l'hémorragie. Il semble donc que ce même médicament puisse agir d'une
façon tout opposée, en amenant ou en supprimant l'écoulement sanguin.
C'est que le *seigle ergoté* agit essentiellement en amenant des contractions dans les fibres musculaires, non seulement dans l'utérus, mais aussi
dans l'ovaire. Dans le cas d'hémorragie utérine, il supprime l'écoulement
sanguin, en amenant la contraction des vaisseaux de la muqueuse utérine.
Dans l'aménorrhée, ce même agent, par la contraction des fibres musculaires de l'ovaire, favorise la déhiscence de la vésicule de Graaf, amène
la chute de l'ovule, d'où congestion utérine plus intense, d'où menstruation.

se faire la première et précéder fort heureusement la rupture de l'ovisac; elle doit se produire à l'instant où cette rupture, devenue imminente par l'hypertrophie de la vésicule de Graaf, provoque dans tout l'appareil génital interne cet état particulier qui constitue le *molimen menstruel*.

L'ovule, une fois tombé dans le pavillon de la trompe s'engage dans le canal de celle-ci et se trouve porté jusque dans la cavité utérine (pl. **VI.** *fig.* 1 et 6) vers les cils vibratiles dont est pourvu l'épithélium de la muqueuse tubaire (voyez p. 51). Il faut sans doute aussi tenir compte, pour ce transport, des mouvements propres de la trompe, que M. G. Colin a constatés *de visu* sur des brebis tuées à l'époque du rut[1]. Ce transport se fait naturellement par la trompe correspondant à l'ovaire dont le vésicule de Graaf vient de s'ouvrir. Cependant, quelques curieuses observations d'embryologistes et de médecins distingués, dans des cas particuliers de grossesse, ont fait penser que la trompe d'un côté pourrait recueillir un ovule tombé de l'ovaire du côté opposé.

Quoi qu'il en soit, si, depuis son départ, c'est-à-dire depuis l'ovaire jusqu'à l'utérus, l'ovule n'a pas rencontré de spermatozoïdes, il arrive dans la cavité utérine déjà flétri et, se mêlant au sang et à la desquamation épithéliale, qui constitue le flux menstruel, il se perd dans ce liquide et ses débris sont expulsés avec lui.

Dans le cas contraire, c'est-à-dire s'il a rencontré les

---

[1] G. Colin, *Traité de Physiologie comparée des animaux domestiques*, t. II, p. 893, 3ᵉ édition. Paris, 1888

spermatozoïdes, *s'il a été fécondé*, loin de se flétrir, il se développe (voyez plus loin), et sa présence dans la portion utérine de la trompe, et puis dans l'utérus lui-même, détermine dans ces organes un travail particulier, qui retentit sur tout le reste de l'organisme et qui constitue la *grossesse*. Nous en renvoyons l'étude à un chapitre ultérieur, car il nous faut auparavant étudier les circonstances qui amènent le sperme à parcourir les mêmes conduits que l'ovule lui-même et à le rencontrer.

II. — *Érection chez la femme.*

Nous venons de voir comment l'organisme féminin donne naissance à son produit caractéristique, et nous avons déjà une idée des *époques où la femme est apte à être fécondée.*

Nous avons trouvé sous ce rapport de grandes différences entre les deux sexes ; nous allons en constater de non moins considérables dans l'étude des actes qui préparent et accompagnent le coït, et particulièrement dans celle de l'*érection* chez la femme.

Disons-le tout de suite, ces différences résultent de ce fait essentiel, que la femme étant relativement passive et l'homme essentiellement actif dans le *coït*, celui-ci peut s'accomplir sans que la femme présente les phénomènes d'érection, qui, au contraire, ne peuvent faire défaut chez l'homme ; d'autre part, la fécondation de la femme peut avoir lieu sans que celle-ci éprouve ces inexprimables sensations de volupté, qui sont indispensables à l'homme pour amener l'*éjaculation*.

Le mécanisme de l'érection des organes génitaux externes est exactement le même chez la femme que chez l'homme.

Sous l'influence d'excitations vénériennes, le sang afflue dans les corps caverneux du clitoris et dans le bulbe du vagin (pl. IV, *fig. 4*). Ces appareils érectiles sont aussi entourés à leur base par des muscles analogues à ceux que nous avons vu fonctionner à la racine des corps caverneux et sur le bulbe de l'homme. C'est ici l'*ischio-caverneux*, pour les racines du clitoris, et le *constricteur du vagin*, pour le bulbe. Les contractions de ces muscles poussent le sang vers la partie supérieure et antérieure des organes, vers le gland du clitoris. Celui-ci devient plus ou moins proéminent hors du prépuce que lui forment les petites lèvres, et, parvenu à son maximum de turgescence et de dureté, il se trouve doué d'une sensibilité de plus en plus développée qui aboutit à l'éréthisme vénérien.

D'après ces dispositions anatomiques, le clitoris, tout en se *durcissant*, ne *s'érige pas*, c'est-à-dire qu'il ne quitte pas sa direction oblique en bas et en avant (pl. IV, *fig.* 4, c l), pour prendre, comme la verge de l'homme, une direction en avant et en haut. Fixé par le *frein* que lui forment les petites lèvres (voyez p. 60) et par du tissu fibreux qui double ce frein, le gland du clitoris regarde toujours en bas, vers l'orifice vaginal : il en résulte que, pendant le coït, il est en contact avec la face dorsale de la verge de l'homme et subit des frottements répétés, source principale de la volupté.

CHAPITRE III

COIT ET ÉJACULATION. — ROLE DES SPERMATOZOIDES

Au point de vue physiologique, le *coït* est l'acte essentiel du rapprochement des sexes : il est à la fois le point de départ et le but de tous les besoins physiques et moraux que l'on nomme l'*amour*.

C'est pourquoi, de toutes les passions, la plus absolue est certainement l'amour, dont le but principal est la *reproduction continue de l'espèce*. Aussi le sentiment de la conservation individuelle est-il souvent moins intense que celui de cette passion-mère, à laquelle la nature semble avoir intéressé le *moi* par tout le luxe de ses prestiges, par tout l'attrait du plaisir, sous les formes les plus séduisantes et les plus variées.

Jusqu'à ce qu'il ressente l'amour, l'homme a vécu seulement de la vie individuelle; maintenant il sent la nécessité d'une vie relative; il éprouve le besoin de se rapprocher d'un être qui puisse compléter la somme d'éléments qui lui manquent. Quand l'homme a rencontré cet autre *moi* que la nature lui indique, ses sentiments moraux s'associent largement au besoin physique qu'ils ennoblissent; il en fait le dépositaire de ses affections, il modèle ses goûts sur les siens; il se confond tout entier dans cet autre lui-même. C'est ce sentiment qui inspire ces luttes et ces entreprises que le romancier sait habilement retracer; c'est ce sentiment

que les poètes ont chanté et chanteront toujours; c'est
de lui que Victor Hugo a dit :

> Le pouvoir enivrant qui change l'homme en Dieu ;
> L'amour, miel et poison ; l'amour philtre de feu,
> Fait d'un souffle mêlé de l'homme et de la femme,
> Des frissons de la chair et des rêves de l'âme.

Dans le sens moral, ce sentiment est comme l'harmonieux concert de l'esprit, du cœur et des sens.

Le point de vue purement physiologique auquel nous nous sommes placés, ne nous permet que l'étude de l'amour relativement aux sens, relativement à l'acte même qui a pour but direct la reproduction.

I. — *Coït.*

Dans les rapports génitaux, le rôle actif et provocateur appartient à l'homme, et celui-ci y met d'autant plus d'ardeur que les obstacles qu'il rencontre sont plus nombreux et plus difficiles à vaincre. Aussi la *pudeur* est-elle, en même temps que la première vertu, le plus grand attrait de la femme : se donner doit être pour elle un sacrifice toujours nouveau dont elle fait sentir tout le prix, lorsque par les mille finesses de cet art subtil qui constitue la *coquetterie honnête*, elle a su exciter les désirs de celui qu'elle préfère et auquel elle va céder.

La première condition de la fécondation est l'union intime de deux individus de sexe différent. Les récits de grossesses qui auraient eu lieu sans l'intervention de l'homme et sans l'accomplissement du coït, doivent être rangés parmi les fables. Cependant Plempius, Graaf, Schurigius, Johnson, ont cru pouvoir admettre que le sperme n'était pas indispensable à la conception, que ses parties volatiles suffisaient pour cela. Averroes a même raconté l'aventure d'une reine devenue enceinte pour s'être baignée dans un bassin occupé peu de temps auparavant par un homme qui y avait laissé couler du sperme. Tavernier rapporte qu'en Perse les femmes recueillent l'eau dans laquelle se sont baignés leurs maris et se lavent avec, pour y chercher un préservatif contre la stérilité.

Encore une fois, ce sont là des fables.

C'est l'homme qui donne le signal du rapprochement physique.

Nous empruntons à Ambroise Paré[1] quelques lignes, chaudement burinées, selon l'expression de Malgaigne, qui montrent l'importance pratique que le grand chirurgien du xvie siècle attachait à certains détails intimes, et les sentiments élevés qui l'inspirent :

« L'homme estans couché avec sa compagne et espouse, la doit mignarder, chatouiller, caresser et esmouvoir, s'il trouvait qu'elle fut dure à l'esperon : et le cultiveur n'entrera dans le champ de Nature humaine à l'estourdy, sans que premierement n'aye fait ses approches, qui se feront en la baisant.., aussi en maniant ses parties génitales et petits mamelons, afin qu'elle soit esprise des desirs du masle (qui est lors que sa matrice

---

[1] A. Paré, *Œuvres complètes*, édition Malgaigne, t. II, p. 460. Paris, 1840.

lui fretille) afin qu'elle prenne volonté et appetit d'ha-
biter et faire une petite creature de Dieu, et que les
deux semences se puissent rencontrer ensemble : car
aucunes femmes ne sont pas si promptes à ce jeu que
les hommes. »

Le pénis est en érection (pl. II) ; son introduction
dans le vagin est plus ou moins facile, selon des circonstances que nous examinerons plus tard ; elle est en
tout cas favorisée par la forme même du gland, qui
représente un cône à sommet tronqué en avant. Le
vestibule du vagin (voyez p. 61 et pl. IV, *fig.* 1) reproduit lui-même en creux une disposition inverse de
la précédente : il est infundibuliforme et dirige le
membre viril vers la cavité vaginale. Au moment où
l'orifice du vagin est franchi, le frottement qui en résulte
fait aussitôt entrer en jeu la *sensibilité* de l'organe
mâle, et l'homme, entraîné par un besoin presque irrésistible de volupté, est amené à multiplier ces sensations en provoquant les contacts qui peuvent les faire
naître. Il exécute une série de mouvements qui produisent un vif frottement du gland contre les piles du
vagin *(colonnes du vagin,* voyez p. 57). Ces mouvements sont encore plus passionnés si la femme elle-
même se montre sensible au plaisir et favorise par les
secousses de son bassin le jeu saccadé du pénis.

Absorbés dans une sensation indéfinissable de volupté,
les deux sexes ne semblent vivre alors que pour l'acte
qu'ils accomplissent. Tout leur organisme en ressent les
effets : une irradiation sensitive indescriptible, une
agitation extrême parcourent tout le corps ; le pouls

RICHARD, Génération, 2ᵉ éd.   7

s'accélère, la respiration devient laborieuse, haletante, mêlée de soupirs; la face se congestionne; une douce moiteur assouplit tous les membres et se montre même sous forme de sueur au niveau des plis articulaires.

Par l'érection toujours croissante de son bulbe (p. 64) et par la contraction de son sphincter, l'orifice vaginal embrasse étroitement la base du membre viril, et fait en même temps sortir des glandes de Bartholin (voyez p. 65) le liquide qui vient lubréfier l'entrée des voies génitales. Alors les mouvements deviennent plus précipités, plus spasmodiques; l'érection arrive à son maximum, chez l'homme comme chez la femme; et lorsque, sous cette influence, la sensibilité est parvenue, au niveau du gland de la verge et de celui du clitoris, au plus haut degré qu'elle puisse atteindre, tandis qu'une suprême contraction spasmodique du sphincter vaginal serre fortement la base du membre viril, les vésicules séminales de l'homme se contractent les muscles du périnée et de l'urètre entrent convulsivement en action et l'émission de la semence, l'*éjaculation* se produit.

Nous avons décrit *l'acte physiologique typique*.

Nous ne saurions entrer ici dans d'autres détails, quoique parfois le médecin lui-même puisse être appelé à donner sur des sujets de ce genre d'utiles conseils, par exemple relativement à une position qui, dans des circonstances spéciales, favoriserait le coït et surtout la fécondation. Nous renvoyons pour plus de détails à un livre curieux, dont le *latin brave l'honnêteté* : ce livre est destiné aux confesseurs, qui, à un autre point de vue que le médecin, se croient autorisés à pénétrer les secrets du lit conjugal [1]. Voici quelques passages importants : *De circonstantia modi vel situs :*

Situs naturalis est ut mulier sit succuba et vir incubus, hic enim modus aptior est effusioni seminis virilis et receptioni in vas femineum ad prolem procreandam. Unde si coitus aliter fiat, nempe sedendo, stando, de latere, vel præpostere (more pecudum), vel si vir sit succubus et mulier incuba, innaturalis est.

Et plus loin :

Sed tamen minime peccant conjuges si ex justa causa situm mutent, nempe ob ægritudinem, vel viri pinguedinem, vel ob periculum abortus : quandoque, ait S. Thomas, sine peccato esse potest quando dispositio corporis alium modum non patitur.

II. — *Éjaculation.*

L'*éjaculation* est préparée par un grand nombre d'actes accessoires qui se passent dans la profondeur des organes génitaux de l'homme. Pour en pénétrer le mécanisme, rappelons-nous (voyez p. 31), que nous n'avons suivi le trajet du sperme que jusque dans les vésicules séminales, où nous l'avons laissé s'accumulant pendant les intervalles du coït ; il ne nous reste donc plus qu'à voir comment, lors de l'acte vénérien, il quitte ces

---

[1] Craisson, *De Rebus venereis ad usum confessariorum,* auctore D. Craisson, vicario generali, etc. Parisiis, 1870.

vésicules pour *parcourir toute la longueur du canal de l'urètre.*

Notons d'abord que le canal de l'urètre, par le fait même de l'érection, se trouve dilaté et largement béant : il doit donc, par ce changement de calibre, produire une certaine aspiration et l'on peut se demander ce qui vient le remplir, lorsque d'aplati et linéaire, il prend une forme cylindrique et largement ouverte.

On a été tenté de croire à l'introduction de l'air extérieur et cette hypothèse aurait parfaitement expliqué les cas de contagion syphilitique qui se manifestent par un chancre de la profondeur du canal, l'aspiration qui se produit et s'exagère pendant le coït pouvant amener l'introduction de liquides virulents puisés dans une femme contaminée ; mais l'observasion directe prouve que l'air, ou un liquide extérieur, ne sont pas normalement appelés dans le canal : on sait, en effet, que le sperme, agité avec l'air, mousse très facilement, et si, au moment de l'éjaculation, il se trouvait dans le canal en conflit avec ce gaz, il sortirait mêlé à de nombreuses bulles d'air, ce qui ne se produit jamais.

Mais nos connaissances vont plus loin à ce sujet : il existe un appareil sécréteur destiné à fournir un liquide qui remplit le vide du canal : ce sont les *glandes de Cooper* (pl. III, *fig.* 1, 10), que nous avons étudiées au point de vue anatomique (voyez p. 37). Le produit de ces glandes, exprimé par les contractions des muscles du périnée au moment de l'érection (voyez p. 82), remplit le canal de l'urètre, et servira ultérieurement à diluer le sperme. Quand une violente érection n'est pas suivie d'éjaculation, on voit, au moment où l'érection cesse et où le canal revient à ses dimensions primitives, on voit s'écouler par son ouverture antérieure (méat urinaire) un liquide clair et visqueux qui n'est autre chose que le produit des glandes de Cooper et de quelques autres organes sécréteurs, c'est-à-dire des *glandes de Littre*, petites glandes en grappe disséminées dans l'épaisseur de la muqueuse urétrale.

Le liquide sécrété par les glandes de la prostate paraît jouer le même rôle : il mouille et lubréfie le canal; il s'écoule dans les mêmes circonstances que les précédents et en dehors de toute éjaculation.

Il n'est pas inutile de connaître ces faits en apparence de peu d'importance. Ils pourront servir à rassurer les personnes qui se croient atteintes de spermatorrhée. Ces personnes, souvent hypocondriaques, par abstinence sexuelle, s'aperçoivent qu'après certains efforts et notamment après ceux de la défécation, leur méat urinaire laisse échapper un liquide épais et filant. Ce liquide n'est pas du sperme, même lorsqu'il présente un aspect blanchâtre et laiteux, qu'il doit au produit de sécrétion des glandes de la prostate. Ce liquide est le trop plein des glandes prostatiques, des glandes de Cooper, des glandes de Littre; mais ce n'est pas du sperme, toutes les fois du moins que le microscope n'y fait pas découvrir la présence de spermatozoïdes. Cet exemple suffit pour montrer l'importance de l'usage du microscope pour le diagnostic des maladies [1].

[1] Voyez M. Duval et L. Lereboullet, *Manuel du microscope dans ses applications au diagnostic*. Paris, 1873.

Lorsque l'éjaculation, amenée par les contacts voluptueux, va se produire, le sperme contenu dans les *vésicules séminales* est chassé par les contractions de celles-ci à travers les *canaux éjaculateurs* (voyez p. 32), jusque dans la *portion prostatique du canal de l'urètre* (voyez p. 35). Là, sa présence détermine une excitation toute particulière d'où résulte une action musculaire ayant pour but de le projeter au dehors avec force et par saccades : en un mot, il est *éjaculé*.

On attribue généralement la force et la forme saccadée de l'éjaculation aux contractions du muscle *bulbocaverneux* (voyez p. 82), que les anciens anatomistes avaient en effet nommé *accelerator seminis et urinæ*, mais si l'on tient compte de ce qu'en ce moment le muscle est séparé du canal de l'urètre par toute l'épaisseur du bulbe en érection, et que, par conséquent, il ne peut que faiblement agir sur le contenu du canal; de ce que, d'autre part, il est situé bien en avant de la prostate, c'est-à-dire du point où est déversé le sperme venu des vésicules séminales, et que, par suite, il ne peut qu'ultérieurement agir sur lui, pour l'accélérer peut-être, mais non pour lui imprimer le premier mouvement, on a peine à comprendre comment ce muscle pourrait produire l'éjaculation.

Nous nous rendons bien mieux raison de ce mécanisme en adoptant une théorie qui, paraît-il, a été longtemps professée par un physiologiste de l'école de Strasbourg, et que nous trouvons développée par un de ses élèves[1].

---

[1] Mathias Duval, *Cours de physiologie*, 6e édition du *Cours de physiologie*, de Küss et Mathias Duval. Paris, 1887.

Cette théorie tient seule compte des dispositions particulières que présente la région prostatique du canal, et
des fonctions du *muscle de Wilson*, annexé à la *partie
membraneuse* du canal (voyez p. 36). Au moment
où le sperme est chassé par les *vésicules séminales* dans
la *prostate* (voyez p. 99), la cavité de celle-ci est
isolée de la vessie par l'érection du *verumontanum*,
ainsi que nous l'avons déjà expliqué (voyez p. 36). Il
est en effet connu de tout le monde que la *miction*
(émission de l'urine) *devient impossible pendant l'érection*, parce que ce tubercule, oblitérant le canal au
devant du col de la vessie, ferme tout passage au liquide
urinaire. Le sperme ne peut, pour la même raison,
refluer en arrière, vers la vessie. Il ne peut non plus
s'étendre dans le canal de l'urètre plus loin que la
portion membraneuse, parce qu'en ce moment le *muscle
de Wilson se contracte* et ferme le canal en ce point.
La liqueur séminale s'accumule donc dans l'étroite portion du canal comprise entre le verumontanum et le
sphincter urétral (muscle de Wilson, pl. III. *fig.* 2,
de 20 à 9); elle s'y accumule avec une grande force,
car les contractions des muscles lisses qui l'y chassent
(canal déférent et vésicules séminales) sont très énergiques, quoique très lentes, comme toutes les contractions des muscles lisses.

Mais le muscle de Wilson ne peut rester longtemps
dans son état de contraction : il se relâche et aussitôt,
sous l'influence de la haute tension qu'il a acquise, le
sperme se précipite, et se précipite avec force : le muscle
se contracte presque immédiatement de nouveau et

arrête l'*éruption spermatique*, pour la laisser se reproduire en se relâchant encore, et ainsi de suite tant que dure l'éjaculation.

Nous voyons ainsi que la puissance du jet spermatique est due à la haute tension qu'ont donnée les muscles lisses à la liqueur séminale accumulée dans un étroit espace, tandis que le rythme est dû à des relâchements alternatifs du sphincter urétral qui forme comme une écluse livrant par saccades passage au liquide retenu en arrière d'elle.

Durant le temps si court de l'éjaculation, toutes les forces du système nerveux semblent se concentrer dans le système génital, qui est alors le point de départ de mouvements réflexes (voyez plus loin), de spasmes, de cris involontaires. Ces sensations rapides, énervantes, amènent chez quelques-uns des convulsions de forme presque épileptique.

Tel est l'acte sexuel dans sa forme typique.

On le voit, le rôle actif appartient essentiellement à l'homme.

Quant à celui de la femme, malgré les détails que nous avons donnés (voyez p. 98 et 61), il peut rester entièrement passif, et le résultat ultime de cet acte, la fécondation, peut avoir lieu presque sans que la femme y prenne part, puisqu'il a suffi parfois, pour l'opérer, que du sperme fût déposé à l'entrée des voies génitales : des femmes ont pu être fécondées alors qu'elles étaient plongées dans le narcotisme ou le sommeil chloroformique le plus complet. Enfin les cas de *fécondation artificielle* dont nous parlerons, prouveront plus amplement encore que les satisfactions sexuelles qui accompagnent la copulation ne sont, de la part de la femme, nullement indispensables à la génération [1].

Nous terminons cette étude par quelques passages empruntés à un célèbre chirurgien du siècle dernier; son style naïf est plus apte à rendre certaines choses et nous donnerons ainsi de curieux détails sur les opinions des médecins de cette époque :

« Je remarque, dit Dionis, que l'émission de la semence se fait plus promptement chez les uns que chez les autres; ce qui vient, ou parce que ceux-là sont plus ardents que ceux-ci, ou parce que leurs vésicules séminaires sont plus pleines de semence. Je remarque secondement que la qualité de semence éjaculée ne se peut limiter, les uns en jetant plus que les autres.

« Comme l'éjaculation est la fin de l'action dans l'homme, c'est aussi le but qu'il se propose; parce que c'est le moment auquel le principal plaisir est attaché;

[1] Il est curieux de constater les singulières erreurs répandues sur ce sujet, même dans les livres qui, il est vrai, ont puisé à des sources tout autres que celles de la science et de la physiologie. Nous en citerons un exemple, emprunté à un ouvrage auquel nous avons déjà renvoyé le lecteur curieux de ces sortes de choses (*De Rebus venereis ad usum confessariorum*. Paris, 1870); à la page 172, à propos d'un cas de conscience nous lisons :

« 306. Quærit. 4° : An, viro se retrahente post propriam seminationem, sed ante mulieris seminationem, possit ista statim tactibus se excitare ut seminet?

« Resp. Sententiam negantem a quibusdam quidem tenere communius vero affirmatur hoc esse licitum, quia etsi semen mulieris non sit necessarium ad generationem, non ut tamen ipsi inutile et pertinet ad complementum actus conjugalis. Imo mulieri permittitur se excitare ad congressum, quo facilius in coitu seminet, etc., etc.

et tout ce qui précède ne se fait que pour arriver à l'instant de ce vif chatouillement si voisin de la douleur.

« C'est souvent ce plaisir si court qui détermine l'homme, plutôt que le désir d'avoir des enfants : en effet, si la nature n'avait pas mis dans les parties naturelles une volupté singulière qui se fait sentir dans les embrassements, cette action aurait été indifférente à l'homme, et il ne s'y serait porté que très rarement ; mais la nature, qui voulait perpétuer les espèces en les renouvelant sans cesse, a attaché à ces parties un plaisir qui contraint les animaux à s'accoupler, et auquel l'homme, avec toute sa raison, n'est pas capable de ré-sister. On en fait un sixième sens distingué des autres : on dit que de même que l'on goûte en mangeant un plaisir particulier, dont aucune autre partie que la langue et le *palais* n'est susceptible, aussi dans l'accouplement on trouve un plaisir singulier, qui ne peut se sentir que dans les organes de la génération et que c'est ce plaisir qui engage les animaux à se multiplier, comme le goût les engage à se nourrir.

« On est en peine de savoir ce qui fait ce plaisir : les uns l'attribuent au sel de la semence, les autres aux esprits qui accompagnent la semence. Je ne crois pas qu'il y ait dans la semence des sels en quantité suffi-, sante pour picoter les parties par où elle passe et causer un plaisir aussi agréable que celui que l'on res-sent ; et si les sels y abondaient, elle aurait trop d'âcreté et de pointes. Il y a plus d'apparence que le chatouille-ment et le plaisir proviennent des esprits mêlés avec la

semence, parce que, étant des particules souples et mobiles, ils effleurent plus qu'ils ne pénètrent.

« La délicatesse et la tension de fibres nerveuses des
parties contribuent aussi à y faire sentir du plaisir ; mais
comme il y a des personnes qui ont le tact plus délicat
ou l'oreille plus fine que d'autres, aussi il en est qui ont
à ces parties un sentiment plus exquis ; et c'est la raison
pourquoi les uns sont plus excités que les autres par les
objets d'amour.

« De tous les tempéraments, les sanguins sont les
plus amoureux ; le sang des bilieux est trop âcre et
subtil ; celui des mélancoliques trop massif, et celui des
phlegmatiques trop aqueux pour produire une semence
qui ait toutes les qualités requises ; mais celui du sanguin a une douceur, une chaleur et une consistance
capables de fournir une semence abondante et bien
conditionnée [1]. »

III. — *Que devient le sperme éjaculé.*

Il est lancé dans la partie la plus profonde du vagin,
et cela suffit pour que la fécondation puisse se produire.

De toutes les parties qui composent le sperme, les *spermatozoïdes jouissent seuls de la faculté fécondante.*
Or, nous savons que ces filaments sont doués de *mouvements très vifs* : dès que le sperme est dans le vagin,
au contact du col de l'utérus, les spermatozoïdes se répan-

---

[1] Dionis, *L'Anatomie de l'homme suivant la circulation du sang et
les dernières découvertes.* Paris 1605.

dent de tous côtés, pénètrent dans l'orifice du museau de tanche, dans la cavité du col et du corps de l'utérus et enfin dans celle de la trompe de Fallope. Pour parcourir ce long trajet, dans un point duquel ils devront rencontrer l'ovule, les spermatozoïdes peuvent se suffire à eux-mêmes, c'est-à-dire progresser en vertu des mouvements vibratiles de leur appendice caudal. Il est bien prouvé aujourd'hui que c'est là la cause principale de l'*ascension* des spermatozoïdes dans les organes génitaux de la femme.

Du reste la physiologie comparée nous offre des exemples nombreux de trajets non moins considérables accomplis par des spermatozoïdes. On voit, par exemple les femelles des batraciens pondre de longs chapelets d'œufs ; or, il suffit que le mâle dépose un peu de sperme sur l'une des extrémités de cette chaîne, pour que les spermatozoïdes, par une sorte de *diffusion active*, se répandent jusqu'à l'autre extrémité et fécondent toute la série.

Ce n'est pas à dire que quelques circonstances accessoires ne puissent faciliter le transport des spermatozoïdes et faire parcourir directement au sperme une partie du chemin qui sépare le vagin du pavillon de la trompe.

Ainsi le sperme peut être lancé d'emblée dans l'utérus, car l'ouverture du méat urinaire de l'homme étant verticale, et celle du museau de tanche transversale, il y a dans cette disposition une condition qui doit favoriser le passage, dans la seconde ouverture, du liquide qui sort avec violence de la première.

Ce passage est peut-être aussi favorisé par un état d'érection de l'utérus et de son col, érection qui rendrait largement béante l'ouverture de ce dernier.

Les anciens croyaient à une dilatation de la matrice, amenant de la part de celle-ci une véritable aspiration sur le sperme. Cette action paraît aujourd'hui plus que contestable. A plus forte raison ne peut-on accorder aucune foi à une aspiration énergique, comme celle dont il est parlé dans un récit reproduit et fort justement critiqué par Dionis :

« Quelques auteurs, dit ce chirurgien, rapportent une histoire que je ne puis croire : ils disent qu'un garçon ayant laissé de sa semence dans l'eau d'un bain d'où il sortait, une fille vint se baigner dans ce même bain, et que cette semence nageant dans l'eau fut attirée par la matrice de cette fille, qui en devint grosse. Deux circonstances me font douter de cette histoire : la première est que l'on donne à la matrice une faculté attractive qu'elle n'a pas. Il est vrai qu'elle reçoit la semence, mais elle n'a pas la vertu de la sucer de l'extrémité extérieure de son col, pour la faire couler jusqu'au dedans de sa capacité. La seconde, c'est que la semence étant une liqueur, elle se serait tellement mélangée avec l'eau, qu'il aurait été impossible que les principales particules eussent pu se rassembler et conserver jusque dans l'utérus son activité et sa qualité prolifique [1]. »

Cependant une observation, publiée par un médecin anglais, semble indiquer quelque chose d'analogue.

---

[1] Dionis, *loc. cit.*, p. 346.

Il s'agit d'une femme atteinte de chute de la matrice, de telle sorte que le museau de tanche faisait saillie à travers la vulve et se présentait facilement à l'examen. Le moindre contact sur le col utérin amenait chez cette femme l'orgasme vénérien. « Je glissai, dit le médecin anglais, la pulpe de mon indicateur trois ou quatre fois le long du col de l'utérus ; immédiatement l'orgasme survint... Le col utérin, au début, était dur, ferme et avait l'aspect normal : son ouverture était close et n'aurait pu admettre une sonde. Presque aussitôt après le contact, le museau de tanche s'ouvrit largement et bailla cinq ou six fois, pendant que l'ouverture externe était attirée vigoureusement dans l'intérieur de la cavité du col ; ces phénomènes durèrent environ vingt secondes, puis tout rentra dans l'état normal, l'ouverture se referma et le col reprit sa place... Quand j'aurai ajouté que la malade était très intelligente, qu'il n'y avait aucun état inflammatoire ni à l'ouverture, ni dans le col utérin, ni dans le vagin, qu'il n'existait qu'un déplacement, on pourra penser avec moi que j'ai été témoin de ce qui se passe pendant le coït, et que le passage du liquide spermatique dans l'utérus peut ainsi s'expliquer clairement. »

Il nous reste à étudier les conditions qui favorisent la vitalité des spermatozoïdes déposés dans les organes de la femme, et à préciser le lieu de leur rencontre avec l'ovule. Ce sont deux questions que nous traiterons en parlant de la *fécondation,* dont l'étude formera l'introduction à celle de la *grossesse.*

CHAPITRE IV

ROLE DU SYSTÈME NERVEUX
DANS LES FONCTIONS GÉNITALES ET PARTICULIÈREMENT
DANS L'ACTE SEXUEL. — HYGIÈNE

Toutes les fonctions du corps humain sont placées sous la dépendance du *système nerveux*, qui préside à l'entrée en action des organes, à leur retour au repos, et qui peut même avoir une grande influence sur leur développement. Le système des organes de la génération n'échappe pas à cette grande loi, et c'est peut-être même dans ce domaine que la puissance de l'appareil nerveux se fait sentir de la manière la plus frappante.

I. — *Notions préliminaires.*

Pour faire bien comprendre cette délicate question de physiologie, nous prendrons d'abord un point de comparaison, un phénomène typique très simple et très net ; nous nous demanderons comment, par exemple, le système nerveux préside à la *sécrétion des glandes salivaires.*

Il est démontré que les glandes salivaires ne donnent naissance à leur produit de sécrétion que sous l'influence des nerfs venus de la partie supérieure de la moelle épinière. Ces nerfs qui vont du centre nerveux médullaire vers l'organe sécréteur périphérique, sont nommés *nerfs centrifuges*, parce qu'ils ne donnent passage qu'à des *courants nerveux* dirigés du centre *(moelle épinière)* vers la périphérie *(glande)*. Mais ces courants nerveux eux-mêmes ne se produisent que lorsque le centre est excité par d'autres nerfs qui viennent de la périphérie, et particulièrement de la surface de la langue et de la cavité buccale où ils ont recueilli les impressions diverses auxquelles ces surfaces sont exposées.

Ces derniers nerfs, vu la direction et la nature des courants qui les parcourent, sont dits *nerfs sensitifs* ou *centripètes*. Voici comment fonctionne l'ensemble de cet appareil : si une substance sapide (sucre ou vinaigre) est déposée sur le dos de la langue ou à la surface interne des joues, elle excite aussitôt les extrémités correspondantes des nerfs sensitifs ou centripètes, détermine en eux un courant qui gagne le *centre nerveux*, et, au niveau de celui-ci, *se réfléchit* sur les nerfs centrifuges qu'ils parcourt pour arriver jusqu'à l'organe sécréteur périphérique, jusqu'à la glande salivaire, qui inonde aussitôt la bouche du liquide qu'elle produit. Cet ensemble de phénomènes, consistant en une impression périphérique, un courant centripète, une action centrale encore très mystérieuse, un courant centrifuge et finalement un acte de sécrétion, est ce qu'on appelle en physiologie un *acte réflexe*.

Les phénomènes de l'organisme se produisent tous par des actes réflexes, car tous sont provoqués par une impression extérieure, et l'acte nerveux réflexe est l'intermédiaire obligé entre l'impression périphérique et le phénomène par lequel réagit l'organisme, que ce phénomène soit une sécrétion, comme dans l'exemple que nous avons choisi, ou une contraction musculaire, un geste, un mouvement.

Cependant une irritation expérimentale ou morbide portée sur le centre nerveux lui-même peut faire entrer directement le nerf centrifuge en action, et provoquer le phénomène périphérique (sécrétion ou mouvement). C'est ainsi qu'en piquant la partie supérieure de la moelle chez un lapin ou un chien, on provoque une abondante sécrétion salivaire, sans qu'aucune substance sapide soit déposée sur les surfaces buccales. On a alors un réflexe tronqué. Nous retrouverons des faits analogues dans le fonctionnement de l'appareil génital.

Enfin, pour ne négliger aucune des conditions préliminaires capables de nous faire bien comprendre ce fonctionnement, notons que, même dans les cas de réflexe complet, par exemple pour la sécrétion salivaire, il n'est pas indispensable que l'acte centripète ait pour siège les nerfs de la gustation, comme dans l'exemple que nous avons choisi tout d'abord. Il peut tout aussi bien avoir pour point de départ un organe des sens quelconque, et suivre l'un des nerfs correspondants, sous la forme d'impression visuelle, auditive, etc. ; la vue d'un mets succulent produit dans la bouche l'affluence de liquide salivaire, et le souvenir d'une impression gustative agréable suffit, selon l'expression vulgaire, pour *faire venir l'eau à la bouche*.

II. — *Rapports du système nerveux avec l'appareil
génital.*

Ils sont exactement de même nature que ceux que
nous venons d'esquisser entre lui et l'appareil salivaire.
La moelle épinière est ici encore le centre qui préside
au fonctionnement et ses excitations directes font entrer
en jeu les organes de la génération.

C'est ainsi qu'on s'explique pourquoi la *pendaison*
détermine très souvent une *érection intense* et même
l'*éjaculation*, car la pendaison comprime la partie supérieure de la moelle épinière et fait entrer directement
en action les nerfs qui vont déterminer l'érection de
la verge et l'excrétion du sperme [1].

Mais les résultats sont encore plus frappants si l'on
a recours à l'expérience sur les animaux et que l'on
agisse sur la partie inférieure de la moelle épinière,
au niveau de la *région lombaire*, que quelques physiologistes regardent comme un véritable *centre génital*. Si on opère sur une femelle (lapine ou chienne),
l'irritation de ce point détermine des contractions très
appréciables dans l'utérus. S'agit-il d'un mâle, on
produit alors la contraction de l'ampoule du canal déférent, ampoule qui est l'analogue des vésicules séminales (voyez p. 31 et 102).

Enfin l'électrisation de cette partie de la moelle
amène l'érection et même l'éjaculation.

[1] Tardieu, *Étude médico-légale sur la pendaison, la strangulation
et la suffocation,* 2e édition. Paris, 1879.

L'observation de certaines maladies amène à concevoir chez l'homme l'existence d'un centre nerveux génital du même genre. En effet, dans les maladies qui n'attaquent que la partie inférieure de la moelle et qui y produisent une vive irritation, il y a *priapisme*, c'est-à-dire érection presque continuelle. C'est dans cette partie de la moelle que débutent les maladies nerveuses qui ont pour cause les excès génitaux, et c'est dans cette région que se font sentir les douleurs qui résultent des excès vénériens.

Nous venons de citer des cas empruntés à l'expérimentation sur les animaux ou à l'observation des malades.

Mais le véritable *acte réflexe*, le fonctionnement normal de la moelle dans les fonctions génitales, n'est pas moins intéressant, surtout relativement à l'étude du point de départ de l'impression périphérique qui détermine le *réflexe*, et des voies nerveuses que suit cette impression pour arriver jusqu'au centre. La vue d'un tableau, le toucher d'un objet propre à allumer la passion génitale, sont également aptes à faire entrer en action le centre nerveux génito-spinal. Chez les uns, le souvenir des plaisirs passés, chez les autres, l'imagination excitée par de vagues désirs, produisent le même effet.

Le Dr Roubaud [1] indique le pouvoir de l'imagination par un petit fragment de la confession d'une femme charmante.

---

[1] Roubaud, *Lettres parisiennes (la France médicale*, 1873).

« — Le mariage, me dit-elle un jour, est, comme vous le savez, le tombeau de l'amour ; le talent des gens mariés est de ressusciter ce nouveau Lazare et de lui donner une couche moins froide et moins solitaire Tout le monde a son secret et chacun a une méthode pour secouer la torpeur qu'engendrent l'habitude, la satiété et la facilité du plaisir. Pour moi, je puise mes ressources dans les bals, les soirées, au théâtre, et je ne suis si mondaine que parce que j'ai de sérieux devoirs à remplir.

« Et baissant les yeux sans me regarder :

« — J'emporte, poursuivit-elle, de ces bals, de ces soirées, de ces spectacles, l'image d'un beau jeune homme, tantôt blond, tantôt brun, selon le caprice du jour ou la fantaisie de mon imagination, et, au moment d'accomplir mes devoirs, je ferme les yeux et m'écrie mentalement, comme Héloïse :

> Je ne me souviens plus de mon destin funeste ;
> Couvre-moi de baisers. je rêverai le reste.

« Le reste est pour moi le beau jeune homme dont le souvenir occupe ma pensée et dans les bras duquel, grâce à l'imagination, je retrouve, sans scandale et sans honte, l'excitation que me refuse la réalité.

« Et comme pour excuser la malice de ce subterfuge :

« — Mon mari, ajouta-t-elle, use du même stratagème que moi, si bien que, sans rien nous dire, nous nous mettons à quatre pour faire l'ouvrage de deux, et que quelques-uns de nos enfants ont ainsi deux pères et deux mères. »

Le trouble nouveau, les besoins mal définis qu'é-
prouve l'adolescent et qui signalent la puberté ont sans
doute pour origine le travail organique qui se produit dans les glandes génitales. Il est probable que les
impressions sensitives nées dans l'appareil spermatique
se transmettent par les nerfs centripètes jusque dans la
moelle et le cerveau, et que l'accumulation lente du
sperme dans les vésicules séminales fait naître dans
l'imagination des idées érotiques. L'influence du physique sur le moral est ici incontestable; et le moral
réagit à son tour sur le physique, car les fibres nerveuses émanées du cerveau vont exciter le centre génital de la région lombaire et représentent ainsi le
premier chaînon de l'acte réflexe qui aboutit à l'éjaculation.

Du moment que ce centre est en action, il semble que
toutes les impressions périphériques portées sur la
surface de la peau convergent vers lui et portent au plus
haut degré son état d'excitation.

Il est certains organes qui présentent sous ce rapport
des *connexions sympathiques* plus étroites encore avec
l'appareil génital. Tel est le *mamelon ;* pour prouver
la sensibilité toute spéciale de celui-ci, dans ses rapports avec les fonctions génésiques, il nous suffira, sans
parler des effets de son excitation chez l'homme, de
rappeler que sa titillation peut déterminer chez la
femme des contractions de l'utérus, et que ce résultat
est assez fréquent et assez énergique pour que Scanzoni
ait voulu baser sur ce fait toute une méthode d'*accouchement artificiel*. Des excitations semblables, et même

les impressions morales peuvent, par un mécanisme réflexe, exercer une grande influence sur la *menstruation*.

Mais de toutes les surfaces sensibles dont l'excitation est capable d'amener les *réflexes génitaux*, il faut placer au premier rang le *gland* chez l'homme et le *clitoris* chez la femme. Ce sont essentiellement les sensations développées, par le frottement, dans les papilles nerveuses du gland, qui sont le point de départ des réflexes par lesquels l'éréthisme vénérien est porté au plus haut degré, par lesquels les organes spongieux et caverneux s'érigent avec le plus d'intensité, et enfin par lesquels l'éjaculation se produit.

Ces sensations sont alors si particulières, si intenses, elles dominent tellement l'individu que plusieurs physiologistes ont voulu faire de cette sensibilité un *sixième sens* [1].

C'est là une opinion exagérée et qui méconnait le caractère de *spécificité* que présentent les organes des sens proprement dits. L'œil ne donne jamais que des sensations de lumière, l'oreille que des sensations de son, quelque soit l'état du cerveau et des centres nerveux en général, tandis que la muqueuse du gland ne donne des sensations qui méritent le nom de *génitales*, que si le cerveau est disposé à percevoir selon ce mode spécial des excitations qui, dans toute autre circonstance, demeurent de simples impressions de contact.

Nous ne saurions mieux terminer l'étude de ce

---

[1] Voyez entre autres, Brillat-Savarin, *Physiologie du goût*. Paris, 1825.

point délicat qu'en empruntant les quelques lignes que lui a consacrées le Dr Liégeois [1].

« Tout en accordant, dit-il, à la mise en jeu de la sensibilité du gland un rôle des plus importants pour susciter la sensation voluptueuse, il ne faudrait pas croire cependant que celle-ci lui fût exclusivement subordonnée. Elle est, avant tout, subordonnée à la puissance de l'*imagination*. Si, en effet, l'imagination n'intervient pas, la sensibilité du gland demeure simple sensibilité de contact, malgré l'excitation dont celui-ci peut être le siège, et l'érection ne se produit pas ; à elle seule, ou aiguillonnée par le sens de la vue, du toucher, de l'odorat, quelquefois de l'audition ou même du goût, l'imagination amène l'érection ou même l'éréthisme vénérien ; enfin, chez certains sujets arrivés à une lubricité dégradante, l'imagination surexcitée ou pervertie, trouve des stimulants dans des excitations qui provoqueraient la douleur chez des individus placés dans des conditions normales, excitations faites en dehors de la sphère des organes génitaux et par des moyens de tout genre.

« On ne peut donc considérer la mise en jeu de la sensibilité du gland comme étant indispensable aux sensations génésiques. L'une des facultés cérébrales, l'imagination, à l'exclusion des autres, domine tous les actes qui concourent, chez l'homme, à l'accomplissement de la fonction de reproduction. Du cerveau cette faculté retentit sur l'élément moteur de l'appareil de la

[1] Th. Liégeois, *Traité de physiologie*, 1872.

génération par l'intermédiaire des filaments nerveux qui les relient l'un à l'autre, et ses effets peuvent se manifester en dehors de toute excitation périphérique, par la mystérieuse action de la spontanéité cérébrale, ou avec l'aide d'influences extérieures multiples, dont une des plus importantes cependant réside dans les excitations faites à la surface de l'organe copulateur. C'est en cela que le sens génital diffère de tous les autres sens, qui réclament toujours pour leur exercice un ébranlement des filaments nerveux à la surface du corps, et qui, dans les notions qu'ils fournissent au cerveau, ne font jamais que s'entr'aider sans se suppléer... *Le sens génital, en tant que sensation provoquée, n'est qu'une sensation de contact qui tire ses caractères spécifiques de la manière dont se font dans le cerveau les élaborations des impressions périphériques, sous l'influence de l'imagination.* »

L'étude que nous venons de faire des rapports des fonctions génitales avec le système nerveux suffit pour assigner le rôle de chacune des parties de ce système (nerfs, moelle épinière, masse cérébrale). Elle nous dispense donc de réfuter la théorie de Gall, qui n'est qu'une curieuse question historique.

Le *cervelet* était, selon Gall, le siège de ce qu'il appelait l'*instinct de la reproduction*, de ce que Spurzheim appela ensuite l'*amativité*. Voici, d'après Grimaud de Caux, les principaux arguments que Gall et ses élèves faisaient valoir en faveur de cette opinion [1].

---

[1] Grimaud de Caux et Martin Saint-Ange. *Histoire de la génération de l'homme.* Paris, 1847.

1° Dans la série animale il n'y aurait de cervelet que chez les animaux qui se reproduisent par copulation ;

2° Il y aurait une coïncidence parfaite (mais en réalité nullement évidente) entre les époques auxquelles le cervelet se développe et celles où le penchant à la reproduction se manifeste ;

3° Quand la castration est pratiquée lors du premier âge, le cervelet ne se développe pas.

Les recherches de la physiologie moderne n'ont pas confirmé les vues de Gall ; mais avouons qu'il a été jusqu'à ce jour impossible de déterminer exactement les fonctions du cervelet. Quelques rares médecins en font encore un centre nerveux important au point de vue génital, mais la plupart le considèrent comme un organe présidant à l'équilibration des mouvements.

Quoi qu'il en soit, l'acte génital produit un ébranlement considérable dans tout le système nerveux : il sera donc prudent, en règle générale, de ne point s'y livrer dans toutes circonstances qui peuvent déjà prédisposer à des congestions cérébrales, à une susceptibité nerveuse particulière.

Il est très important, comme dit Avicenne, de savoir ce qu'on fait quand on fait un enfant. Mais il n'est pas besoin d'aller jusqu'à examiner l'état du ciel et de choisir, pour l'instant de la génération, l'heure où les bonnes planètes donnent.

Seulement, de même qu'il est imprudent de se livrer à un travail intellectuel pénible et absorbant aussitôt après le repas et surtout après un repas copieux, il sera toujours sage de ne point choisir un pareil moment pour sacrifier sur l'autel de Vénus. C'est là, en somme ce que l'hygiène peut indiquer de plus incontestable à ce sujet[1].

Quant à ceux qui désireraient des renseignements plus précis sur les moments et les heures les plus propres à l'accomplissement des fonctions génitales, nous les renvoyons au chapitre que Venette a consacré à ce sujet; ils y verront que l'on a beaucoup discuté là-dessus, sans rien dire de précis. Voici du reste quelques passages de ce curieux chapitre intitulé : « *A quelle heure du jour on doit baiser amoureusement sa femme*[2]. »

« Quelques médecins, dit Venette, pensent que les plaisirs amoureux que nous prenons pendant le jour sont plus funestes que ceux de la nuit, et que, comme les carresses des femmes nous épuisent excessivement, nous devons être en repos après les avoir faites, et réparer par le sommeil et la tranquillité les esprits que nous y avons perdus; au lieu qu'après les occupations ordinaires du jour nous nous fatiguons encore auprès d'une femme, et nos lassitudes ne se guérissent que par d'autres lassitudes.

« Il y en a d'autres qui s'expliquent mieux là-dessus et qui croient que le point du jour est le temps le plus propre à se carresser. C'est alors, disent-ils, que nous

---

[1] Souvent l'hygiène a pris une forme législative; ainsi, sous le règne de saint Louis, les mariés ne pouvaient coucher ensemble les trois premières nuits de leurs noces, sans en avoir acheté la permission de leur évêque. Ce qui fait dire à Montesquieu : « C'est bien ces trois nuits-là qu'il fallait imposer, car, pour les autres, on n'aurait pas donné beaucoup d'argent. »

[2] Venette, *Tableau de l'amour conjugal*, t. II, p. 15. Paris, 1831.

sommes dans un état moins inégal ; que nos forces ne
sont point dissipées par les actions du jour ; que notre
estomac n'est point accablé par les aliments et que le sommeil a multiplié nos esprits et fortifié notre chaleur naturelle. C'est ce que veut dire Hippocrate quand il met
par ordre ce que nous devons faire pour conserver notre
santé, et qu'il nous conseille le travail avant le manger
et le sommeil avant Vénus »

Jusque là le raisonnement est assez logique ; mais
bientôt arrive la contradiction :

« Tous les médecins, ajoute en effet Venette, demeurent d'accord qu'il ne faut pas baiser sa femme à
jeun, parce que l'on ne doit point travailler quand on a
faim. Le travail épuise et dessèche nos corps ; mais
le travail de l'amour énerve entièrement. Nous devons donc nous réjouir avec elle, selon la pensée de
quelques-uns, quand nous avons le ventre médiocre-
ment plein ; car c'est dans ce temps-là, disent-ils, que,
par la chaleur et les esprits que les aliments nous com-
muniquent, il nous vient je ne sais quelle envie de les
toucher, après quoi nous pouvons réparer par le sommeil la perte que nous avons faite, le repos étant l'unique
remède pour ces sortes de lassitudes. »

Ce n'était certes pas la peine de produire tous ces
arguments et bien d'autres que nous avons omis, pour
conclure de la manière suivante : en effet, l'auteur que
nous citons résume ainsi cette question :

« Pour résoudre donc la question, après avoir dit
ce que l'on peut dire sur cette matière, on me permettra de n'observer ni le jour, ni la nuit, ni les heures,

ni les moments, mais la seule disposition dans laquelle
nous sommes quand nous sentons les aiguillons de
Vénus. »

On aime quand on peut et non pas quand on veut.

III. — *Le voyage de noces.*

Nous avons à dire un mot de l'usage du *voyage de
noces.*

Tous les médecins sont d'accord pour déconseiller ce
voyage.

« La mode, c'est-à-dire le caprice de quelques-
uns imité par la foule moutonnière, dit le Dr Noël Guéneau de Mussy [1], la mode, ce grand législateur des
usages sociaux, a introduit une coutume qui contribue
beaucoup à augmenter le nombre des accidents consé-
cutifs au mariage : je veux parler des voyages de noces.
A peine les jeunes époux sont-ils unis qu'ils se lancent
à toute vapeur dans les pérégrinations lointaines. Encore
toute troublée des émotions qui ont précédé le mariage,
la jeune fille quitte ses parents ; elle laisse derrière elle
tout un passé de vie calme et sereine pour entrer dans
un monde nouveau qu'elle n'aborde pas sans crainte.
L'appareil le plus important de son économie, celui par
lequel elle vit tout entière, selon l'expression d'Hippocrate, va entrer en fonctions au milieu de ces circonstances qui la rendent plus nerveuse et plus excitable.
Elle va subir une sorte de traumatisme qui ébranlera

---

[1] Guéneau de Mussy, *la France médicale*, 16 février 1876.

tout son être, et c'est ce moment qu'on choisit pour ajouter aux incitations conjugales de l'organe utéro-ovarien, les trépidations des chemins de fer, les courses fatigantes, les émotions d'une scène qui change à tout instant et tient l'imagination constamment en éveil: des journées d'une activité fébrile succèdent à des nuits qui ne réparent pas.

« Les époques menstruelles arrivent : elles ne modifient souvent sous aucun rapport la vie qu'on menait auparavant. S il y a un retard, on n'en tient pas compte; une réapparition des régles, qui souvent n'est qu'un avortement, ne modérera pas ces emportement juvéniles. D'ailleurs si on ne continue pas sa course il faut revenir sur ses pas.

« Combien de métrites catarrhales rebelles, d'engorgements de l'utérus, de périmétrites suivies de stérilité et quelquefois même mortelles; combien de fausses-couches qui, mal soignées, rendent l'utérus inapte à une nouvelle fécondation ou préparent une série de fausses-couches successives, ont succédé à ces voyages insensés. Est-ce que le bon sens, les instincts de la nature ne devraient pas porter, dans ces circonstances, à chercher l'isolement et le repos. Une habitation au milieu de la campagne serait, pour les gens riches, un cadre bien plus convenable à ces premières scènes de l'amour conjugal; pourquoi en attacher le souvenir à des lieux qu'on ne reverra peut-être jamais ? Le sentiment s'unit au bon sens pour condamner cette coutume dont le médecin constate chaque jour les désastreux effets. »

Gallard[1] a professé une doctrine semblable à celle qu'expose M. Guéneau de Mussy :

« Je ne m'explique, dit-il, la production de la plupart des métrites internes qui surviennent au début d'un grand nombre d'unions conjugales que par une conception suivie d'un avortement très précoce; et j'attribue moins cet avortement à l'abus du coït qu'à l'habitude, si fort à la mode aujourd'hui, du voyage de noces. La jeune femme qui, au moment de la conception, a éprouvé des sensations fort inconnues pour elle, ne soupçonne pas l'état dans lequel elle se trouve. Pendant le cours du voyage, quelquefois à la suite d'une excursion plus ou moins fatigante, elle voit apparaître ses règles. Sont-elles en retard ou en avance ? Elle songe à peine à le remarquer. Leur abondance même plus grande que d'habitude n'attire pas son attention ou lui paraît justifiée par son état nouveau. Du repos, des soins hygiéniques qu'elle avait l'habitude de prendre à cette époque, il est à peine question. Le voyage continue, les fatigues se succèdent, une nouvelle époque ou peut-être un nouvel avortement se produit et au bout de quelques mois, la nouvelle mariée, partie bien portante, revient épuisée, endolorie, toute désolée de rester inféconde alors que l'état dans lequel elle se trouve est la conséquence d'une ou de plusieurs conceptions ayant mal abouti plutôt que d'une stérilité véritable. »

On s'occupe beaucoup de la dépopulation toujours

---

[1] Gallard. *Leçons cliniques sur les maladies des femmes.* Paris, 1879.

croissante de la France. Or, M. le Dr Jules Rochard[1] a montré que le voyage de noces n'est pas sans influence sur cette dépopulation.

« Arrive l'époque du mariage..., puis vient le voyage de noces, cette déplorable coutume qui fait tant de mariages stériles et de femmes valétudinaires. La jeune femme frêle et habituée au repos est lancée sur les routes, surmenée le jour et la nuit; quelques malaises surviennent et une grossesse qu'on n'avait même pas soupçonnée se termine par un avortement. Le jeune couple revient alors à petites journées, avec des précautions sans nombre, mais il n'est plus temps; une métrite est survenue et l'avenir de la famille est à tout jamais compromis. »

Le Dr Siredey a cité vingt accidents graves étudiés par lui dans sa clientèle et dus au voyage de noces; le baron Larrey[2] a publié, sur les conséquences désastreuses de cette énorme fatigue, des observations précises et concluantes. Cependant la mode est plus forte que nous et le Dr Coriveaud a eu mille fois raison quand il a dit, dans le résumé aphoristique du second chapitre de son aimable volume[3] :

« Le voyage de noces est une mode absurde, immorale et dangereuse : dangereuse pour la jeune mariée; dangereuse pour l'enfant conçu au milieu du trouble et des cahots; dangereuse pour la famille, puisqu'il peut déterminer une stérilité incurable. »

---

[1] Rochard, *Bulletin de l'Académie de médecine*, 27 janvier 1885.
[2] Larrey, *Bulletin de l'Académie de médecine*, 26 janvier 1885.
[3] Coriveaud, *Le lendemain du mariage : étude d'hygiène*. Paris, 1884.

« Comme il serait plus moral et plus sain de rester chez soi, répéterons-nous avec le Dr V. Duclaux[1] ; de ne pas aller chercher dans une chambre garnie ce lit nuptial qui, suivant l'expression du poète, « met dans les ténèbres un coin d'aurore, » de ne pas semer sur les grandes routes ces souvenirs — vous m'entendez assez — si particuliers et si chastes, de les fixer au contraire dans ce *home* que la jeune femme est jalouse d'organiser à son goût, d'installer à son image ; comme il serait vraiment doux plus tard à l'âme de tous deux, de voir éclore le premier sourire de l'enfant à cette place même où s'évanouirent les dernières timidités de l'épouse...

« Mais lorsqu'on se marie ce n'est point à ces choses qu'on pense ; le voyage est là avec toutes ses séductions, on a généralement le temps et l'argent ; puis les bébés, viendront sans doute qui tiendront dans le ménage une si large place qu'on ne pourra plus songer qu'à eux seuls ; il faut profiter du moment, il faut partir : on part.

« On part, et le mari, qui avait emmené une jeune fille bien portante, ramène une jeune femme malade. »

IV. — *La coutume de coucher à deux.*

Un médecin, le Dr Fievée[2] a longuement disserté sur

---

[1] Voyez Duclaux, *Le voyage de noces (Ann. d'hygiène*, 1885, t. XIII, p. 290).

[2] Fievée, *Étude médico-philosophique sur la coutume de coucher à deux ou plusieurs ensemble*. Paris, 1857.

l'usage du *même lit entre époux.* Nous croyons devoir
dire notre avis sur la question.

Il nous semble qu'il y a plus à perdre qu'à gagner dans
cette cohabitation de toutes les nuits, qui a dicté à un
sceptique cette définition du mariage. « Un échange de
mauvaise humeur et de mauvaises odeurs. » Combien
voit-on de femmes infidèles à leur mari et fidèles à leur
amant. Et que de fois le mari est-il trahi au bénéfice
d'un rival qui lui est inférieur sous tous les rapports.
D'où vient cette singularité ? De l'exigence des sens ?
Pas une fois sur mille, M. Michelet le dit avec raison.
Du besoin d'être aimée, flattée, adorée ? De ce besoin
d'affection inhérent à la nature de la femme à qui il
faut de l'amour à tout prix et qui l'ira chercher hors de
chez elle si, chez elle, elle ne le trouve pas. A la bonne
heure. Or, voyez la différente : le mari rentre préoccupé,
chagrin, songeur; ses affaires vont mal, sa position
décroît, il est malade, il revient de voyage, il est fati-
gué, perplexe, inquiet. On ne peut pourtant pas jouer
tous les jours et quand même le rôle de Roméo. Est-ce
sa faute, à lui, s'il est chagrin ? Non, c'est la faute des
événements. L'amant, au contraire, qui ne voit sa
maîtresse qu'à certains jours ou à certaines heures,
s'y prépare de son côté comme elle du sien avec
tous les soins imaginables. Une odeur douce dans la
chambre, un jour mesuré tout exprès, des fleurs partout, une humeur aimable, des propos charmants, des
caresses d'autant plus ardentes qu'elles ont été plus
attendues. Joignez à cela l'attrait du fruit défendu,
l'irritation de la contrainte au profit de leurs plaisirs

mutuels, etc., et comparez. Rien de plus facile cependant à un mari que d'être l'amant de sa femme. Deux chambres et le problème est résolu. Monsieur garde pour lui ses hypocondries, sa fatigue et ses préoccupations. Madame, ses impatiences, ses migraines et son hygiène particulière. Un coup de soleil a-t-il dissipé le nuage, le contentement fait-il éclore des sourires; propre, aimable, galant, Monsieur fredonne-t-il un refrain en mettant sa cravate; Madame, de son côté, heureuse et reposée, sent-elle battre son cœur de ces vagues aspirations qui ne sont pas encore le désir mais qui ne demandent pas mieux que d'être satisfaites; a-t-elle lissé ou festonné, du bout de sa belle main blanche, ses cheveux soyeux et parfumés; a-t-elle mimé devant sa glace pour faire étinceler la nacre de ses dents : c'est le moment de se rencontrer, de se charmer et de procéder à une séduction en partie double dont la préface est déjà une volupté.

TROISIÈME PARTIE

ÉVOLUTION DES FONCTIONS SEXUELLES, PUBERTÉ
AGE VIRIL, VIEILLESSE
CAUSES QUI MODIFIENT LES FACULTÉS
SEXUELLES

Nous connaissons les *fonctions sexuelles* telles qu'elles se produisent normalement chez les individus d'âge adulte.

Il nous reste, pour compléter ce tableau, à étudier *l'évolution de ces fonctions* depuis leur apparition *(puberté)* jusqu'à leur cessation plus ou moins complète *(âge de retour, vieillesse)*; enfin à examiner les causes qui peuvent les *modifier* en plus ou en moins. C'est à ce propos que nous parlerons de *l'impuissance*.

CHAPITRE PREMIER

ENFANCE ET PUBERTÉ

1. — Enfance et puberté chez l'homme.

Les testicules de l'enfant qui vient de naître sont peu développés et présentent un très petit volume :

primitivement contenues dans l'abdomen, ce n'est que vers le huitième mois de la vie intra-utérine qu'ils ont franchi le canal inguinal pour descendre dans le scrotum *(bourses)*, où on les trouve lors de la naissance.

Cependant il n'est pas rare que l'un des testicules ou tous les deux à la fois ne franchissent pas le canal inguinal et demeurent dans la cavité abdominale pendant toute la vie. Si ces deux organes manquent dans les bourses, l'individu est dit *cryptorchide;* si l'un des deux seulement est absent, on a affaire à un *monorchide*.

Les résultats de la *cryptorchidie* et de la *monorchidie* sont intéressants, au point de vue de l'évolution ultérieure des fonctions génitales.

Il résulte des recherches de Godard [1] que tout testicule qui n'est pas descendu dans les bourses ne produit pas de spermatozoïdes. Par suite, le monorchide n'est apte à la génération que par celui de ses testicules qui a accompli ses migrations, tandis que le cryptorchide, totalement incapable de produire des spermatozoïdes, sera fatalement *infécond*. Ce n'est pas à dire que ces individus seront *impuissants;* dès l'âge de la puberté ils auront des érections, seront aptes au coït, éjaculeront un liquide d'apparence spermatique, mais ce liquide sera *privé d'animalcules*, de *spermatozoïdes*, et, par suite, impropre à la fécondation.

Du reste la *cryptorchidie* influe souvent, sinon tou-

---

[1] Godard, *Recherches tératologiques sur l'appareil séminal de l'homme.* Paris, 1860.

jours, sur les habitudes extérieures, le moral, la voix, les forces physiques des individus. Les *cryptorchides* (mais non les *monorchides)* sont d'ordinaire de taille moyenne ; ils ont un teint pâle, la peau fine, les cheveux blonds, la barbe rare, la voix faible et aiguë ; ils sont peu énergiques, craintifs, et on a observé que parfois ils recherchaient les travaux qui sont du ressort des femmes de préférence aux occupations plus laborieuses qui sont le partage de l'homme. Cependant on trouve beaucoup d'exceptions à ces lois que Godard a peut-être posées d'une façon trop générale : cela est d'autant plus facile à concevoir que la cryptorchidie est l'état normal chez plusieurs espèces animales ; ainsi chez, la plupart des rongeurs (le *rat*, par exemple), les glandes séminales ne dépassent jamais le canal inguinal pour descendre dans les bourses.

Si nous revenons à l'étude des faits normaux, nous voyons que, quoique descendu dans les bourses, le testicule de l'enfant ne produit pas de sperme : tant l'appareil génital semble sommeiller chez lui jusqu'à un moment où il se réveillera plus ou moins subitement, jusqu'à l'époque de la *puberté*.

Cependant, des instincts génitaux, anormaux, il est vrai, se manifestent parfois avant la puberté. « Ce n'est pas seulement à l'époque de la puberté, dit Grimaud de Caux [1], que le penchant à l'onanisme se révèle chez les enfants des deux sexes, et, par conséquent, il ne faut pas attendre cette époque pour surveiller de près

---

[1] Grimaud de Caux, *loc. cit.*, p. 302.

ce qui se passe en eux touchant les organes de la reproduction.

« On a vu des enfants au berceau chez lesquels la sensibilité des organes sexuels était déjà éveillée. Il est vrai que dans des cas semblables, c'était presque toujours la faute des nourrices qui, ayant découvert dans le chatouillement de ces organes un moyen d'apaiser les cris de leurs nourrissons, se débarrassaient de leur importunité et jetaient pour toujours dans leur économie les germes d'un vice funeste. »

A un point de vue rigoureusement physiologique, le mot de *puberté*, comme désignant l'aurore des fonctions génitales, l'apparition de la faculté de féconder, ne devrait s'entendre que du moment où le liquide blanchâtre produit par les testicules renferme des spermatozoïdes ; à ce compte on reculerait, et avec juste raison, l'époque de la puberté, puisque, d'après les observations de consciencieux micrographes, on ne trouve jamais de spermatozoïdes dans les testicules avant l'âge de dix-huit ans ; tel est le résultat de constatations faites sur des jeunes gens de la campagne ; peut-être l'apparition des éléments fécondants est-elle un peu plus précoce chez les jeunes gens des villes, mieux nourris et placés dans un milieu qui multiplie les fonctions génitales et hâte la manifestation des désirs.

Du reste, l'article 144 du Code civil, qui établit la puberté à dix-huit ans révolus pour les garçons, est parfaitement d'accord avec les observations précédentes.

Mais on donne d'ordinaire le nom de *puberté* à l'ensemble *des modifications extérieures par lesquelles se manifeste le réveil prochain de la vie génitale,* modifications qui peuvent se montrer déjà vers l'âge de douze ans et même plus tôt encore.

L'adolescent sent naître en lui de nouveaux besoins, des aspirations inconnues, et s'étonne d'acquérir des facultés et une puissance nouvelles.

Tout le monde a présent à la mémoire les délicieux vers de Dovalle :

> Il passe dans mon cœur de brûlantes pensées,
> D'invincibles désirs, des langueurs insensées,...
> Je ne respire plus !... C'est alors que ma voix
> Murmure un nom tout bas... c'est alors que je vois
> M'apparaître à demi, jeune, voluptueuse,
> Sur ma couche penchée, etc...

Le langage de Chérubin n'est pas moins poétique, et J.-J. Rousseau lui-même [1] a bien reproduit les effets de l'éveil des sens et de l'imagination sous l'influence du développement génital.

Rappelons, comme signes extérieurs connus de tout le monde, l'apparition de poils au pubis, l'accroissement des organes génitaux, la mue de la voix, etc.

Mais, pour nous, la puberté n'est physiologiquement confirmée que lorsque le sperme contient des spermatozoïdes : ainsi un cryptorchide, qui a présenté quelques modifications incomplètement masculines dans la voix, dans le système pileux et dans tout l'habitus extérieur,

---

[1] J.-J. Rousseau, *Émile.*

n'en restera pas moins *impubère*, si ses testicules ne produisent jamais de filaments fécondateurs.

II. — *Enfance et puberté chez la femme.*

La puberté est plus précoce chez la femme que chez l'homme, et son apparition est plus particulièrement encore influencée par une foule de circonstances que nous examinerons plus tard.

De même que *l'apparition des spermatozoïdes* est le véritable critérium de la *puberté* de l'homme, de même *l'ovulation*, la chute d'un premier ovule, mûr et fécondable, constitue essentiellement l'apparition de la *puberté chez la femme*. Mais comme l'ovulation est liée à la menstruation, nous avons ici un signe certain qui nous indique la rupture d'une première vésicule de Graaf, c'est *l'écoulement d'un premier flux menstruel*.

Jusque vers l'âge de treize à quinze ans, la jeune fille se distingue peu du jeune garçon; mais bientôt il va s'accomplir en elle une série de métamorphoses dans un sens opposé à celles que nous avons rapidement esquissées chez l'homme. Tandis que, chez l'homme, tout l'organisme se développe dans le sens de la force et de l'énergie, tout, chez la femme, prend le caractère de la grâce et de la faiblesse. Les traits du visage s'arrondissent, les saillies anguleuses s'effacent et les lignes du col, plus agréablement dessinées, vont se perdre mollement vers les épaules; les membres prennent ces contours fins, déliés et moelleux qui se continuent jusqu'aux extrémités, délicatement attachées. La sensibilité de ce jeune être devient plus excitable, etc[1].

L'une des modifications les plus remarquables qui signalent la puberté est celle que nous offre la voix : elle se présente chez les deux sexes. Chez la jeune fille, à l'époque de la puberté, « la voix devient moins aiguë ; son diapason s'abaisse de une ou deux notes, et elle gagne en force ce qu'elle a perdu en acuité. Cette transformation se fait très souvent d'une manière inappréciable, si les jeunes filles ne chantent pas ou n'abusent pas de la parole. Dans le cas contraire, elles sont sujettes à des douleurs de gorge, à des extinctions de voix occasionnées par l'exagération du travail physiologique qui, en ce moment, s'effectue dans le larynx [2]. »

En aucun cas la voix de la femme ne subit à cette époque les modifications profondes qu'on observe chez les garçons.

« En général, la mue se présente un peu plus tard chez les jeunes garçons que chez les jeunes filles, elle est précédée, comme chez ces dernières, d'un développement rapide dans les organes sexuels. Le jeune garçon ne connaît pas les épreuves pénibles qui viennent assaillir la jeune fille. Il traverse cette époque avec plus de calme, mais les modifications profondes de la voix témoignent hautement de la transformation qui vient de s'opérer en lui. Ces modifications sont très variables quant aux phénomènes sensibles qui les accompagnent ; mais il en est deux tout à fait caratéristiques et qui

[1] Voyez Coriveaud, *Hygiène de la jeune fille*. Paris, 1882.
[2] E. Fournié, *Gazette des hôpitaux*, juin 1874.

sont communes à tous : ce sont les modifications du *timbre* et du *diapason*. Le timbre, qui donnait à la voix de l'enfant les qualités sonores de la voix de la jeune fille, change complètement de caractère. Le diapason change sensiblement, et peu à peu la voix acquiert les qualités qui caractérisent la voix de l'homme.

« Quelquefois cette transition se fait insensiblement, sans manifestation exagérée ; mais le plus souvent elle s'accompagne, surtout chez les enfants qui chantent, de profondes altérations. La voix est rauque, inégale ; l'enfant n'est pas maître de ses cordes vocales, et il émet une note très élevée alors qu'il a la volonté d'émettre une note grave ; d'autres fois il y a aphonie complète. Tous ces phénomènes correspondent à des modifications survenues peu à peu dans l'organe vocal [1]. »

Mais ce sont surtout les modifications des organes génitaux qui doivent nous arrêter.

Tandis que les seins se dessinent et prennent leurs contours arrondis, le mont de Vénus se couvre de poils, les différentes parties de la vulve augmentent rapidement de volume, et des symptômes généraux, précurseurs d'une menstruation prochaine, indiquent le travail qui s'accomplit dans les organes internes (ovaire et utérus). Des douleurs plus ou moins vives se font sentir aux lombes et dans le bassin ; il s'y joint une grande lassitude dans les jambes, en même temps qu'une tuméfaction notable, souvent douloureuse des mamelles,

---

[1] E. Fournié, *loc. cit.*

Les yeux se creusent et s'entourent d'un cercle de couleur plombée. Tout cet appareil de symptômes, parfois alarmants, cesse plus ou moins subitement avec la *première menstrue*.

La première hémorragie menstruelle est souvent douloureuse et difficile ; elle est encore plus souvent incomplète, c'est-à-dire qu'on ne voit pas apparaître du sang, mais seulement un *liquide séreux* plus ou moins coloré. Parfois l'établissement de la menstruation est assez pénible pour qu'un écoulement de ce genre se reproduise plusieurs mois de suite avant l'apparition d'une menstrue franchement hémorragique.

Dès lors la jeune fille est *nubile* : elle peut être fécondée et concevoir.

La loi fixe à quinze ans révolus l'âge de la nubilité de la femme.

III. — *Causes qui influent sur l'apparition de la puberté.*

Ces causes sont à peu près les mêmes et agissent dans le même sens pour l'homme et pour la femme, mais elles ont une influence incomparablement plus grande chez cette dernière. Parmi les principales, nous devons citer :

1° Le *climat*. Dans les climats chauds (entre le 33ᵉ degré et l'Équateur, au Mexique, au Brésil, par exemple), les règles apparaissent en moyenne vers l'âge de douze ans, et les femmes accouchent communément à douze ou treize ans ; dans les pays froids, au contraire (Norwège, par exemple), il est rare qu'elles se montrent avant seize ou dix-sept ans.

2° Le *tempérament et la constitution du sujet*. Les jeunes filles blondes, lymphatiques, sont en général moins précoces que celles douées d'un tempérament sanguin, à peau brune, à cheveux d'un beau noir.

3° Enfin, les *conditions de milieu et d'existence*. Nous retrouvons ici ce que nous avons déjà constaté pour les jeunes garçons : les enfants des campagnes sont plus tardifs que ceux des villes; ceux qui vivent dans la pauvreté que ceux qui jouissent de l'opulence.

Enfin, il faut tenir compte, pour l'un comme pour l'autre sexe, des *influences morales :* il n'est pas douteux qu'une existence isolée, à l'abri de toute insinuation indiscrète, doit produire un résultat plus tardif qu'une vie déjà initiée aux plaisirs, soit par des lectures excitantes, soit par la fréquentation de personnes aux mœurs légères. Mais ces circonstances influent plus sur l'apparition des *désirs*, plus sur les manifestations de la puissance virile, par exemple, que sur la véritable *faculté de féconder* ou d'*être fécondée*. Le fait est surtout évident pour la femme, car, comme le fait remarquer Liégeois, on a observé qu'à Londres, où de nombreuses jeunes filles se livrent au libertinage de bonne heure, la menstruation (c'est-à-dire l'ovulation) n'est pas plus précoce chez elles que chez les jeunes filles honnêtes.

On cite néanmoins les cas suivants :

Julia-Amélia Sprayson, âgée de onze ans et demi,

accouche d'un enfant bien portant. Cette malheureuse avait été rendue enceinte par son oncle, James Chattaway, lequel fut condamné à deux ans de prison. Il faut dire qu'elle avait les cheveux noirs, les yeux gris noir, la figure dodue, le corps bien proportionné et avait été réglée à dix ans et six semaines [1].

Depaul [2] racontait avoir accouché, à la clinique de la Faculté, trois très jeunes filles, dont l'une était âgée de quatorze ans à peine, l'autre de moins de quinze ans, et dont la troisième enfin n'avait pas encore atteint sa douzième année. Ce sont là de ces natures précoces que l'on rencontre quelquefois dans nos pays, bien qu'elles soient toujours l'exception. En tout cas, ces trois faits viennent bien prouver que, même dans nos climats, la fécondation peut avoir lieu avant quatorze ans.

Dans le monde on se préoccupe beaucoup de ces grossesses précoces; on croit qu'il y a un danger réel pour une femme à devenir enceinte dans un âge aussi peu avancé. Contrairement à ce que l'on admet dans le monde et contrairement même à l'opinion de quelques médecins, le jeune âge n'est pas un danger au point de vue de l'accouchement. « Pour ce qui me regarde, dit Depaul, j'ai en général vu que ces enfants supportent parfaitement leurs grossesses qui, le plus souvent, sont menées à bonne fin beaucoup plus facilement que chez les femmes plus âgées. »

La nature a préparé les choses de telle façon que, dès que la femme peut être fécondée, son organisa-

---

[1] Voir pour plus de détails : *Lond. Med. Gaz.*, 3 nov. 1848, p. 757.
[2] *Journal des sages-femmes*, 1er juillet 1875.

tion est apte à supporter la grossesse et à la mener à bonne fin.

Les âges que le législateur a établis pour la nubilité chez l'homme et chez la femme sont des limites inférieures qui, de nos jours, représentent rarement l'époque qui convient pour le mariage. Cette époque est subordonnée à la *constitution*, au *tempérament* et enfin à l'état actuel de la santé de l'individu.

En favorisant trop tôt l'union des sexes, on risque d'épuiser les facultés génératrices chez l'un et chez l'autre conjoints et de les conduire à une impuissance prématuré e. Enfin les conditions de la vie sociale reculent encore l'époque du mariage, et ce retard semble devenir à chaque siècle plus considérable, vu les difficultés que l'homme éprouve à se créer une position lui permettant de se donner une famille. Ainsi la statistique prouve que, dans le siècle dernier, l'âge moyen des individus qui s'engageaient dans les liens du mariage était, à Paris, de vingt-neuf ans pour les hommes et vingt-quatre ans pour les femmes. De 1857 à 1860, cet âge a été, toujours pour Paris, de trente et un ans pour les hommes et vingt-sept ans pour les femmes.

CHAPITRE II

DURÉE ET ÉVOLUTION DES FONCTIONS GÉNITALES APRÈS LA PUBERTÉ

1. — *Chez l'homme.*

Il est presque impossible de *fixer la durée des fonctions génitales* chez l'homme : on trouve sous ce rapport les variétés individuelles les plus considérables, selon les tempéraments, les pays, le genre de vie, l'abus ou l'usage modéré des plaisirs vénériens. Ici la nature ne fixe pas, comme chez la femme, des limites précises à l'activité des organes générateurs. Ce que nous disons ici s'applique surtout à la *puissance virile*, c'est-à-dire à la faculté d'entrer en érection, de pratiquer le coït et d'éjaculer un liquide d'apparence spermatique. Sous ce rapport on peut même dire que chez l'homme qui a usé avec réserve de ce que lui permettait la nature, il n'y a pas d'autres limites que celles qui proviennent des circonstances extérieures ou des maladies qui affaiblissent et ruinent la constitution.

Mais en est-il de même de la faculté de produire un sperme réellement actif, c'est-à-dire renfermant des spermatozoïdes ? Nous avons sur ce sujet, qui est le véritable nœud de la question, des renseignements relativement plus positifs. Plusieurs médecins se sont livrés à l'étude du sperme des vieillards, et notamment un médecin militaire, le Dr Dieu[1], aide-major aux Invalides, qui a eu le soin d'examiner le contenu des vésicules séminales à l'autopsie de tous les vétérans morts pendant son séjour au milieu d'eux. De ses recherches on peut conclure que, chez la moitié des vieillards de soixante à quatre-vingts ans, on trouve des spermatozoïdes : le vieillard le plus avancé en âge, chez lequel aient été rencontré des filaments spermatiques, n'avait pas moins de quatre-vingt-six ans. Il n'est guère probable qu'on puisse en rencontrer dans un âge plus avancé.

Nous voyons donc combien sont considérables les limites dans lesquelles l'homme peut exercer sa puissance virile et sa faculté fécondatrice : elles comprennent l'adolescence, l'âge mûr et une bonne partie de la vieillesse.

Les facultés viriles pendant ce long laps de temps se montrent à des degrés très divers, selon les individus et selon les circonstances : la sécrétion spermatique est continue, mais elle est activée par de nombreuses circonstances, qui font naître les désirs vénériens. Il paraîtrait même que chez les individus d'une continence parfaite, la sécrétion spermatique pourrait s'arrêter ; mais le testicule n'en resterait pas moins apte à rentrer en activité dès que les excitations érotiques recommenceraient à faire sentir leur influence.

La fréquence avec laquelle l'homme, lorsqu'il est en pleine possession de ses facultés viriles, peut répéter

---

[1] Dieu, *Recherches sur le sperme des vieillards (Journal de l'anatomie et de la physiologie de l'homme et des animaux.* 1867).

le coït, est également très variable selon les individus ; ce qui est un excès considérable et un abus pour l'un n'est souvent que l'usage normal pour l'autre, et sous ce rapport il est même difficile de donner des conseils que chacun puisera avec plus de sûreté dans le sentiment de sa propre force que doit toujours tempérer une sage réserve.

Nous devons seulement rappeler que le meilleur, et même le seul moyen de jouir longtemps des fonctions génitales est de mettre dans leur exercice une grande modération, dont il est cependant presque impossible de faire sentir la nécessité aux jeunes gens. Et ici ce n'est pas tant contre l'usage journalier et périodique des plaisirs vénériens que nous nous élevons, mais contre les excès intempestifs, qui, sous l'influence d'une excitation intense, d'une violente passion, amènent les adolescents et trop souvent même les vieillards, à multiplier coup sur coup leurs assauts amoureux et à prodiguer en une seule nuit ce qu'ils auraient dû répandre avec parcimonie dans l'espace de plusieurs semaines.

Il est intéresant de demander à la physiologie comparée quelques notions sur la fréquence normale du coït.

« La fréquence est presque toujours en raison inverse de la durée, dit Burdach [1]. Les papillons diurnes restent unis fort peu de temps, mais répètent souvent l'acte, tandis que l'accouplement est long chez les coléoptères qui ne l'accomplissent qu'une seule fois. La femelle de

---

[1] Burdach, *Traité de physiologie*, traduction de J. Jourdan, t. II, p. 167.

l'élan s'accouple deux à trois fois dans l'espace d'une heure, et la vache quatre à six. Le coq répète l'acte jusqu'à cinquante fois par jour; le moineau, la berge-ronnette, etc., jusqu'à vingt fois par heure...

« Dans l'espèce humaine, l'accouplement normal se réitère en général deux fois par semaine. Un inter-valle de huit jours avait été prescrit par Mahomet, de neuf par Zoroastre, de dix par Solon. »

Nous sommes loin du temps où un empereur romain, en une seule nuit, déflora, au dire de Montaigne, dix vierges Sarmates des captives, ou de cette reine d'Aragon qui fixa à six par jour le nombre des rapports conjugaux. Socrate était bien plus modéré : le nombre de trois fois par mois lui paraissait suffisant.

Un jour, le professeur Bérard, traitant de cette ques-tion dans sa chaire de physiologie, s'exprima à peu près en ces termes : « Un de mes collègues, professeur de cette Faculté, a dit, dans son *Traité de physiologie*, que les rapports conjugaux pouvaient avoir lieu trois fois par semaine. Mon collègue était bien jeune, quand il écrivait ces choses : je l'attends à sa prochaine édi-tion. » Cependant Bérard passait pour un vigoureux champion. Il faut dire aussi que son collègue ne publia pas d'autre édition. Le mot était piquant, spirituel et prophétique [1].

Si les conseils du médecin et du sage sont impuis-sants à inspirer la modération, peut-être prêtera-t-on une oreille plus attentive au charmant poète qui a s

----

[1] *Le Praticien*, 13 septembre 1880, p. 436.

gracieusement rimé l'*Art d'aimer*. Voici ce que nous lit J. Bernard, surnommé Gentil Bernard :

> Mais redoutez, possesseur trop heureux,
> L'excès fatal du tribut amoureux.
> Qu'un salamandre en ses premiers vestiges
> Tombe épuisé pour conter ses prodiges :
> Un sage athlète, au combat plus certain,
> Retrouve au soir ses forces du matin.
> Silène a bu ; mais la soif qui lui reste
> Surnage encor sur sa coupe céleste.
> Aimons ainsi ; l'amour doit avec soin
> Laisser grossir le torrent du besoin...

Il ne faut pas, du reste, se laisser abuser par les signes d'une vigueur factice et chercher une excuse dans l'urgence de besoins qui, par leur intensité même indiquent plutôt un état maladif qu'un excès de force et de vie.

La fréquence des érections est souvent un symptôme l'état morbide, de maladies inflammatoires des centres nerveux, de la moelle épinière, ou le résultat d'une excitation cérébrale morbide, produite par des lectures érotiques, par la préoccupation constante d'objets, l'images et d'idées lascives. Ces divers états, désignés sous le nom de *priapisme* (érection continuelle et douloureuse de la verge), de *satyriasis* (désir insaliable du coït), et d'*érotomanie* (mélancolie amoureuse), doivent être traités par des moyens médicaux et hygiéniques dont nous parlerons, et non par la satisfaction des désirs qu'ils inspirent.

Nous ne pouvons mieux faire que de reproduire à ce sujet les paroles du grand praticien Trousseau :

« Si, chez les oiseaux, si, chez quelques mammifères, le bélier, le taureau, le cerf, la rapidité du coït et la faculté de le répéter à de courts intervalles est un fait normal, chez l'homme, il n'en est pas ainsi; s'il est accompli trop rapidement, c'est un signe de mauvais augure. Il ne peut, dans l'état normal, être accompli coup sur coup, et quand un malade se vante de pouvoir se livrer à cet acte jusqu'à huit ou neuf fois dans les vingt-quatre heures, cette fausse apparence de virilité exagérée est un état morbide qui se lie à une excitation de la moelle, cause des pertes séminales involontaires ou de l'incontinence d'urine. »

Les conséquences de l'abus vénérien deviennent encore plus terribles lorsque ces abus sont produits en trompant la nature, par l'*onanisme, la masturbation*. Tout le monde connait le triste tableau que Tissot[1] et le Dr H. Fournier[2] ont tracé des malheureux prématurément épuisés par ce vice, l'un des plus terribles agents de destruction de la santé.

La *continence*, d'autre part, n'est pas toujours sans dangers, ou pour mieux dire sans inconvénients, lorsqu'elle est rigoureusement observée par un homme que son tempérament et ses forces porteraient naturellement vers l'exercice des fonctions génésiques. Arrivé à la maturité procréative, l'homme, ainsi que le dit le Dr A. Mayer[3], est attiré vers la femme par un pen-

---

[1] Tissot, *De l'onanisme ; dissertation sur les maladies produite, par la masturbation.*

[2] H. Fournier, *De l'onanisme, causes, dangers et inconvénients pour les individus, la famille et la société, remèdes.* 3e édition. Paris, 1883

[3] A. Mayer, *Des rapports conjugaux.* Paris, 1884, 8e édition.

chant irrésistible. Toutes ses aspirations semblent
dors converger vers ce but. « C'est une crise véri-
able de l'esprit et du corps, crise dont le mariage
est la solution la plus naturelle et la plus morale, en
même temps qu'elle est la plus favorable à la société
et à l'individu. Si la copulation n'est pas absolument
indispensable à l'entretrien de la santé, du moins elle
exalte la vie et constitue un besoin réel pour l'homme
et même pour la femme, qui n'acquiert souvent la
plénitude des charmes physiques qu'après le mariage.
Nos connaissances en physiologie ne nous permettent
pas de croire que, chez l'homme, *la résorption de
la semence et son retour dans le sang* seraient des
conditions favorables pour imprimer de la vigueur à
ses muscles et de la lucidité à son intelligence : c'est
dans cette idée qu'autrefois les athlètes, pour conserver leur force, et aujourd'hui encore des penseurs,
pour ne pas éteindre leur génie, se condamnent à la
continence. »

« Il n'y a que l'abus et non l'usage modéré et physiologique du commerce des femmes qui puisse porter
une atteinte fatale à l'énergie physique et intellectuelle.
L'accumulation dans les organes sécréteurs des matériaux de génération peut constituer parfois un véritable
danger : elle produit un état de sensibilité et de surexcitation extrême du système nerveux. »

Il est vrai que, dans ces circonstances, la nature
suscite des *pollutions nocturnes* par lesquelles elle se
débarrasse du trop plein des testicules et des vésicules
séminales. Mais cette évacuation spontanée constitue

elle-même un danger et ne peut être considérée comme une fonction physiologique.

Chez celui dont le tempérament est ardent, dont l'esprit est involontairement porté à caresser des idées lubriques, chez lequel les rêves fréquents traduisent un besoin impérieux, chez celui-là les pollutions nocturnes deviendront de plus en plus nombreuses et abondantes, elles dégénéreront même en pollutions diurnes et seront dès lors la cause d'un dépérissement rapide [1].

Chez l'homme plus froid, qui a su concentrer son esprit sur des objets plus sérieux, sur des études abstraites, les pollutions nocturnes, plus rares, ne seront qu'un moyen par lequel l'organisme s'exonère du superflu et se maintient en liberté, mais qui fait toujours une fâcheuse impression sur l'état moral. « C'est avec peine, dit Diday [2], qu'on voit élever au rang de fonction naturelle, ces pertes séminales dont tout homme a honte et dégoût, qu'on se reproche presque, quoique involontaires, qui laissent toujours après elles un profond et durable sentiment de tristesse. Comparez cet état moral à la joie pure, à l'orgueil instinctif qui suit, malgré la douce mélancolie des premiers instants, la libre et pleine possession de l'objet aimé, et dites si, après comme avant, la nature ne nous a pas désigné assez clairement ce qui lui plaît et ce qui la violente. »

La prédominance de la folie chez les *célibataires* a

---

[1] Lallemand, *Des pertes séminales involontaires*. Paris, 1836-1842.
[2] Diday, *Considérations physiologiques sur le célibat religieux* (*Gazette médicale de Paris*, 1854).

été soutenue par Girard de Cailleux, Dagonet [1], Grie-
senger, Parchappe, etc.

« L'épouse, écrit Bertillon [2], cela veut dire la
famille, et la famille c'est l'élément anatomique des col-
lectivités, c'est elle qui est le siège des propriétés spécifiques des nations, qui fait leur force, leur cohésion, je
dirai presque leur raison d'être. — Suivant moi, pour
avoir une patrie, il faut d'abord y avoir un foyer familial,
et il ne saurait pas plus y avoir un foyer chaud et recon-
fortant sans la femme qu'un autel sans Dieu; d'ailleurs
j'ai montré autre part [3] que, privé de ce cordial de tous
les jours, l'homme reste inférieur en santé physique
comme en santé morale, que sa mortalité, sa tendance
à l'aliénation, au suicide, que sa criminalité en sont
singulièrement accrues. »

Dans une statistique présentée à l'Académie des
sciences morales et politiques, M. Gustave Lagneau [4]
dit qu'à partir de ving-deux ans environ, le céliba-
taire présente une plus grande mortalité que l'homme
marié. La proportion entre les deux états est approxi-
mativement de deux à trois. Elle est donc considérable.

Le suicide est plus fréquent chez les célibataires; il
est surtout fréquent chez la jeune fille, par suite de
séduction et de délaissement. De même la folie.

<hr>

[1] Dagonet, *Traité élémentaire et pratique des maladies mentales*
Paris, 1862. — Cullerre, *Traité des maladies mentales*. Paris, 1889.

[2] Bertillon, *Démographie appliquée à la Belgique (Bulletin de l'Académie de médecine de Belgique*. 1876, t. X, p. 762.

[3] Bertillon, *Bulletin de l'Académie de médecine*.

[4] Lagneau, *De l'influence de l'illégitimité sur la mortalité (Annales
d'hygiène*. 1875, tome XLIV, p. 316).

Sur cent mille garçons, on compte trente-huit criminels ; sur cent mille mariés, on en compte dix-huit seulement.

La plupart des séductions, des adultères, des avortements, des infanticides, des abandons d'enfants sont les conséquences de relations coupables ou irrégulières avec des célibataires. Au compte des célibataires, on peut porter, pour 1881, la naissance de soixante-dix mille soixante dix-neuf enfants illégitimes. Or, à vingt et un ans, âge de l'appel à l'armée, sur mille garçons légitimes, il en survit six cent cinquante-huit, tandis que, sur mille illégitimes, il n'en survit que deux cent soixante. Pour les premiers, dans cet intervalle, la mortalité est donc de trois cent quarante-deux sur mille ; pour les seconds, de sept cent quarante.

Cette opinion est cependant fort discutable. Les célibataires sont loin de se priver des plaisirs de l'amour, et il faut chercher ailleurs les causes du grand nombre d'aliénés célibataires. Verga[1] fait remarquer en effet que la disposition à la folie a coutume de se manifester chez les enfants et les jeunes gens et leur crée des obstacles pour le mariage : les relations de cause à effet entre le célibat et la folie seraient donc renversées, car il n'est pas rare que des héréditaires ou des prédisposés, qui connaissent leur origine, ne soient détournées du mariage par cet ordre de choses. Mais il faut aussi tenir compte de ce fait que la plupart des célibataires n'ont ni la vie calme et réglée, ni les joies de la famille, et

---

[1] A. Verga, *Le Célibat prédispose-t-il à la folie (Archivio Italiano,* 1869).

si le célibat joue un rôle dans la production des maladies mentales, c'est dans cet ordre d'influences qu'il en
faut chercher la cause, et non dans le mode d'accomplissement des fonctions génitales.

Dans les circonstances d'un usage modéré et régulièrement périodique, la quantité de sperme rendue dans
une éjaculation varie entre 1 et 6 grammes; ici, du
reste, nous trouvons encore de grandes variétés individuelles, et même pour un même individu, dans des
circonstances diverses, les différences peuvent être
comme 1 est à 8.

Le sperme émis alors est le mélange complexe de
tous les produits de sécrétion des organes de l'homme,
depuis les tubes séminifères jusqu'aux glandes de Cooper
et de Littre. Le mélange est blanchâtre ou légèrement
ambré; il est comme mucilagineux, plus lourd que l'eau
dans laquelle il nage sous forme de flocons opalescents.

Son odeur est toute particulière : c'est l'*odeur spermatique*. Quelques fleurs (châtaigners, chanvre) émet-
tent une odeur semblable de leurs organes mâles : sa
saveur est légèrement salée. D'abord assez épais et
renfermant quelques grumeaux au moment de son émission, il ne tarde pas à se liquéfier complètement s'il
n'est pas soumis à une évaporation trop rapide. Dans le
cas contraire, il se dessèche et donne, sur le linge, des
taches d'un aspect assez caractéristique, d'une couleur
jaunâtre.

Au point de vue chimique, le sperme normal présente une réaction alcaline. Le microscope y fait facilement reconnaître les *spermatozoïdes*, son élément

caractéristique essentiel. La recherche des spermatozoïdes est même un moyen précieux de reconnaître si
une tache qui affecte une apparence spermatique a été
en effet produite sur le linge par le résultat d'une éjaculation. On humecte la tache, on la râcle, puis on porte
la matière ainsi obtenue sous le microscope ; on peut
alors, dans le cas d'origine spermatique, y retrouver
des spermatozoïdes intacts ou brisés, mais toujours
aisément reconnaissables et très caractéristiques. Nous
n'avons pas besoin d'insister sur toute l'importance que
les recherches de ce genre ont tous les jours au point
de vue des *expertises médico-légales* [1].

Le sperme d'un coït pratiqué après une longue abstinence est remarquable par sa richesse en spermatozoïdes; il n'est pas rare non plus d'y trouver aussi des
globules du sang, qui proviennent de petites hémorragies des vésicules séminales. Ces hémorragies paraissent
un fait constant, quoique difficile à expliquer chez les
personnes très chastes; il n'y aura donc pas lieu à concevoir aucun effroi de la coloration plus ou moins foncée
que le sperme peut présenter dans ces circonstances.

Lorsqu'au contraire le coït est répété plusieurs fois
de suite à un court intervalle, le produit des dernières
éjaculations ne contient plus que peu ou pas de spermatozoïdes. Tout en conservant une apparence parfaitement spermatique, en même temps qu'il est moins

---

1 Tardieu, *Étude médico-légale sur les attentats aux mœurs*
7ᵉ éditio.1. Paris, 1878. — Briand et Chaudé, *Manuel complet de médecine légale*, 10ᵉ édition. Paris, 1879. — Ch. Vibert, *Précis de médecine
légale*. Paris, 1886.

abondant, il ne se compose presque plus que des liquides sécrétés par les vésicules séminales, les glandes de la prostate, les glandes de Cooper et de Littre.

II. — *Chez la femme.*

La *durée des fonctions génitales* est beaucoup plus nettement et plus étroitement circonscrite chez la femme que chez l'homme.

Elle commence avec les premières menstruations et cesse avec les dernières, vers l'âge de quarante-cinq à quarante-six ans, en moyenne. Nous savons en effet que sans menstruation, il n'y a plus d'*ovulation*, c'est-à-dire plus de production d'ovule capable d'être fécondé et de se développer en un nouvel être.

Pendant cette période, toute la santé, toute la vie de la femme a pour base la régularité de la menstruation ; cette fonction a la plus grande influence sur son caractère, sur son système nerveux, sur ses maladies. La suppression des règles l'avertit de la probabilité d'une grossesse, etc. ; étudier la *menstruation*, c'est étudier la femme pendant la période où elle est en pleine possession de ses facultés génitales

Nous avons vu quels phénomènes président à l'établissement de la *première menstruation* (p. 83) et quelles circonstances pouvaient en hâter ou en retarder l'apparition. Ce sont à peu près les mêmes qui président à son retour périodique et exercent une certaine influence sur la durée de l'intervalle intermenstruel et sur l'abondance de l'écoulement. En effet, les règles

reviennent plus souvent dans les pays chauds que dans
les pays froids. Faut-il croire cependant que les
Laponnes ne soient menstruées qu'une seule fois dans
l'année ? En général, dans nos pays, la menstruation
se reproduit tous les mois ; mais cet intervalle de temps
n'est pas fixé d'une manière mathématique. La plupart
des femmes ont une période intermenstruelle un peu plus
courte ; selon leur propre expression, elles *avancent*,
c'est-à-dire que leurs menstrues se montrent tous les
vingt-quatre ou vingt-cinq jours. Il n'est pas rare non
plus qu'elles *retardent*. Dans le premier cas, il y aura
treize menstruations en une année ; dans le second, il
pourra n'y en avoir que neuf.

Nous disions que la période intermenstruelle n'est
pas fixée d'une manière mathématique, parce que nous
voulions nous élever de toutes nos forces contre l'opi--
nion qui attribue la périodicité des menstrues à une
influence lunaire. Certes, si une idée doit être adoptée
parce qu'elle remonte à une haute antiquité, parce
qu'elle a été partagée par de grands philosophes, et parce qu'elle est encore universellement répandue dans les
masses, nulle théorie ne mériterait plus de confiance que
celle qui place l'apparition des règles dans le premier
quartier de la lune. Il nous suffira, pour la combattre,
de dire qu'il n'y a pas de jour du mois où les règles
ne puissent apparaître chez la femme, et nous ne nous
serions pas même arrêté sur cette opinion, si elle n'était
encore partagée par quelques médecins ; les divergences
mêmes qu'on rencontre entre eux à ce sujet prouvent
combien peu de valeur doit être accordée à cette ma -

nière de voir, car, tandis que les uns croient le retour des règles fatalement lié au premier quartier, les autres le placent dans le dernier quartier de la lune, etc.

Nous avons déjà parlé de la *durée* et de l'*abondance des règles*. Ajoutons que, chez les femmes qui vivent dans une chasteté absolue, loin de toute excitation érotique, les règles finissent parfois par devenir si peu abondantes qu'elles produisent à peine quelques taches sur le linge ; au contraire, chez les femmes adonnées au libertinage ou à la prostitution, ce flux devient, le plus souvent, extrêmement abondant et dure parfois dix à quinze jours. La moitié de leur existence est une longue menstruation.

La menstruation est si essentielle à la santé de la femme, qu'il faut rechercher avec soin les causes qui peuvent l'arrêter d'une façon plus ou moins subite, et les moyens dont dispose la médecine pour en favoriser le rétablissement [1].

On nomme *dysménorrhée* la menstruation difficile et douloureuse ; lorsque ces difficultés sont telles que la menstruation est nulle, on a alors ce qu'on appelle l'*aménorrhée*.

La *dysménorrhée* représente trop souvent un état habituel et en quelque sorte constitutionnel chez quelques femmes d'un tempérament lymphatique. Elle est caractérisée par des douleurs dans le bassin, par des tiraillements, un sentiment de tension, de chaleur incommode dans le vagin, de la pesanteur dans les lombes,

---

[1] Voyez Gallard. *Leçons cliniques sur la menstruation.* Paris, 1883.

les cuisses, les aines; les seins sont sensibles et gonflés; l'estomac douloureux, les digestions difficiles; il y a parfois des accidents convulsifs et hystériformes. Tous ces phénomènes disparaissent dès que le flux menstruel prend son cours, naturellement ou sous l'influence d'une médication appropriée.

Parfois, l'écoulement sanguin n'apparaissant pas au niveau des organes génitaux, le *molimen menstruel* est cependant si énergique que des ruptures vasculaires se produisent en d'autres régions et y amènent des hémorragies.

Si l'on cherche dans les auteurs les observations recueillies sur ces *déviations des règles*, on trouve qu'elles peuvent avoir lieu dans presque toutes les parties du corps. Courty, de Montpellier, a dressé à cet égard un tableau qui montre que, sur deux cents cas, la menstruation s'est faite : par le cuir chevelu, 6 fois; par le conduit auditif externe, 6 fois, par les yeux et les paupières, 10 fois; par la muqueuse des fosses nasales, 18 fois; par la muqueuse des gencives, 10 fois; par les glandes salivaires de la muqueuse buccale, 4 fois; par la muqueuse bronchique, 24 fois; par l'estomac (vomissements), 32 fois; par les mamelles, 25 fois; par les aisselles (sueur sanguinolente), 10 fois; par l'ombilic, 5 fois; par les reins (urines sanglantes), 8 fois; par les intestins et les hémorroïdes, 10 fois; par les mains et les doigts, 7 fois. Ainsi, les poumons, l'estomac, les mamelles et la muqueuse nasale sont le siège le plus fréquent de cette anomalie.

Tout le monde sait aussi qu'un grand nombre de

jeunes filles, non réglées ou mal réglées, et certaines femmes grosses voient la menstruation supléée en partie par des sueurs, un écoulement abondant de salive ou de flueurs blanches [1].

Un refroidissement, une émotion subite peuvent empêcher le retour des menstrues ou en arrêter le cours; les maladies de l'utérus ou même d'une partie quelconque des organes génitaux internes troublent la fonction menstruelle, et souvent alors l'hémorragie physiologique est remplacée par une véritable *perte sanguine*; qui n'a aucun rapport avec le fonctionnement ovarique. C'est ce qui s'observe surtout dans les cas de polypes, de cancer de l'utérus, etc.

Il nous est impossible de nous étendre ici sur ces sujets qui sont du ressort de la médecine proprement dite [2]. Nous devons nous borner à étudier les fonctions physiologiques de la femme. Ajoutons cependant que, lorsqu'une maladie aiguë fébrile se déclare pendant l'écoulement des règles, celles-ci se suppriment immédiatement. Au contraire, lorsqu'une maladie se déclare dans l'intervalle de deux époques menstruelles et que la fièvre persiste encore au moment où doivent apparaître les règles, celles-ci se montrent en effet, et même elles se montrent plus tôt et plus abondantes; elles continuent à affecter, pendant la durée de la maladie, si celle-ci est très longue, une périodicité plus courte. Du moins ce sont là les cas les plus généraux, mais il faut

[1] Decaisne, *Gazette des hôpitaux*, janvier 1874, p. 3.

[2] Voyez Fleetwood Churchill, *Traité pratique des maladies des femmes*, 3ᵉ édition. Paris, 1881.

s'attendre à de nombreuses exceptions. Enfin, lorsque s'établit la convalescence, les règles deviennent plus rares et finissent par disparaître tout à fait. Ce n'est qu'après plusieurs mois d'aménorrhée que survient un flux menstruel parfaitement normal, montrant que la femme a recouvré, avec la santé, la plénitude de ses facultés génitales.

Il semble enfin que, pendant la période menstruelle, la femme soit plus sensible à toutes les causes extérieures de maladie, de même que son caractère est plus impressionnable à tous les sujets de chagrin ou de simple contrariété. La femme exige donc à cette époque des ménagements de toutes sortes, tant au point de vue moral qu'au point de vue physique. Non seulement elle doit éviter toute imprudence, mais, si elle est déjà souffrante et malade, elle doit apporter une certaine réserve dans l'usage de médications qui seraient alors intempestives. On a peut-être un peu exagéré l'impressionnabilité de la femme sous l'influence du molimen menstruel, mais il n'en existe pas moins dans la science des cas bien constatés, où, par exemple, une saignée pratiquée dans ces circonstances a amené les accidents les plus funestes et les plus inattendus.

Les troubles de la menstruation, les lésions des organes génitaux internes ont un tel retentissement sur les facultés affectives et intellectuelles de la femme, que quelques médecins ont voulu voir dans ces troubles la principale cause des désordres cérébraux. Dans la moitié ou les deux tiers des autopsies de femmes mortes dans les asiles d'aliénés, on trouve, à l'examen des

organes génitaux internes, une déviation plus ou moins
appréciable de l'état normal. Il ne s'en suit pas néces-
sairement qu'il y ait un rapport constant entre les affections utérines et l'aliénation mentale, et ces deux genres
d'affections peuvent coexister avec une complète indé-
pendance. Mais il n'en est pas moins vrai que, le plus
ordinairement chez la femme aliénée, les maladies des
organes de la génération ont un retentissement plus ou
moins marqué sur le système nerveux, et interviennent
pour provoquer des sensations anomales et imprimer
au délire des caractères particuliers. Il est encore avéré
que ces mêmes troubles organiques ou fonctionnels
peuvent constituer le premier anneau d'une chaîne
névropathique qui aboutit au dérangement des facultés
intellectuelles.

La médecine n'est pas entièrement désarmée contre
les troubles menstruels et surtout contre la cessation
ou la difficulté des règles : les moyens dont elle peut
disposer dans ce sens portent le nom de *médication
emménagogue*. Comme la dysménorrhée tient le plus
souvent à une sorte de faiblesse et d'apathie qui
empêche l'organisme d'entrer dans l'état d'éréthisme
que nécessite le travail ovarique, la meilleure médication est celle qui insiste sur des excitants généraux, comme l'exercice, le grand air, et les médications
qui activent la circulation, tels que boissons chaudes,
bains chauds, bains de pieds, etc. ; ceux qui activent
la nutrition : les toniques, le fer, le quiquina. Quelques médications portent plus directement leur action
sur l'appareil génital interne : telles sont les prépa-

rations d'absinthe, d'armoise, de sabine, de rue, de safran, etc.

Il nous reste à étudier la menstruation de la femme dans ses rapports avec l'*usage de ses facultés génitales*.

Du jour où la jeune fille a vu apparaître ses menstrues, elle est devenue d'un tout autre caractère; en elle se sont réveillés tous les instincts de la femme. Devenue coquette, elle attache une importance toute particulière aux soins qu'elle doit donner à sa personne. Elle semble fuir et rechercher tour à tour la compagnie de l'autre sexe. Une inquiétude vague, parfois un certain sentiment de pesanteur dans le bas-ventre, la congestion génitale à laquelle elle est désormais périodiquement soumise, la facilité avec laquelle le clitoris entre alors en érection, tout lui fait soupçonner les fonctions nouvelles auxquelles elle est appelée et désirer l'accomplissement de l'acte aux mystères duquel l'homme doit l'initier [1].

Le *premier coït* est toujours difficile et douloureux pour la femme. Nous avons vu (p. 62) les diverses dispositions que peut affecter la membrane hymen, laquelle forme parfois un diaphragme presque complet à l'entrée du vagin. Or le membre viril ne peut pénétrer sans déchirer cet obstacle (voy. p. 63); il en résulte une lutte douloureuse et une *légère effusion de sang*. Souvent les autres parties de la vulve sont légèrement froissées et l'ensemble des organes génitaux

[1] Voyez Coriveaud, *Hygiène de la jeune fille*. Paris, 1882.

externes reste douloureux pendant quelques jours, surtout lorsque de nouvelles approches sont tentées.

Nous avons vu (p. 63) que les lambeaux de l'hymen, déchiré dans ce premier coït, forment, en se rétractant, les *caroncules myrtiformes*. Cependant quelques auteurs, et en particulier M. Puech (de Nîmes), ont attribué la production des caroncules myrtiformes non au premier coït, mais au premier accouchement [1]. Nous avouons ne pas bien comprendre toutes les raisons données par ce savant à l'appui de sa manière de voir.

Nous avons vu aussi (p. 74) que, dans des cas exceptionnels, la membrane hymen était absente, sans que pour cela la virginité de la jeune fille eût reçu aucune atteinte. On ne saurait donc regarder l'effusion de sang au premier coït comme un témoignage indispensable de virginité, et nous ne saurions approuver les individus qui exigent ces preuves sanglantes, et qui, en leur absence, sont persuadés qu'ils ont épousé une fille déjà déflorée.

« La folie de presque tous les maris, dit Dionis, est de vouloir trouver de la difficulté dans les premières approches ; c'est une espèce de triomphe pour eux de s'imaginer d'avoir forcé cette prétendue barrière, et plus ils y ont de peine, plus ils sont persuadés de la sagesse de leur femme.

« Un jeune homme marié depuis huit jours me vint trouver ; il avait un paraphimosis [2] ; sa verge était extraordinairement enflée et le gland prêt à tomber en

---

[1] Puech, *Gazette de Joulin*, 1874, n° 10.
[2] Voyez, page 42, l'explication de ce mot.

gangrène. Il s'imaginait que c'était quelque mal vénérien que sa femme lui avait donné; je lui dis qu'au
contraire c'était une preuve convaincante que sa femme
avait son pucelage, et que, n'ayant pas le gland naturellement découvert, l'effort qu'il avait fait le premier
jour de ses noces pour entrer dans le vagin était cause
que le prépuce avait rebroussé par dessus la couronne du
gland, et fait après son resserrement une interrup-
tion aux vaisseaux qui vont du corps de la verge à sa
tête. Il retourna très content de ma réponse qui l'assu-
rait de la vertu de sa femme, et peut-être fut-il fâché
de n'avoir pas encore plus souffert.

« Ce malheur arrive à très peu de personnes quand
l'orifice externe de la femme est ouvert comme il le
doit être naturellement; mais des faits extraordinaires
ne sont point de règle, comme celui d'une dame à
qui les lèvres de la matrice étaient tellement jointes
que son mary ne put jamais y entrer. Il n'y avait
qu'une petite ouverture dans le milieu par où l'urine et
les ordinaires sortaient : il fallut avoir recours à la chirurgie et séparer en haut et en bas les deux lèvres l'une
de l'autre; elle eut ensuite des enfants, et j'ai quelquefois entendu son mary dire en plaisantant que son
médecin en avait trop coupé, mais aussi qu'elle en
accouchait plus facilement. »

L'impression de ce premier coït est plus générale
qu'on ne saurait le croire. Les troubles momentanés
qu'il apporte ne se bornent pas aux organes génitaux
externes. Leur retentissement est souvent assez grand
pour se faire sentir jusque vers l'ovaire et la matrice :

l'écoulement menstruel est supprimé et ne se montre pas pendant quelques périodes consécutives. Ce n'est pas là la règle, mais des cas de ce genre ont été rigoureusement observés. Ils sont intéressants à connaître, car ils nous montrent que dans ces circonstances on a pu se laisser tromper et soupçonner un commencement de grossesse, et ils nous permettent de comprendre les changements que les suites immédiates et naturelles du mariage apportent souvent dans le physique et le moral de la jeune fille devenue définitivement femme et par ses organes et par l'accomplissement de ses fonctions [1].

Il est incontestable que l'usage modéré du coït produit chez la femme une excitation éminemment favorable à l'évolution périodique dont ses organes internes sont le siège. La menstruation devient régulière ; les dysménorrhées les plus rebelles cèdent souvent devant cette excitation physiologique, et il est vulgairement connu que le mariage est le meilleur remède aux *pâles couleurs*.

La puissance de la femme au coït ne donne pas lieu à des considérations aussi importantes que celles qui nous ont arrêtés au sujet de l'homme. La femme pouvant demeurer entièrement passive pendant cet acte, elle est apte à le répéter, ou plutôt à le laisser répéter un nombre relativement illimité de fois. Cependant, si ell y prend une part active, l'abus, tout en ne présentant pas chez elle des dangers aussi grands que pour

---

[1] Voyez Coriveaud, *Le lendemain du mariage*. Paris, 1884.

l'autre sexe, n'est jamais sans inconvénients : il en résulte une surexcitation ou un épuisement du système nerveux, une faiblesse générale, un cortége de symptômes analogues à ceux que nous avons décrits dans l'autre sexe.

Aussi la masturbation est-elle ici également funeste, et le tableau que Tissot et H. Fournier [1] ont tracé de l'onanisme chez la femme n'est pas moins effrayant que le tableau de cette habitude vicieuse chez l'homme.

Mais en général, du moins dans nos climats, les femmes sont plutôt caractérisées par une indifférence relative que par une recherche exagérée du plaisir génésique brutal. *Elles ont peu de tempérament.* Ce n'est pas à dire qu'on ne rencontre des Messalines, mais, parmi celles qui se livrent à la débauche, le plus grand nombre cède moins au désir impérieux de l'instinct génital qu'à des besoins d'un tout autre ordre ; besoins artificiels, créés par la civilisation, et que font naître la coquetterie, la lecture des romans, souvent aussi les conditions déplorables d'existence [2].

La copulation peut-elle être pratiquée pendant la durée de l'hémorragie menstruelle ? C'est là une question que les lois religieuses avaient autrefois tranchée d'une façon complètement négative, comme le témoignent les *lois de pureté* prescrites par Moïse [3], et les préceptes du Talmud.

---

[1] H. Fournier, *De l'onanisme*, 3e édition. Paris, 1883.

[2] Voyez J. Jeannel, *De la prostitution dans les grandes villes au* XIXe *siècle* (p. 135, *Des causes de la prostitution*), Paris, 1874. — Reuss, *La prostitution*. Paris, 1889.

Lévitique, XX, 19-20.

La loi de Moïse punissait de mort le coït accompli pendant la menstruation : *Qui coierit cum muliere in fluxu menstruo... interficientur ambo;* elle considérait la femme comme impure pendant sept jours, et lui interdisait de quitter la maison pendant trente-trois jours après l'accouchement, si elle avait mis au monde un garçon; pour une fille, les délais correspondants étaient de seize et de soixante-six jours.

Si nous nous plaçons au point de vue purement physiologique, nous ne voyons aucun argument sérieux, en dehors des raisons de délicatesse, pour défendre les rapprochements sexuels pendant la période menstruelle; nous savons même que cette époque peut être regardée comme favorable à la fécondation, ou tout au moins comme précédant immédiatement les quelques jours où la femme est essentiellement apte à concevoir. Cela résulte directement de nos connaissances sur les rapports intimes de l'ovulation et de la menstruation.

Aussi les idées ont-elles singulièrement changé sur ce sujet à notre époque.

Déjà, au point de vue religieux, Sanchez affirmait que la loi du *Lévitique* n'est qu'une prohibition qui n'oblige plus sous la loi évangélique.

Mais un philosophe, et qui plus est, un grand historien de nos jours, s'est élevé avec une sainte colère contre les idées d'impureté que l'antiquité attachait à la femme pendant la durée de l'écoulement menstruel. « Nous connaissons, s'écrie Michelet, cet être sacré qui, justement en ce que le moyen âge taxait d'impureté, se trouve en réalité le saint des saints de la nature. » Et plus loin il regarde la femme comme une malade, *atteinte de la blessure d'amour qui saigne toujours en elle.*

Sans partager ce lyrisme enthousiaste, sans demander au mari de redoubler ses adorations précisément au moment où la femme paye à la nature son tribut spécial, nous devions rétablir, comme nous l'avons fait (p. 90), la signification d'un acte essentiellement physiologique.

Nous ajouterons cependant que le coït pratiqué à l'époque des règles présente un double danger :

D'abord pour la femme qui est à ce moment très impressionnable et chez laquelle l'ébranlement nerveux qui accompagne le coït peut dès lors n'être pas sans inconvénients. Cette impressionnabilité est telle que, d'après Raciborski, aussi bien les médecins légistes tiennent compte à la femme des modifications qui s'opèrent chez elle pendant la grossesse (voyez plus loin), aussi bien devraient-ils faire la part des changements que peuvent éprouver ses sentiments et ses penchants durant la période menstruelle : « Les femmes, dit-il, peuvent alors commettre des actes, jusqu'à un certain point indépendants de leur volonté, puisqu'elles ne jouissent pas alors complètement de leur libre arbitre. » Il y a là en peu de vérité au fond, mais aussi beaucoup d'exagération.

En outre, chez la femme, l'acte lui-même, en froissant les parties génitales, en augmente la turgescence et peut faire dégénérer le flux menstruel en une véritable hémorragie.

Le danger existe aussi pour l'homme, dont les organes, dans leur contact avec un sang parfois corrompu
par un long séjour au milieu du canal utéro-vaginal,
peuvent contracter des inflammations, bénignes sans
doute, mais qui n'en sont pas moins désagréables ; nous
sommes déjà entré dans quelques développements à ce
sujet (voy. p. 85).

Quant à l'influence pernicieuse que le coït pratiqué
à l'époque des règles pourrait exercer sur les enfants
conçus à ce moment, nous n'en parlerons pas, parce
qu'elle nous paraît plus que douteuse : la tradition veut
qu'ils naissent cachectiques, scrofuleux, rachitiques et
d'une intelligence obtuse ; mais ce sont là autant de
fables à l'appui desquelles on ne peut rapporter un seul
fait, une seule observation rigoureuse.

Ici doivent trouver place quelques considérations sur
l'hygiène des parties génitales de la femme. Non pas
que nous nous proposions de donner ces mille recettes
qu'affiche un charlatanisme honteux ; nous voulons au
contraire les interdire à la femme et lui faire comprendre qu'ici, comme dans les soins du visage et des
mains, ce n'est pas sans inconvénient quelle aura recours à des compositions plus ou moins mystérieuses,
qui, si elles sont actives, doivent leur efficacité temporaire à quelque agent chimique énergique, toujours
nuisible à la longue, surtout dans les parties où la
peau est fine et délicate.

Nous voulons lui dire, avec Menville de Pousan [1], que

---

[1] Menville de Pousan, *Histoire médicale et philosophique de la
emme.* Paris, 1858.

le seul liquide qu'elle doive employer pour sa toilette la plus intime, c'est l'eau fraîche, qu'elle fera seulement tiédir dans la plus froide saison. L'eau trop froide peut déterminer l'inflammation de la muqueuse vagino-utérine, et par conséquent des écoulements blancs, tandis que, par contre, l'usage trop fréquent de l'eau tiède, par exemple en été, a l'inconvénient de relâcher les organes génitaux et de les disposer aux hémorragies.

L'auteur que nous avons cité quelques lignes plus haut s'élève avec raison contre les ablutions trop souvent répétées, dans un but moins de propreté exquise que de coquetterie outrée et de raffinement voluptueux. En effet, lors même que les injections fréquentes seraient sans inconvénient pour la femme elle-même, on peut dire qu'elles nuisent essentiellement à la reproduction de l'espèce. Il est facile de le comprendre en se reportant à ce que nous avons dit (p. 29) de l'action de l'eau sur la vitalité et les mouvements des spermatozoïdes.

Aussi la reproduction est-elle singulièrement ralentie dans les conditions où le luxe et les soins du corps sont portés à l'excès. Si la courtisane est moins féconde que la femme chaste, la cause en est dans ces soins minutieux et indiscrets qui précèdent et suivent chaque acte sexuel.

Certaines pratiques encore, qui tiennent à la propreté, ne sont pas d'accord avec la santé. Pendant la menstruation, les femmes se garnissent ordinairement; or, cette précaution, selon la manière dont elle est prise, peut n'être pas sans inconvénients. Il est prudent de ne point se serrer, de ne pas appliquer trop fortement ces linges, comme le font beaucoup de femmes. Il conviendrait de se garnir avec des pièces de linges simplement suspendues ou très lâchement fixées.

Nous ne dirons que quelques mots des pratiques absurdes et souvent barbares que l'on a employées, même chez des peuples civilsés, pour mettre obstacle aux fonctions génitales ou pour les supprimer, soit dans un but religieux, soit pour satisfaire une basse jalousie, ou enfin pour obtenir dans d'autres organes, dans la voix par exemple, des modifications qui accompagnent la perte de la virilité.

Le *Petit Albert* indique le procédé suivant pour s'assurer de la fidélité d'une femme : « Prenez, dit-il, le bout du membre génital d'un loup, le poil de ses yeux et celui qui est à sa gueule en forme de barbe ; réduisez cela en poudre par calcination et le faites avaler à la femme sans qu'elle le sache. Vous pouvez être ensuite assuré de sa fidélité. La moelle de l'épine du dos d'un loup produit le même effet [1]. »

L'*infibulation* se pratique en perforant de part en part soit le prépuce de l'homme, soit les grandes lèvres de la femme : on passe alors dans ces parties un anneau ou un cadenas, de manière à opposer à tout coït un obstacle permanent ou temporaire. Il existait autrefois une compagnie de moines infibulés.

Au moyen âge, surtout en Italie, des maris jaloux ont appliqué à leur femme un procédé moins barbare mais aussi injurieux à leur vertu : nous voulons parler des

---

[1] *Le solide trésor du Petit Albert*, p. 24.

brayers à cadenas, des *ceintures de chasteté*. Aujourd'hui encore, mais cette fois dans un but légitime, on a parfois recours à une *ceinture* pour combattre l'onanisme chez les garçons et chez les filles ; les organes génitaux externes sont alors emprisonnés dans une cuirasse métallique dorée à l'intérieur et percée de trous pour laisser passer l'urine.

La *castration* consiste dans l'ablation des testicules : elle a pour but de supprimer la fonction spermatique et, par suite, toute l'évolution génitale dont le testicule est le point de départ. Les malheureux qui ont subi cette opération dès l'enfance ont les organes génitaux (verge) flétris et atrophiés. Ils n'éprouvent aucun des changements caractéristiques de la puberté et se rapprochent imparfaitement de la femme par l'aspect physique, par les côtés faibles du moral et par la voix, qui reste aiguë (voy. p. 137). Vers le xie siècle, la castration fut introduite en Italie et particulièrement dans les États Romains, pour obtenir une espèce particulière de chanteurs, les *castrats* [1].

Il paraît d'ailleurs que cette tradition s'est perpétuée à Rome jusqu'à nos jours. Un compositeur distingué raconte que, dans son enfance, sa belle voix fit courir à ses organes génitaux les plus graves dangers. Il ne dut son salut qu'à l'énergique intervention de Rossini, à qui il a voué, pour ce fait, une reconnaissance éternelle.

L'art vétérinaire possède des opérations régulières pour la castration des animaux : *l'engraissement* est

[1] Dr Jacque, *Union médicale*, n° 6, 1861.

alors plus facilement obtenu; telle est la principale raison qui fait faire les *chapons*, les *moutons*, etc.

Les *castrats* ou *eunuques* que produisent les Orien-taux, pour leur confier plus tard la garde du sérail, subissent d'ordinaire une mutilation plus complète : on leur ampute toute une partie de la verge; le moindre simulacre d'érection devient ainsi impossible, sans quoi la sécurité des maîtres ne serait pas absolue, comme le font entendre Juvénal et Brantôme à l'égard de quel-ques dames romaines et françaises :

> Quas eunuchi imbelles ac mollia semper
> Oscula delectant.

En chirurgie, la *castration*, comme opération réglée, n'est justifiée que par la nécessité d'enlever un organe dont la conservation expose le malade à la mort : telles sont différentes tumeurs malignes qui peuvent atteindre la substance du testicule.

L'art vétérinaire possède aussi des opérations régu-lières pour la *castration des femelles* (ablation des ovaires) de certains animaux; mais chez la femme, l'ablation des ovaires entraîne de grands dangers, et ce n'est que dans ces dernières années que l'*ovarioto-mie*, justifiée par des lésions incurables par tout autre moyen, a enregistré de nombreux succès (voyez p. 88).

Nous parlerons ailleurs de la *clitoridectomie*, opé-ration tentée dans un but thérapeutique et dont la légi-timité est encore à démontrer.

CHAPITRE III

CESSATION DES FONCTIONS GÉNITALES. — VIEILLESSE

I. — Chez l'homme.

Nous avons dit (p. 144) qu'au point de vue des fonctions génitales il est difficile de dire à quel âge commence pour l'homme la viellesse, c'est-à-dire l'*impuissance* et la *stérilité*.

Les variétés individuelles sont ici trop nombreuses pour qu'il soit possible de tracer une limite même générale.

Cependant, vers l'âge de soixante-cinq ans ou plus tard, les facultés procréatrices commencent à décroître ; le plus souvent elles sont dès lors plongées dans un sommeil, dont, malgré la possibilité de la sécrétion spermatique (voyez p. 144), elles ne se réveillent que pour donner une preuve et comme un pâle souvenir des forces perdues. Du reste, à quelques rares exceptions près, les idées érotiques n'exercent plus d'empire sur les sens, et même sur l'imagination [1]. On a remarqué depuis longtemps que parmi les sens qui s'émoussent, le sens génital est le premier à donner le signal, et que le sens du goût est un des derniers à subsister.

---

[1] A. Raciborski. *Traité de la menstruation, ses rapports avec l'ovulation, la fécondation, l'hygiène de la puberté et de l'âge critique.* Paris, 1868.

« C'est alors, dit Longet, que se montrent les gastro-
nomes ; c'est qu'en effet la gourmandise survit à la perte
de tous les penchants, de tous les sentiments, de tous
les plaisirs ; c'est souvent la seule jouissance physique
de l'homme dans la vieillesse. »

Cependant, s'il est difficile de poser, au point de vue
de l'*âge*, les limites à la *puissance sexuelle de l'homme*,
s'il faut prendre surtout en considération la constitution propre à chaque individu et la dépense qu'il a faite
antérieurement de ses forces génitales, c'est ici surtout
le lieu de rappeler les principes que nous avons énoncés
plus haut sur l'usage modéré du commerce sexuel. Celui
qui désire vivre le plus longtemps possible doit renoncer
à ce qui n'est plus en rapport avec son âge, avec son
tempérament, avec ses forces [1].

« Il en est de l'amour, dit Bussy-Rabutin, comme de
la petite vérole, qui est d'autant plus dangereuse
qu'elle vient plus tard. »

Une nuit du mois de mai 1773, le viel amant de
Mme du Barry, causant du triste délabrement de ses
facultés, finissait par dire dans un soupir : « Je vois
bien que je ne suis plus jeune, qu'il faut que j'enraye.

— Sire, répondait Lamartinière (son premier chirurgien) avec son franc parler, vous ferez mieux de
dételer. »

L'abbé Maury disait à son ami Portal : « Je tiens
pour certain que, passé cinquante ans, un homme de
sens doit renoncer aux plaisirs de l'amour ; chaque

---

[1] Voyez, sur ce sujet délicat, Donné, *Hygiène des gens du monde*
p. 506, un chapitre écrit en latin. Paris, 1889.

fois qu'il s'y livre, c'est une pelletée de terre qu'il se jette sur la tête. »

Quant à la question de la paternité à un âge avancé, après ce que nous avons dit de la composition du sperme chez le vieillard, nous ne pouvons que renvoyer le lecteur à la réponse bien connue de Corvisart.

« Un homme peut-il avoir des enfants à soixante ans ? lui demandait-on. — A soixante ans quelquefois, à soixante-dix ans toujours, » répondit le spirituel médecin.

II. — *Chez la femme.*

Chez la femme, au contraire, la cessation des fonctions génitales est nettement marquée et se produit à un âge déterminé avec une précison relative. C'est l'époque où *cesse la menstruation* et à laquelle on a donné les noms d'*âge critique, âge climatérique, âge de retour, ménopause.*

Cet âge est en moyenne, dans nos climats, celui de quarante-cinq à quarante-six ans; dans les pays froids il est un peu plus tardif (quarante-huit ans en Norwège); un peu plus précoce dans les climats chauds (trente-deux ans aux Indes).

Quant aux variété individuelles, si nous en croyons Raciborski, plus une fille est précoce dans sa puberté, plus elle sera tardive dans la ménopause. On cite cependant des cas où la vie sexuelle de la femme a été très courte, puisque, commencée à seize ans, elle s'est terminée à vingt-six ou vingt-huit ans. Mais, en moyenne, elle dure de la quinzième à le quarante-cinquième année, c'est-à-dire qu'elle est d'une trentaine d'années.

L'approche de la ménopause est signalée par quelques *phénomènes particuliers :* quelques mois ou quelques années à l'avance, les époques menstruelles deviennent irrégulières; l'écoulement de moins en moins abondant, peu coloré ; parfois, au contraire, il y a des pertes relativement énormes, puis cessation complète des menstrues [1].

Dès ce moment la femme subit au physique et au moral un changement peut-être plus complet que celui qui avait signalé sa puberté ; d'abord il est fréquent que des personnes, qui jusque-là avaient présenté une santé délicate, une disposition toute particulière aux accidents nerveux, trouvent dans la cessation des menstrues une source toute nouvelle de santé, de forces, et, si nous pouvons ainsi nous exprimer, de résistance vitale, inespérées. Le mot d'*âge critique* doit donc ici s'entendre dans un sens favorable, et c'est du reste à tort que l'on croit généralement les femmes plus sujettes aux maladies dans le moment qui correspond chez elles au travail de la ménopause.

Ce n'est pas à dire cependant que la ménopause ne demande quelques soins particuliers et des précautions hygiéniques, parmi lesquelles l'exercice et la sobriété doivent tenir le premier rang. En effet, la disparition des règles, en supprimant un écoulement sanguin périodique, parfois très abondant, augmente la quantité

---

[1] Voyez Mayer, *L'âge de retour, conseils aux femmes*. Paris, 1883.

RICHARD, Génération, 2ᵉ éd.   12

de sang contenu dans l'organisme, produit une pléthore générale, et dispose par suite aux congestions (congestions cérébrales, vertiges, accidents nerveux), et aux stases sanguines (varices, hémorroïdes).

Les *caractères généraux de la sexualité* disparaissent rapidement : la force vient remplacer la grâce, au moral comme au physique : la femme devient homme en un mot. Le système musculaire prend un grand développement la voix devient plus forte et plus mâle : un semblant de barbe virile vient souvent estomper et même largement ombrager la lèvre supérieure.

Mais c'est surtout du côté des *organes génitaux* que s'accomplissent les plus grands changements : les mamelles s'affaissent ; plus tard les poils du pubis blanchissent et tombent : les différentes parties de la vulve se flétrissent, deviennent molles et flasques : le clitoris n'est plus excitable. L'orifice vaginal se rétrécit : la cavité du vagin tend elle-même à s'effacer, et les anatomistes citent des cas de femme âgées chez lesquelles on n'a plus trouvé qu'un rudiment de vagin et d'utérus.

L'ovaire surtout subit une *atrophie* remarquable, et c'est en effet la cessation de ses fonctions qui a donné le signal du silence à tout l'appareil génital interne et externe. Il se ratatine et se présente bientôt sous la forme d'un corps tout ridé que les anatomistes ont comparé à un noyau de pêche. Cet aspect est dû aux nombreuses cicatrices, correspondant à autant de vésicules de Graaf rompues qu'il y a eu d'ovulations pendant la période de la vie sexuelle. Nous aurions pu déjà parler de ces cicatrices, dont l'étude est très intéressante, mais comme elles présentent certaines particularités en rapport avec les phénomènes d'évolution qui ont pu s'accomplir dans les organes de la femme, et particulièrement avec la grossesse, nous avons préféré en remettre l'étude au point où nous en sommes arrivés maintenant, c'est-à-dire presque immédiatement avant d'étudier la fécondation et la grossesse qui en est la conséquence. Ces cicatrices portent le nom de *corps jaunes*[1].

Dans les circonstances les plus nombreuses, après l'expulsion de la plus grande partie de son contenu (voyez, p. 89, *ovulation*), la vésicule de Graaf, qui a donné le signal du molimen menstruel, revient sur elle-même, et se *cicatrise*, exactement comme une petite blessure, en laissant une faible trace, *colorée en jaune* par le pigment sanguin résultant de la petite hémorragie qui accompagne la rupture de l'ovisac.

Mais, chose remarquable, si l'ovule qui a été expulsé lors de cette déhiscence rencontre des spermatozoïdes, s'il est fécondé, et si, arrivé dans l'utérus, il y devient le produit d'une grossesse, les choses se passent alors d'une façon toute différente. Par un acte sympathique difficile à expliquer, il se produit dans l'ovaire une évolution hypertrophique à peu près parallèle à celle de l'utérus en gestation. L'ovisac qui a émis l'ovule, au lieu de se rétracter et de se cicatriser presque immédia-

---

[1] Voyez Raciborski, *Traité de la menstruation; ses rapports avec l'ovulation, la fécondation et l'hygiène de la puberté et de l'âge critique.* Paris, 1868.

tement, se développe d'abord au point de *doubler et de tripler de volume*. Cette *évolution hypertrophique* progresse jusqu'au sixième mois de la grossesse, reste quelque temps stationnaire, puis est remplacée par une atrophie et une cicatrisation qui ne se terminent toutefois qu'après la grossesse, en donnant aussi une *cicatrice jaunâtre*, mais beaucoup plus considérable et beaucoup plus colorée que celle dont nous parlions dans le paragraphe précédent. Dans ce dernier cas, pour continuer la comparaison employée plus haut, on a affaire à une plaie qui, au lieu de se guérir par première intention, avec une légère cicatrice, ne se ferme qu'après avoir végété, s'être couverte de bourgeons charnus, et en laissant une cicatrice considérable et indélébile.

Dans les deux cas la cicatrice ovarique prend le nom de *corps jaunes ;* mais, dans le premier, on a affaire à des *corps jaunes de la menstruation*, dans le second à des *corps jaunes de la grossesse*. On nomme aussi quelquefois les premiers *faux corps jaunes*, et les seconds *vrais corps jaunes*, pour marquer que ces derniers, par leur longue évolution, la grandeur et la coloration de la cicatrice, présentent au plus haut degré les caractères qui ont fait adopter l'expression de corps jaunes. On conçoit facilement qu'étant donné à une autopsie les ovaires d'une femme, on pourra, jusqu'à un certain point, évaluer le *nombre de menstruations* qu'elle a eues par le nombre de *faux corps jaunes* qui en sont les traces, et le *nombre de grossesses* par celui des *vrais corps jaunes* qui en sont un témoignage encore plus indélébile. La médecine légale a su mettre à profit ces précieuses acquisitions de la physiologie[1].

CHAPITRE IV

IMPUISSANCE

Nous avons déjà effleuré ou même traité complètement plusieurs des questions que comporte le titre de ce chapitre (voyez p. 114, 144, 150); nous pourrons donc ici être très bref; mais vu l'importance de la matière, vu surtout les nombreuses erreurs répandues sur ce sujet, et les pratiques fatales auxquelles s'abandonnent ceux qui tentent de réveiller brutalement une force momentanément éteinte, nous devions consacrer à cette étude quelques paragraphes spéciaux, où seront du reste abordées des questions que nous avons à peine indiquées jusqu'ici.

1. — *Chez l'homme.*

On appelle *impuissance* l'impossibilité d'accomplir l'acte sexuel, le coït : aussi ne faut-il pas confondre l'impuissance avec la *stérilité*; cette dernière est caractérisée par l'impossibilité de produire une fécondation;

---

[1] Voyez Briand et Chaudé, *Manuel de médecine légale*, 10ᵉ édition Paris, 1879. — Vibert, *Précis de médecine légale*. Paris, 1886. |

nous avons vu par exemple (p. 132) qu'un cryptorchide n'était nullement impuissant, quoiqu'il fût la plupart du temps stérile.

L'impuissance, à son plus haut degré, se traduit par
l'impossibilité d'une érection parfaite ; aussi trouve-
t-on tous les échelons entre l'impuissance proprement
dite et le simple affaiblissement des facultés viriles ;
c'est par ces degrés que passe physiologiquement
l'adulte en avançant en âge, pour arriver en définitive
à l'*impuissance sénile normale*, dont l'époque avons-
nous dit, est très variable selon les individus.

Les causes de l'impuissance sont très diverses, et sa
gravité, son caractère alarmant, sont en rapport direct
avec ces causes.

1° L'impuissance peut être causée par un *vice de
conformation congénitale* (malformation ou absence
partielle des organes ; voyez sur ce sujet ce que nous
avons dit en parlant des *hermaphrodites*, p. 68).

Elle peut aussi être due à des *accidents*, à des *pertes
de parties*, à des *interventions chirurgicales*, etc. Il
faudrait tout un chapitre de chirurgie pour passer
en revue les causes de ce genre capables de porter
atteinte à la puissance virile[1].

Un jeune homme qui venait de se marier avait un
phimosis qui le gênait beaucoup dans l'accomplissement de ses devoirs maritaux ; ayant résolu de se faire
circoncire, il s'adressa à un médecin, qui sans doute se

---

[1] Voyez Holmes, *Thérapeutique des maladies chirurgicales des
enfants*. Paris. 1870. — Duplay, Schwartz, P. Segond, etc. *Chirurgie
des organes génitaux de l'homme et de la femme*. Paris, 1889.

fit chirurgien pour la circonstance, et négligea de laisser assez de peau au prépuce. Ce malheureux se trouva avoir un fourreau si petit, que lorsqu'il entrait en érection, il éprouvait une vive douleur qui l'obligeait à se retirer aussitôt. Un procès s'engagea entre les deux époux. Y avait-il injure grave vis-à-vis de sa femme ? Évidemment non, puisqu'il avait eu au contraire la volonté d'améliorer son appareil génital afin de mieux remplir ses devoirs conjugaux. Cette infirmité était déplorable pour sa femme et pour lui-même, mais non injurieuse. C'est dans ce sens que le jugement a été rendu[1].

Puisque nous parlons de lésions chirurgicales de l'appareil érectile de l'homme, notons en passant que cet appareil (la verge) est plus gravement atteint par les violences extérieures lorsqu'il est dans l'état d'érection.

Nous empruntons à M. le professeur Richet deux exemples :

« Telle est, dans certains cas, dit l'éminent chirurgien de l'Hôtel-Dieu, la rigidité du pénis à l'état d'érection, qu'on l'a vu se rompre plutôt que ployer.

« Huguier a communiqué à la Société de chirurgie une curieuse observation de rupture du bulbe de l'urètre et d'une partie des corps caverneux, survenue chez un individu qui, surexcité par l'absorption de cantharides, avait attiré brusquement sa femme sur lui...

« Je citerai à ce sujet l'observation d'une rupture incomplète des corps caverneux survenus dans les

---

[1] Brouardel, *Gazette des hôpitaux*, 18 janvier 1887.

mêmes conditions chez un homme de quarante-deux ans, qui guérit, mais dont la verge, pendant l'érection, restait courbée sur la face urétrale, comme dans la chaudepisse cordée. »

On le voit, par ces exemples, l'impuissance ne résulte pas fatalement d'accidents de ce genre.

2° En parallèle avec l'impuissance qui peut succéder à des lésions chirurgicales, nous devons placer ici celle qui s'observe après de *longues maladies;* elle résulte de l'épuisement du sujet; presque toutes les fonctions sont alors à ce même niveau inférieur, et la puissance virile est souvent la dernière à recouvrer son énergie primitive. Ces formes ne doivent pas nous arrêter, si ce n'est pour signaler le danger d'une impatience coupable qui, demandant à des organes languissants ce qu'ils ne peuvent encore donner, aurait pour résultat de produire une impuissance de la catégorie que nous allons examiner.

3° L'impuissance la plus fréquente est celle qui résulte d'un épuisement produit par un *abus* ou par un *usage trop prématuré;* dans ces cas, non seulement l'organisme entier est épuisé, mais le système nerveux qui préside aux réflexes génitaux (voyez p. 115) semble particulièrement frappé d'atonie. Cette forme est d'autant plus prononcée que les excès vénériens ont été poussés plus loin, par l'usage d'excitations artificielles, de pratiques coupables et contre nature, au moyen desquelles le sujet, voyant s'affaiblir sa virilité, jaloux de lui donner une dernière splendeur, a cherché à réveiller des organes qui auraient demandé un repos presque absolu. Il en est du sens génital comme des autres sens, comme du goût, par exemple, les mets épicés émoussent le tact des papilles linguales, et pour mettre en jeu leur sensibilité, il faut chaque jour l'éveiller par de nouveaux et plus énergiques excitants. Le débauché qui recherche et invente tous les jours de nouveaux raffinements de volupté, deviendra bientôt insensible aux plaisirs naturels et impuissant à les goûter.

Nous ne nous étendrons pas davantage sur ce sujet : il existe assez de bons [1] et trop de mauvais livres, qui, ces derniers dans un but de réclame thérapeutique, ont tracé un tableau caractéristique de l'impuissance et de l'épuisement prématuré.

A ces malades nous conseillerons un repos génital absolu ; l'abstention pendant un long temps de toute tentative, et, s'il est possible, de toute pensée vénérienne. Pour eux, les aphrodisiaques (voyez plus loin) ne pourraient que rendre le mal plus grave et plus irrémédiable encore. Et quand leur constitution aura réparé les brèches faites par la débauche, malgré une atonie apparente de l'appareil génital, nous leur conseillerons une affection vraie, un amour partagé et non vénal, un rapprochement dans lequel le cœur ait assez de part pour retentir puissamment sur la sphère génitale et réveiller en elle tout ce qu'elle avait d'énergie primitive pour les plaisirs naturels.

4° Une forme plus curieuse de l'impuissance est celle

[1] Voyez Roubaud, *Traité de l'impuissance et de la stérilité chez l'homme et chez la femme*, 3e édition. Paris, 1876.

que nous pouvons nommer *impuissance de cause morale*. Par un excès de timidité, qui n'est souvent que la traduction d'un excès d'amour, d'un excès de désirs longtemps contenus, un jeune homme voit ses forces subitement paralysées au moment même où il allait en faire usage, où il croyait se sentir le plus sûr d'elles. La crainte d'un insuccès devient la cause même de cet insuccès. L'imagination est seule coupable dans ce cas, et c'est là certainement une des plus curieuses circonstances où se montre l'influence du moral sur le physique.

Montaigne[1] l'avait déjà très bien dit, à une époque où ceux qui se trouvaient arrêtés par une faiblesse de ce genre, se croyaient victimes de la sorcellerie et frappés par quelque *noueur d'aiguillette*[2]. Il en a aussi indiqué le remède tout moral, et qui consiste à ramener l'imagination ou à la détourner vers un objet relativement indifférent. Nous lui laissons un instant la parole :

« Aanasis, roy d'Egypte, espousa Laodice, très belle fille grecque ; et lui, qui se moustrait gentil compagnon partout ailleurs, se trouva court à jouir d'elle et

---

[1] Montaigne, *Essais*, ch. xx, De la force de l'imagination.

[2] L'impuissance *ex maleficio* est encore admise dans un livre paru en 1870, livre auquel nous avons fait déjà quelques emprunts curieux (*De Rebus venereis ad usum confessariorum*, p. 134) :

« 242. — 1° *Ex maleficio :* hujus modi causa merito adesse censetur, quando conjuges ad copulam excitantur cum extraneis, et, licet alias se diligant, inter se tamen frigescunt. *Ubi constat de maleficio, exorcismi Ecclesiæ adhiberi quidem possunt, non tamen sine Episcopi licentia.* »

Les pages qui suivent cette citation traitent longuement : *De impotentia ex maleficio, ex frigiditate, ex improportione membri genitalis, ex mixtione sexus.*

menaça de la tuer, estimant que ce fut quelque sorcière. Comme es choses qui consistent en fantaisie, elle le rejecta à la dévotion, et ayant fait ses vœux et promesses à Vénus, il se trouva divinement remis dès la première nuit d'après ses oblations et sacrifices...

« Ce malheur n'est à craindre qu'aux entreprises où notre âme se trouve oultre mesure tenduc de désirs et de respect, et notamment où les commodités se rencontrent improuveues et pressantes : on n'a pas moyen de se r'avoir de ce trouble. J'en sçais à qui il a servy d'y apporter le corps même, demy rassasié d'ailleurs, pour endormir l'ardeur de cette fureur, et qui, par l'aage, se trouve moins impuissant de ce qu'il est moins puissant ; et tel autre à qui il a servy qu'un ami l'ayt asseuré d'estre fourni d'une contrebatterie d'enchantements certains à le préserver. »

La femme qui est sûre de ses charmes et qui a confiance dans les sentiments vrais qu'elle a inspirés, ne s'offense nullement de cette faiblesse intempestive ; elle y voit plutôt une marque d'une profonde passion. Aussi Montaigne blâme-t-il celles qui prennent autrement la chose.

« Elles ont tort de nous recueillir de ces contenances mineuses, querelleuses et fuyardes, qui nous esteignent en nous allumant. La bru de Pythagoras disait que la femme qui se couche avecques un homme, doibt, avecques sa cotte, laisser quand et quand la honte, et la reprendre avecques sa cotte. L'ame de l'assaillant, troublée de plusieurs diverses alarmes, se perd ayseement : et à qui l'imagination a fait une fois souffrir cette honte (et elle ne la faict souffrir qu'aux premières accointances, d'autant qu'elles sont plus ardentes et aspres, et aussi qu'en cette première cognoissance qu'on donne de soi, on craint beaucoup de faillir), ayant mal commencé, il entre en fiebvre et despit de cet accident, qui lui dure aux occasions suivantes. »

« Les mariez, ajoute-t-il, le temps étant leur, ne doivent ny presser, ni haster leur entreprise, s'ils ne sont prest, il vault mieux faillir indécemment à estrener la couche conjugale, pleine d'agitation et fiebvre, attendant une et une aultre plus privée et moins allarmée, que de tomber en une perpétuelle misère pour s'estre estonné et désespéré du premier refus, etc. »

Que penser après cela de la fameuse épreuve du *congrès*, où des témoins étaient appelés à constater la puissance d'un mari ?

Vincent Tagereau, dans une page très naïvement écrite[1], résume tout ce qui a été écrit sur la matière :

« Après que les parties ont prêté serment qu'elle tascheront de bonne foy et sans dissimulation d'accomplir l'œuvre de mariage, sans y apporter d'empêchement de part ny d'autre, après aussi que les experts ont juré qu'ils feront fidèle rapport de ce qui se passera au congrès, les uns et les autres se retirent en une chambre pour ce préparée, où l'homme et la femme sont de rechef visités, l'homme, afin de savoir s'il n'a point de mal, la femme pour considérer l'état de sa partie honteuse, et par ce moyen cognoistre la différence de

---

[1] V. Tagereau, *Discours de l'impuissance de l'homme et de la femme*, 1612.

son ouverture en dilatation avant et après le congrez et si l'intromission y aura été facile ou non… En quelques procès les parties sont visitées nues depuis le sommet de la teste jusqu'à la plante des pieds, en toutes parties de leur corps, *etiam in podice,* pour savoir s'il n'y a rien sur elles qui puisse avancer ou empêcher le congrez, les parties honteuses de l'homme lavées à l'eau tiède et la femme mise en un demi-bain où elle demeure quelque temps. Cela fait, l'homme et la femme se couchent en plein jour en un lict, et les rideaux estant tirés, c'est à l'homme à se mettre en devoir de faire preuve de sa puissance, habitant charnellement avec sa partie et faisant intromission, où souvent adviennent des altercations honteuses et ridicules, l'homme se plaignant que sa partie ne le veut laisser faire et empesche l'intromission ; elle le niant et disant qu'il y veut mettre le doigt et la dilater et ouvrir par ce moyen : encore ne sçaurait-il, quelque érection qu'il fasse, si sa partie veut l'empêcher, si on ne lui tenait les mains et les genoux, ce qui ne se fait pas. Enfin les parties ayant esté quelque temps au lict, comme une heure ou deux, les experts appelés ou de leur propre mouvement, quand ils s'ennuyent, en ayant assez du subject, *si sint viri,* s'approchent et, ouvrant les rideaux, s'informent de ce qui s'est passé entre elles, et visitent la femme de rechef pour savoir si elle est plus ouverte et dilatée que lorsqu'elle s'est mise au lict et si l'intromission a été faicte. Aussi *an facta sit emissio, ubi, quid et quale emissum.* Ce qui ne se fait pas sans bougies et lunettes à gens qui s'en servent pour leur vieil âge, ni sans des recherches fort sales et odieuses. Et font leur procès-verbal de ce qui est passé au congrez ou (pour mieux dire) de ce qu'ils veulent, qu'ils baillent aux juges estant au même logis, en une salle ou chambre à part, avec les procureurs et praticiens en cour d'église, attendant la fin de cest acte. »

Cette coutume était non seulement scandaleuse, mais absurde. Témoin le marquis de Langeais qui, après s'être montré impuissant dans l'épreuve du congrès et avoir vu annuler son mariage, eut sept enfants de sa seconde femme, Diane de Navailles.

La mordante satire de Boileau a fait bonne justice de cette immorale pratique de nos pères, et le congrès fut aboli. Par arrêt du 18 février 1677, le Parlement fit défense à tous juges, même aux officieux, d'ordonner à l'avenir l'épreuve du congrès [1].

On sait que le droit canon s'occupait de *frigidis* et de la mesure du *debitum conjugale (Nec solum coeundi potentia sufficere videtur, sed potentia etiam semen emittendi requiritur)*.

On admire, a dit Voltaire, avec quelle sagacité les canonistes et surtout des religieux, de mœurs irréprochables, ont fouillé dans les mystères de la jouissance. Il n'y a point de singularité qu'ils n'aient devinée. Ils ont discuté tous les cas où un homme pouvait être impuissant dans une situation et opérer dans une autre. Ils ont recherché tout ce que l'imagination pouvait

---

[1] Voyez Marc, *Dictionnaire des sciences médicales*, 1813, t. VI, p. 224, art. CONGRÈS.

inventer pour favoriser la nature, et, dans l'intention
d'éclaircir ce qui est permis et ce qui ne l'est pas, ils
ont révélé de bonne foi tout ce qui devait être caché
dans le secret des nuits [1].

Sanchez surtout a recueilli et mis au grand jour tous
ces cas de conscience, que la femme la plus hardie ne
confierait qu'en rougissant à la matrone la plus dis-
crète. Il recherche attentivement :

*Utrum liceat extra vas naturale semen emittere.
— De altera fœmina cogitare in coitu cum sua uxore.
— Seminare consulto separatim. — Congredi cum
uxore sine spe seminandi. — Impotentiæ tactibus et
illecebris opitulari. — Se retrahere quando mulier
seminavit. — Vergam alibi intromittere dum in vase
debito semen effundat.*

Nous ne pouvons indiquer les remèdes de cette
impuissance de cause morale mieux que l'a fait Montaigne dans les lignes citées plus haut : l'imagination
est seule atteinte, c'est sur elle qu'il faut frapper.

Parfois l'usage d'aphrodisiaques pourra donner de
bons résultats en excitant directement les forces génitales et surtout en inspirant la confiance en elles.

Il faut distinguer l'impuissance de la *frigidité* ;
celle-ci est caractérisée par l'absence non seulement
d'érection, mais encore de toute idée, de tout désir
vénérien : une continence prolongée, des occupations
intellectuelles forcées et absorbantes, l'usage des *anti-
aphrodisiaques* en sont les causes principales.

---

[1] Voltaire, *Dictionnaire philosophique*, article IMPUISSANCE.

Quelquefois, comme le dit Voltaire, le physique est dirigé, corrompu, c'est-à-dire affaibli par le moral; la variété et la singularité des appétits et des dégoûts est alors prodigieuse.

« On a vu un homme qui tombait en défaillance à la vue de ce qui donne des désirs aux autres. Un prince héritier d'une grande monarchie, n'aimait que les pieds. On a dit qu'en Espagne ce goût avait été assez commun. Les femmes, par le soin de les cacher, avaient tourné vers eux l'imagination de plusieurs hommes.

« Cette imagination passive a produit des singularités dont le détail est à peine compréhensible.

« Souvent une femme, par son incomplaisance, repousse le goût de son mari et déroute la nature. Tel homme, qui serait un Hercule avec des facilités, devient un eunuque par des rebuts. C'est à la femme seule qu'il faut alors s'en prendre. Elle n'est pas en droit d'accuser son mari d'une impuissance dont elle est cause. Son mari peut lui dire : si vous m'aimez, vous devez me faire les caresses dont j'ai besoin pour perpétuer ma race; si vous ne m'aimez pas, pourquoi m'avez-vous épousé[1] ? »

La frigidité est relativement rare chez l'homme.

Ses remèdes consisteront d'abord dans l'éloignement des causes qui l'ont produite : les *aphrodisiaques hygiéniques* et les *aphrodisiaques proprement dits* seront ensuite employés avec succès.

---

[1] Voltaire, *Dictionnaire philosophique*, article IMPUISSANCE.

II. — *Chez la femme.*

L'*impuissance chez la femme* n'offre pas une
étude aussi importante.

A moins qu'on ne désigne sous ce nom les cas où
l'*imperforation du vagin*, le *rétrécissement* extrême
de son ouverture rendent impossible l'introduction du
pénis, l'impuissance, c'est-à-dire la flaccidité des
organes érectiles de la femme, n'apporte aucun obstacle
au coït : dans ce cas la femme est de plus en plus passive ; elle ne partage que peu les sensations voluptueuses, et elle leur enlève par cela même une partie
de leur caractère enivrant; mais la fécondation n'en est
pas moins possible, comme nous l'avons vu (voyez
page 105).

Ainsi l'impuissance chez la femme mérite le plus souvent le nom de *frigidité*. Cette frigidité peut affecter le
caractère d'une véritable *anesthésie génitale,* quoique
les sentiments affectifs et même l'attrait du plaisir éveil-
lent encore l'imagination.

« Il n'est guère de médecins, dit Fonssagrives, qui
n'ait reçu sous ce rapport des confidences démonstra-
tives...

« J'ai été consulté par une jeune dame qui présentait un cas très curieux d'anesthésie complète de la
muqueuse vulvo-vaginale. Mariée depuis quelques
semaines, et éprouvant d'ailleurs pour son mari un
vif attachement, elle avait à peine conscience des rapprochements sexuels et n'éprouvait aucune sensation

érotique. La conformation des organes génitaux extérieurs était parfaitement régulière. Ce cas eût été certainement de ceux qui indiquent l'emploi de l'électricité ;
mais la malade quitta la ville que j'habitais et je la
perdis de vue. »

III. — *Aphrodisiaques.*

On appelle *aphrodisiaques* les médicaments capables
de réveiller et l'appétit vénérien et la puissance génitale copulatrice.

Les préjugés populaires, le charlatanisme, le besoin
de satisfaire des appétits déréglés ont singulièrement
étendu et encombré le champ de la médication aphro-
disiaque. Nous laisserons de côté toutes les fables, et
nous arrêterons seulement aux faits positifs utiles à
connaître.

Il faut placer en première ligne les médications
générales, toniques, reconstituantes ; les moyens hygiéniques : l'hydrothérapie, le quinquina, enfin l'électrisation locale, sont des moyens de ce genre auxquels
on pourra s'adresser souvent avec succès, toujours sans
inconvénient[1].

Le choix de certains aliments et de certaines boissons peut n'être pas indifférent ; mais, sous ce rapport,
on rencontre tant de particularités individuelles, d'idio-
syncrasies, qu'il est difficile de donner des indications
précises : Venel[2] parle d'un homme qui ne pouvait

---

[1] Voyez Ricord, article APHRODISIAQUES du *Nouveau Dictionnaire
de médecine et de chirurgie pratiques.*

[2] Venel, *Précis de matière médicale*, t. II. Paris, an IX.

manger du riz, sans avoir des pollutions nocturnes; évidemment c'était là une susceptibilité toute personnelle. L'influence du poisson, et, d'une manière générale, de tous les aliments de la mer, paraît se faire sentir sur un plus grand nombre de personnes. La propriété érotique des truffes a été vantée : Brillat-Savarin apporte même des faits à l'appui, mais si chacun consulte sa propre expérience, on verra que pour plusieurs cette action est plus que douteuse [1]. Les mets de haut goût, les vins généreux, les propos joyeux qui accompagnent le plus souvent l'usage des truffes, doivent être pour une grande part dans l'excitation qui succède d'ordinaire aux festins décrits par l'auteur de la *Physiologie du goût*.

Il en est de même du vin de Champagne et du café. Et, du reste, il faut remarquer, à propos de ces dernières boissons, qu'on aurait tort de confondre les excitations de l'imagination, des désirs, avec le pouvoir de les satisfaire. Il est d'observation vulgaire que si le champagne éveille la pensée des plaisirs et double l'attrait du désir, il est loin d'augmenter l'énergie virile et ne fournit que des forces insuffisantes à des besoins en apparence irrésistibles : s'il porte au plus haut degré l'érotisme chez le sexe faible, il est perfide à celui qui demande surtout des forces pour le combat.

L'École de Salerne [2] reconnaît ainsi à certaines

---

[1] Ferry de la Bellone, *La truffe*, Paris, 1888. (*Bibliothèque scientifique contemporaine*).

[2] *École de Salerne*, traduction en vers français, par Ch. Meaux-Saint-Marc. Paris, 1880.

plantes des propriétés inverses pour les deux sexes, témoin ce vers qui concerne la *rue* :

« *Ruta viris minuit venerem, mulieribus addit.* »
(Chez l'homme, il affaiblit l'amoureuse puissance.
Chez la femme, au désir il joint la jouissance.)

C'est déjà aborder la question des *aphrodisiaques médicamenteux* que de citer ici les divers condiments âcres ou aromatiques tels que le poivre, le piment, le gingembre, la cannelle, la vanille. Ces substances produisent une excitation érotique qu'on ne peut mettre en doute.

Enfin nous citerons, mais avec une extrême discrétion, de véritables médicaments, dont l'administration amène l'ardeur vénérienne, mais peut produire aussi des accidents terribles d'empoisonnement. En nous contentant de les nommer, sans entrer dans les détails, nous voulons faire comprendre au lecteur que l'usage de de ces substances ne peut être tenté que sur l'avis formel d'un médecin, homme de science, qui jugera de l'opportunité d'une semblable médication et saura en régler le mode d'emploi et les doses. Tels sont :

Le *phosphore*. — On sait, dit Fonssagrives[1], que les propriétés aphrodisiaques attribuées à quelques aliments, en particulier aux œufs, aux poissons, aux cervelles d'animaux, ont été rapportées habituellement aux quantités notables de phosphore qu'ils contiennent.

Les *cantharides*. — Il est incontestable qu'elles amènent de puissantes érections, mais que leur action

---

[1] Fonssagrives, *Hygiène alimentaire*, 3ᵉ édition. Paris 1881.

retentit en même temps de la manière la plus terrible
sur tout l'appareil urinaire.

Aussi a-t-on relevé de nombreux exemples d'accidents mortels produits par l'usage imprudent de cet
excitant des plus âcres.

La mort prématurée de Lucrèce est attribuée par les
biographes du poète à un philtre de ce genre qu'il reçut
des mains de sa chère Lucilia.

Du temps d'Ovide on faisait déjà usage des cantharides dans les philtres aphrodisiaques, bien que les
érections qu'elles procurent soient loin d'être agréables.
Cicéron [1], Pline le jeune [2], Rhazès, Baccius [3], etc., con-
naissaient et avaient déjà signalé les dangers qui résultent de leur ingestion.

Vallisniéri [4] raconte qu'un soldat de vingt-deux ans,
pour exciter une femme à la luxure, lui donna une dose
de cantharides pulvérisées, qui lui réussit; mais un
jour, il augmenta la dose, et elle donna lieu à une
strangurie qui se termina par la mort.

A la fin du xvie siècle vivait à Dôle un médecin
érudit, Louis Guyon, sieur de la Manche, qui rapporte
plusieurs observations de mort par intoxication cantha-
ridienne. Nous en citerons une textuellement :

« Contre les reins, vescie et parties génitives, je ne
veux mettre que les cantharides, desquelles si on en
fait prendre quantité et plus que les docteurs médecins

---

[1] Cicéron, Liv. IX, *epistola ad Pœtuam*.
[2] Pline le jeune, Liv. XXIX, p. 30.
[3] Baccius, *De veneris*.
[4] Vallisniéri, *Opere fisico-mediche*, p. 857.

ont laissé par escrit, sans doute la mort s'en ensuyt.
Ce que j'ay veu advenir à une jeune fille de chambre,
d'une dame de ceste Guyenne, à laquelle un mal advisé
Capdet, son beau-frère, amoureux de ceste fille, trouva
moyen de luy faire avaller le poids de trois drachmes [1]
de poudre de câtarides parmy des herbes, comme choux
verds, cappus, blancs et frizez, pour l'induire à luy
obeyr en ses voluptez, par le conseil d'un pauvre neces-
siteux et meschant ignorant apoticaire, qui luy vendit
trois escus les dites cantharides en poudre : la dite fille
trois heures après tomba en de grands accidents,
comme en une chaleur estrâge, et exulceration des reins
et vescie, ayant volonté à tous moments d'uriner, avec
de grandes cuissons, enfin elle en mourut : et fut ouverte
après sa mort, les reins, matrice et vescie furent trou-
vez noirs, alterez et escoriez [2]. »

Ambroise Paré connaissait également l'action toxique
des cantharides, et s'il n'a pas décrit dogmatiquement
la symptomatologie de cet empoisonnement, il en avait
signalé les symptômes les plus importants et les plus
graves, c'est-à-dire l'hématurie et la gangrène. L'histoire est assez curieuse pour être rapportée.

« Un abbé de moyen aage, estant en ceste ville pour
solliciter un procès, sollicita pareillement une femme
honneste de son mestier, pour deviser une nuict avec
elle, si bien que marché fait, il arriva en sa maison.

---

[1] Le drachme ou gros équivaut à 3 gr. 824 ; ce serait donc près de
12 grammes de poudre de cantharides qui auraient été pris.

[2] *Les diverses leçons* de Louys Guyon, Dolois, sieur de la Manche, etc.
2ᵉ édition, in-8º, p. 86 et 87, Lyon, 1610.

Elle recueillit monsieur l'Abbé amiablement, et le voulant gratifier, luy donna pour sa collation quelque confiture en laquelle y entroit des cantharides, pour mieux l'inciter au déduit venerique. Or, quelque temps après, à sçavoir le lendemain, les accidents que j'ay par cy devant déclarés advindrent à monsieur l'Abbé, et encore plus grands, parce qu'il pissoit et jettoit le sang tout pur par le siége et par la verge. Les médecins estant appelés, voyans l'Abbé avoir tels accidens, avec erection de verge, conneurent qu'il avoit pris des cantharides. Ils lui ordonnèrent des vomitoires et clystères, faits d'orge mondé, de ris, de décoctions de maulves, semence de lin, de fenugrec, d'huile de lin, suif de bouc ou de cerf, et puis après un peu de thériaque mixtionné avec conserve de roses, pour faire  sortir la poison dehors. Pareillement on luy donna à boire du laict, et on luy en fit aussi des injections en la verge et aux intestins, avec autres choses refrigerentes, glaireuses et gluantes, pour cuire absoudre et amortir la virulence et malignité du venin. Or telles choses à bon droit ont esté ordonnées des anciens médecins, parce qu'elles demeurent longtemps attachées aux parties intérieures attentées et ulcérées; joint aussi qu'elles gardent que le virus n'y peut pénétrer : et partant le laict y est fort bon. Aussi le beurre frais beu et jetté en la vessie, et l'huile d'amandes douces récentement tirée : semblablement les mucilages de psyllium, de maulves, de coings : et le sirop de nenuphar, de pavot, de violes, le jus de laictue, pourpié, concombres, de courges et de melons. Or son boire estoit eau d'orge

et tisane : son manger estoit poulailler, veau, chevreau,
cochon gras boullus avec laictues, pourpié, maulves,
violiers de mars, orge, lesquels aliments luy estoient
aussi médicament, tant pour lascher le ventre, que pour
adoucir et seder les douleurs de l'acrimonie du venin :
et sur la region des reins, lombes, et sur le penil, on
mit plusieurs choses refrigerantes et humectantes.
Davantage et fut baigné, pour cuider donner issue au
venin par les pores du cuir : mais par tous ces remèdes
faits selon l'art, monsieur l'abbé ne délaissa à mourir
avec gangrène de la verge[1]. »

On assure que l'excellent acteur Molé, désirant prouver qu'il conservait encore au déclin de sa carrière la
vigueur qui est l'attribut de la jeunesse, prit un breu-
vage dans lequel entraient les cantharides, et trouva
la mort au milieu des jouissances qu'il cherchait.

La *noix vomique*. — Elle a donné de bons résultats entre les mains de quelques médecins éminents
(Trousseau, Pidoux, Duclos). « Sous l'influence de la
noix vomique, dit Trousseau, les érections nocturnes et
diurnes deviennent incommodes même chez ceux qui,
depuis longtemps, avaient perdu quelque chose de leur
virilité. Les femmes, elles-mêmes, éprouvent des désirs
vénériens plus énergiques, et nous avons, à cet égard,
des confidences qui ne permettent pas d'en douter. »

Mais n'oublions pas que la noix vomique est l'un des
plus terribles poisons que la matière médicale mette en
usage.

<hr>

[1] Ambroise Paré, *Œuvres complètes*, édition Malgaigne, t. III, p. 327,
Paris, 1841.

IV. — *Antiaphrodisiaques.*

A côté des aphrodisiaques il nous faut parler des médicaments qui possèdent une action inverse, c'est-à-dire des *antiaphrodisiaques*.

Ici encore nous pourrions passer en revue un grand nombre de préjugés.

Les moines du moyen âge, comme l'atteste Rabelais, recouraient à la racine de nénuphar pour parvenir à observer leur vœu de chasteté.

L'École de Salerne[1] a beaucoup vanté les propriétés sédatives du camphre, témoin ce vers :

Camphora per nares castat odore mares.
(Le camphre respiré, par son odeur subtile,
Au mâle ôte à jamais sa puissance virile.)

Nous ne nous arrêterons pas à ces préjugés et à mille autres semblables.

Ce que nous avons dit de la frigidité et de ses causes nous indique déjà quels seront les moyens moraux de calmer les désirs intempestifs et fatigants par leur continuité. Un exercice physique[2] et intellectuel approprié,

---

[1] *L'École de Salerne*, traduction en vers français, par Ch. Meaux Saint-Marc. Paris, 1880.

[2] Même chez la femme et chez des femmes qui vivent dans un milieu propre en tout à pousser aux faciles amours, on a pu vérifier l'exactitude de ce passage de Stendhal[*] :

« … J'ai beaucoup vécu ces temps derniers avec les danseuses du théâtre *del Sol*, à Valence. L'on m'assure que plusieurs sont chastes ; c'est que leur métier est très fatigant. Cela me rappelle Rousseau qui prescrit de faire beaucoup marcher Émile... »

[*] *De l'Amour*, liv. II, ch. XLV.

une nourriture sobre, l'éloignement des spectacles, des lectures excitantes, les bains froids, l'usage d'un lit dur dans lequel on ne restera que le temps de goûter un sommeil réparateur, telles sont les conditions hygiéniques les plus importantes à observer.

Quant aux médicaments antiaphrodisiaques, nous citerons seulement :

Le *houblon* ou *lupulin*, que l'on peut prendre en sirop *(sirop de lupulin :* 32 grammes par vingt-quatre heures).

Et le *bromure de potassium*. Ce dernier, dont les propriétés sont aujourd'hui incontestables, est du reste très employé comme sédatif du système nerveux. On le prend à la dose de 1 à 8 grammes, en potion ou en dissolution.

La grande surexcitation génitale chez la femme, les désirs érotiques, les abus vénériens portés à l'excès et pouvant être cause de névroses graves (hystérie, épilepsie), ont amené quelques chirurgiens à tenter un remède héroïque, dont l'emploi a produit de grands débats dans la presse médicale : nous voulons parler de la *clitoridectomie.*

L'extirpation du clitoris, comme traitement de l'hystérie, de l'épilepsie et de la nymphomanie, a été proposée et exécutée par un chirurgien anglais, Baker Brown. Cette opération eut un grand retentissement; l'opérateur fut généralement blâmé et même expulsé de la Société obstétricale de Londres.

Bien que, d'après Ullerspreger, les avantages que l'on attend de cette opération ne compensent pas toujours les inconvénients de la *mutilation* [1], il ne s'en suit pas que jamais elle ne doive être utile ou licite.

Gustave Braun, de Vienne, rapporte [2] à ce sujet deux observations intéressantes :

PREMIÈRE OBSERVATION. — « Une femme de vingt-cinq ans, qui avait eu déjà une grossesse suivie d'avortement, était en proie à une exaltation de désirs sensuels sans exemple et s'adonnait au plus haut degré à la masturbation; ces accidents, joints à une surexcitation générale du système nerveux, la rendaient incapable de tout travail. L'examen local fit constater l'hypertrophie du clitoris et des petites lèvres; cette région était extraordinairement excitable. Après l'emploi infructueux de différents moyens de traitement, l'amputation du clitoris fut décidée d'un commun accord entre le chirurgien et la malade, et exécutée à l'aide d'un couteau galvano-caustique.

« Le résultat fut des plus favorables. La malade fut débarrassée de sa surexcitation nerveuse et de son exaltation génitale, sans que, de son propre aveu, les sensations propres à la pratique du coït fussent en quoi que ce soit compromises; depuis lors elle a pu, sans aucune difficulté, reprendre ses occupations. »

DEUXIÈME OBSERVATION. — « Une jeune fille de bonne famille, âgée de vingt-quatre ans, par suite d'habitudes invétérées de masturbation, était tombée dans un état

---

[1] Ullerspreger, *De la clitoridectomie (Viertlejahrschrift für Psychiatrie*, 1867-68, et analyse *in Annales médico-psychologiques,* 3e partie, p. 443. 1869).

[2] J. Braun, *Annales médico-psychologiques*, 1869.

complet de décadence physique et morale ; depuis cinq ou six ans elle était soignée sans succès. L'examen local montra que le clitoris était normal, mais facilement érectile ; le plus léger contact faisait éclater des mouvements convulsifs généraux. L'exaltation sexuelle tourmentait la malade jour et nuit et la poussait à des pratiques d'onanisme sans cesse renouvelées, qui l'épuisaient de plus en plus. Du consentement de sa mère et d'elle-même, le clitoris et les petites lèvres furent amputés avec le couteau galvano-caustique.

« Au bout de trois semaines, une cicatrice unie était obtenue ; on pouvait encore retrouver, au centre de cette cicatrice, le reste du clitoris, mais il n'était pas du tout excitable. La malade reprit meilleure mine, recouvra ses forces et recommença à s'intéresser à des objets qui étaient précédemment devenus complètement indifférents pour elle. Deux mois après l'opération, elle déclarait elle-même qu'elle était extrêmement satisfaite de s'y être soumise. »

Le professeur Braun termine le récit de ces observations en disant : « Dans le cas d'onanisme invétéré chez des filles, des femmes et surtout des veuves, lorsque la répétition trop fréquente de la masturbation se traduit non seulement par des symptômes physiques, mais encore par des signes de troubles intellectuels, et que les ressources ordinaires de la thérapeutique sont restées sans succès, je n'hésite pas à recommander l'amputation du clitoris et des petites lèvres. »

QUATRIÈME PARTIE

FÉCONDATION, GROSSESSE ET ACCOUCHEMENT

CHAPITRE PREMIER

FÉCONDATION

La *fécondation* consiste essentiellement dans la rencontre des spermatozoïdes avec l'ovule, et dans la fusion de ces deux éléments en un seul[1].

Nous savons où le sperme a été déposé par l'organe viril lors du coït (vagin ou col de l'utérus) : nous savons d'où part l'ovule (ovaire) ; nous avons vu de plus que ces deux éléments peuvent parcourir en sens inverse le même chemin (utérus et trompe de Fallope).

---

[1] Le *Dictionnaire infernal* de Collin de Plancy donne des détails singuliers sur certaines croyances qui existaient encore il n'y a pas bien longtemps, relativement à la fécondité et à la génération et dont quelques-unes persistent certainement encore. De graves écrivains, dit l'auteur, affirment que le vent produit des poulains et des perdrix. Varron dit qu'à certaines saisons, le vent rend fécondes les juments et les poules de Lusitanie ; Virgile, Pline, Columelle, saint Augustin même, ont adopté ce conte et le mettent au nombre des faits constamment vrais, quoiqu'on n'en puisse dire la raison. Tite-Live conte même qu'une femme ayant fait naufrage dans une île déserte y accoucha de deux jumeaux après avoir passé neuf ans sans apercevoir aucune trace d'homme.

Il nous faut donc déterminer maintenant *en quel point de ce trajet se fait la rencontre des deux éléments, mâle et femelle.*

I. — *Théories de la fécondation.*

Les théories les plus diverses ont été émises à ce propos, et l'on a successivement adopté pour lieu de rencontre tous les points situés sur le trajet sus-indiqué, depuis l'utérus jusqu'à l'ovaire.

Des expériences décisives et des observations incontestables ont fixé aujourd'hui d'une manière définitive la science sur ce sujet. Coste, Nuck et Barry, ont montré que *cette rencontre a lieu sur l'ovaire même.* C'est donc le spermatozoïde qui parcourt tout le trajet utéro-tubaire, et l'importance de ses mouvements devient ainsi de la plus haute évidence.

Les expériences de Coste sont surtout probantes, quoique empruntées la plupart à la physiologie comparée : mais les analogies sont si grandes, sous ce rapport, des animaux domestiques à l'homme, qu'il est permis de conclure des premiers au second. Du reste, quelques autopsies, faites dans des circonstances exceptionnelles, sont venues montrer la rigueur de la plupart de ces conclusions par analogie. Coste a démontré le fait pour les oiseaux, et il a même fait voir pour les mammifères que, si une femelle subit l'accouplement après que les œufs ont rompu leurs capsules (vésicules de Graaf) et sont tombés dans le canal tubo-utérin, les spermatozoïdes font alors leur ascension comme de coutume, mais quel que soit le point où ils rencontrent les œufs, dans la matrice ou dans l'oviducte, ils passent à leur côté sans exercer sur eux aucune action. C'est qu'en effet dès que l'œuf a quitté l'ovaire et qu'il suit la trompe pour se rendre dans la matrice, il s'entoure, pendant ce trajet, d'une couche d'albumine, qui rend impossible la *pénétration des spermatozoïdes*, et nous verrons bientôt que cette *pénétration* est nécessaire à la *fécondation*.

Nous admettrons donc que la fécondation est, par son siège, *ovarique*.

Cette notion nous permet d'expliquer un fait singulier, bien connu des médecins et surtout des vétérinaires, et désigné sous le nom d'*imprégnation (imprégnation ovarique)*, ou d'*influence d'une première fécondation sur les fécondations ultérieures*. C'est, dans l'histoire de la génération, matière si curieuse en général, un des phénomènes particuliers les plus curieux, que cette *influence que peut avoir l'auteur d'une fécondation sur les produits des fécondations suivantes dues à d'autres pères*. C'est-à-dire que si une femme, après avoir eu des enfants d'un premier mari, devient veuve et prend un second époux, il peut arriver que les enfants nés du second mariage reproduisent les traits et le caractère du premier mari.

Le chirurgien Simpson (d'Edimbourg) en cite un exemple frappant [1] :

« Une jeune femme, née de parents blancs, avait,

---

[1] Simpson, *Clinique obstétricale et gynécologique*. Paris, 1874.

du côté de sa mère, un frère mulâtre né avant le mariage de cette dernière : or la jeune femme portait elle-même des marques incontestables de sang noir. »

Les faits empruntés à l'histoire naturelle des mammifères présentent des cas encore plus caractéristiques, et les éleveurs de chevaux, de chiens, de bétail, en connaissent l'incontestable valeur.

On ne peut concevoir ces faits sans admettre la *fécondation ovarique* : ils semblent indiquer non seulement que le sperme exerce son action sur l'œuf à sa sortie de l'ovaire, non seulement sur les ovules dont la ponte est imminente, mais encore, par une sorte d'*anticipation*, sur ceux qui ne sont qu'aux premières phases de leur développement et qui ne quitteront l'ovaire que bien longtemps après celui qui est en ce moment l'objet direct de la fécondation.

II. — Lieu où se produit la fécondation.

La notion exacte du *lieu où se produit la fécondation*, jointe à toutes les connaissances que nous avons acquises sur les *propriété du sperme*, sur l'*ovulation* et ses rapports de solidarité avec la *menstruation*, nous permettent maintenant de poser, au point de vue pratique d'un coït fécondant, cette règle, dès longtemps connue par les anciens d'une façon empirique, que l'instant le plus propice pour la fécondation est celui qui correspond à l'*époque menstruelle*.

Comme il est acquis que la menstruation cesse peu après que l'ovule s'est échappé de l'ovaire, nous pouvous donner encore plus de précision à cette règle en disant que *l'instant le plus propice pour la fécondation est celui qui correspond à la fin de l'époque menstruelle*. Ainsi un coït réunira les circonstances les plus propres à la reproduction, s'il est pratiqué pendant ou vers la fin de la menstruation.

Les recherches statistiques de Raciborski[1] ont confirmé cette déduction théorique fournie par la physiologie : s'entourant de toutes les précautions nécessaires pour déterminer exactement chez un grand nombre de femmes les rapports de certaines données essentielles du problème, grossesse, dernières règles, coït fécondant, il a trouvé que, chez quelques femmes, la conception a eu lieu dans les premiers jours des règles, et dans l'immense majorité, dans les derniers jours ou peu après les règles.

Depuis longtemps l'expérience avait fait soupçonner que les premiers jours qui suivent l'époque menstruelle devaient être les plus favorables à la conception ; Hippocrate[2] avait érigé en précepte, pour les femmes stériles, de rechercher les rapprochements conjugaux pendant les jours qui suivent immédiatement les règles ; mais il était réservé à notre siècle de préciser un fait vaguement entrevu, et de l'établir définitivement sur des preuves scientifiques.

Cependant, cette question, comme toutes celles qui se

---

[1] Raciborski, *Traité de la menstruation*. Paris, 1868.

[2] Hippocrate, *Œuvres complètes*, édition Littré, t. VIII. p. 215. Paris, 1853 ; *Des maladies des femmes*, liv. I, § 89. et p. 501 ; *De la superfétation*, § 31.

rapportent à l'histoire naturelle de la génération, sou-
lève encore bien des doutes et renferme encore bien
des mystères.

Peut-être y a-t-il dans la longue vitalité des spermatozoïdes et leur conservation au sein des organes
génitaux de la femme des conditions suffisantes pour
nous permettre de concevoir l'action fécondante d'un
coït pratiqué bien avant l'époque menstruelle.

Peut-être même ses conditions nous autorisent-elles
à supposer la possibilité d'une fécondation par une
adaptation de la trompe qui se ferait plus ou moins
longtemps après le coït fécondant : les spermatozoïdes
chemineraient avec le temps et selon la position de la
femme, de l'utérus vers les trompes; puis, lorsque la
femme serait placée dans une position convenable, par
exemple dans le décubitus dorsal et le sommeil, le
pavillon tomberait naturellement sur l'ovaire et c'est
alors que se produirait la fécondation.

III. — *Phénomène intime de la menstruation.*

Quel est maintenant le phénomène intime de la
fécondation? Comment se comportent, l'un vis-à-vis
de l'autre, l'*élément mâle* (spermatozoïde) et l'*élément femelle* mis en présence ?

Par cette question, c'est demander à la physiologie
la solution d'un de ses problèmes les plus difficiles et les
plus délicats.

Cependant, avec les données de la physiologie générale, en comparant ce qui se passe chez les plantes et

chez les animaux inférieurs, en portant l'observation sur toutes les classes de vertébrés, et enfin grâce à quelques heureuses expériences sur les vertébrés plus voisins de l'homme, on est autorisé à conclure avec Coste, Prévost et Dumas, que la fécondation consiste dans la *pénétration de l'ovule par un ou plusieurs spermatozoïdes*, et on en a en effet trouvé dans le contenu des œufs de plusieurs animaux qui venaient d'être fécondés.

Chez nombre d'animaux, vertébrés et invertébrés, cette pénétration est facile à comprendre, puisque la membrane de l'œuf, la *membrane vitelline* (dont nous parlerons en détail) est percée d'un petit trou, nommé *micropyle*, et qui n'a pas d'autre usage (chez les poissons et peut être aussi chez quelques mammifères).

Chez les animaux où l'on n'a pu apercevoir de micropyle sur l'ovule, il faut supposer ou bien que cet orifice existe mais s'est dérobé jusqu'à ce jour aux recherches, ou bien qu'il y a percement actif de la membrane de de l'œuf par les spermatozoïdes, grâce à la vivacité de leurs mouvements et la finesse de leur corps.

Enfin, les observations d'un physiologiste allemand, Weil, lui auraient permis de constater directement des faits de ce genre sur des ovules de lapin : non seulement il aurait pu s'assurer de la pénétration des spermatozoïdes dans l'intérieur de l'ovule, mais il aurait encore constaté que ces filaments conservent leurs mouvements plusieurs heures après leur passage à travers la *membrane vitelline*, pour disparaître peu à peu en se fusionnant avec la substance même de l'ovule, avec la substance vitelline.

Ici se présente une leçon intéressante en elle-même, intéressante encore par ses applications au point de vue de la médecine légale :

Une femme peut-elle concevoir à son insu, et peut-elle arriver au terme de sa grossesse dans l'ignorance complète de son état ?

Ce que nous dirons du terme de la grossesse permettra de répondre à cette dernière partie de la question ; mais voyons comment les médecins légistes l'ont résolue, principalement au point de vue de la possibilité pour la femme de concevoir à son insu [1].

Personne n'ignore l'histoire de ce jeune religieux qui, s'étant offert pour veiller une jeune fille qu'on croyait morte, la trouva encore belle et en jouit. Repassant dans le même pays au bout de dix mois, il apprit que la jeune fille avait été rendue à la vie, et était accouchée : il se déclara le père de l'enfant et, s'étant fait délier de ses vœux, il l'épousa.

On conçoit qu'un état semblable de catalepsie, que l'ivresse, le narcotisme, expliquent de pareils faits. On a soutenu aussi qu'un profond sommeil, chez une femme qui aurait eu plusieurs enfants, pourrait permettre une approche à son insu ; mais il est difficile d'admettre une telle insensibilité dans une circonstance pareille.

Devant un tribunal des États-Unis, un médecin,

---

[1] Voyez C. Sédillot, *Manuel complet de médecine légale*, p. 37. Paris, 1836.

appelé comme expert, fit la déclaration suivante : « Une femme, sous l'influence d'un anesthésique, est plus apte à la conception que lorsque les rapports sexuels ont lieu par la force ; et je partage l'avis du Dr Beck [1] : à savoir qu'une femme peut concevoir pendant l'anesthésie. Le relâchement qui se produit alors facilite la conception. »

Voilà une proposition inattendue, qui aurait besoin, pour être bien établie, d'une longue série d'observations, et à la démonstration de laquelle il ne serait ni scientifique, ni moral d'appliquer la méthode expérimentale. Mais l'auteur [2] est parti de là pour exposer quelques remarques puisées dans sa pratique, et qui ont une incontestable importance pour les médecins.

Il fait observer que, parfois, sous l'influence de l'éther ou du chloroforme, une excitation se produit dans les organes sexuels féminins ; et que le trouble provoqué dans l'esprit par cette sensation peut faire croire à une femme qu'elle a été victime d'une violence.

Il cite à cette occasion le cas d'un dentiste qui fut condamné comme ayant violé une femme anesthésiée, mais dont l'innocence devint plus tard si probable que le gouvernement fut forcé, par l'opinion publique, de le gracier.

Notre confrère a été victime d'un cas semblable pendant un accouchement. La femme, placée sous l'influence du chloroforme, éprouva des sensations sexuelles si

---

[1] J.-B. Beck, *Researches in Medicine and medical Jurisprudence*, 2e édition. New-York, 1835.

[2] *Revue de thérapeutique médico-chirurgicale*, 1874.

vives qu'elle l'accusa de l'avoir violée, et appela son mari pour qu'il vînt la protéger. Or, celui-ci se tenait auprès d'elle.

Dans un second cas, notre confrère administrait le chloroforme à une femme pour l'extraction d'une dent ; mais la physionomie de la patiente exprima bientôt une excitation vénérienne si accentuée qu'il se hâta d'appeler les parents de sa cliente. Au réveil, elle fut étonnée de se trouver entourée de sa famille, et laissa clairement voir quelles avaient été ses impressions.

Une autre fois, une dame d'un certain âge, parente de l'auteur, entra dans son cabinet, tout émue, et lui raconta qu'elle venait de subir une légère opération pour laquelle elle avait été anesthésiée, et que le chirurgien avait abusé d'elle pendant qu'elle était sous l'influence du chloroforme. Elle entra à cet égard dans des détails très circonstanciés. Notre confrère était persuadé qu'elle se trompait, et, en effet, en analysant son témoignage, il lui prouva que les choses ne s'étaient point passées comme elle le croyait

Nous conclurons de ces faits que la prudence doit conseiller aux médecins de ne jamais administrer l'éther ou le chloroforme qu'en présence de témoins [1].

Il arrive encore, ajoute Sédillot, qu'une fille douée de peu d'intelligence se livre à un amant dans l'intime persuasion que les précautions qu'elle a prises [2] sont

[1] Voyez P. Brouardel, *Accusation de viol accompli pendant le sommeil hypnotique, relation médico-légale de l'affaire Lévy, dentiste à Rouen (Ann. d'hyg.* 3e série, t. I, p. 39. 1879).

[2] Voyez Bergeret, *Des fraudes dans l'accomplissement des fonctions génératrices,* 13e édition. Paris 1888.

un obstacle insurmontable à la conception, et dès lors elle ne soupçonne pas sa grossesse jusqu'au terme de l'accouchement. C'est ce qui arriva à une jeune fille qui, s'étant donnée dans un bain, niait encore qu'elle pût être enceinte au milieu des douleurs de l'accouchement.

En effet, l'on comprend très bien que du moment où une femme ne soupçonne pas sa grossesse, elle l'ignore jusqu'au dernier moment, surtout si elle est primipare (voyez plus loin); puisque l'on a vu des femmes mariées, qui avaient eu plusieurs enfants, ne se douter nullement de leur véritable état, quoiqu'elles fussent au dernier terme de leur grossesse et au moment même d'accoucher.

Nous ne croirions pas avoir exposé d'une manière assez complète les données de la science relativement à la fécondation, si nous ne consacrions quelques lignes à indiquer les principales idées qui ont eu ou ont encore cours relativement à la *production des sexes*, à l'*hérédité*, à l'influence de l'*imagination sur le produit de la conception*, à la *fécondité plus ou moins grande de la femme*. La bizarrerie des théories émises autrefois à ce sujet a eu pour principale source l'ignorance complète dans laquelle on était des phénomènes intimes de la génération.

IV. — *Production des sexes.*

Jusqu'au XVIIᵉ siècle, l'histoire de la génération ne nous présente que des hypothèses, des doctrines construites de toutes pièces, sans le concours d'un seul fait

anatomique ou physiologique sérieusement observé :
les *philosophes et les médecins* étaient alors divisés en
deux camps.

Les uns, avec Hippocrate et Galien, admettaient
que le mâle et la femelle possèdent chacun une semence :
l'union de ces deux semences donnerait naissance à un
nouvel être, mâle ou femelle, selon la prédominance dans
sa formation de la semence du même nom. C'est ainsi
qu'ils expliquaient tout naturellement l'identité des
formes organiques d'une même espèce, ainsi que l'hérédité des vices de conformation.

Les autres, avec Aristote, considéraient la femme
comme fournissant la *matière nécessaire à la génération* (sang menstruel), tandis que l'homme aurait donné
le *principe de vie*, de *mouvement* et de *forme;* la
liqueur séminale, disaient-ils, est à la génération ce
que le sculpteur est au marbre.

En somme, les uns comme les autres, mais surtout
les derniers, se payaient de mots ou de séduisantes
comparaisons. Ils étaient unanimes pour accorder au
mâle le plus grand rôle dans la génération, car, pour
Hippocrate[1] lui-même, « si l'homme veut engendrer
un garçon, il se liera, disait-il le testicule gauche ; si
une fille, il se liera le testicule droit autant qu'il pourra
le supporter. »

La découverte de la *fonction ovarique* et de la
nature des *spermatozoïdes* fit bonne justice de ce
singulières théories.

[1] Hippocrate, *Œuvres*, t. VII, p 501, De la superfétation, § 31,
Paris, 1853.

Cependant la question de la procréation des sexes et de l'hérédité pouvait encore recevoir une solution à peu près semblable à celle que nous venons de rapporter, le rôle principal revenant toutefois à la femme. C'est ainsi qu'au siècle dernier, Millot, prenant l'inverse des idées d'Hippocrate, attribue à tel ou tel ovaire la production de tel ou tel sexe.

« Tous les hommes, dit Millot[1], savent faire des enfants, mais tous ne savent pas procréer à volonté un garçon ou une fille. On a toujours regardé la procréation des sexes comme un effet du hasard et l'on a eu raison, puisque dans l'ordre ordinaire et quand on agit sans autre intention que d'avoir un enfant quelconque, c'est le dernier mouvement de la femme qui détermine le sexe, c'est le côté sur lequel elle s'arrête au moment de l'éjaculation qui fournit le sexe, qui est toujours masculin, lorsque la femme est plus inclinée sur le côté droit que sur le gauche, et toujours féminin, si elle se trouve plus sur le côté gauche que sur le droit.

« Il faut que la femme s'abstienne de tout mouvement, et qu'elle reste inclinée sur le côté qu'elle veut faire féconder ; elle peut opérer cette inclinaison en glissant sa main sous la fesse du côté opposé à celui qu'elle désire être fécondé[2].

« Pour réussir parfaitement il ne faut qu'une inclinaison moyenne sur le côté que l'on veut féconder[3].

---

[1] A.-J. Millot, *L'art de procréer les sexes*, 6e édition, p. 301, Paris, 1828.

[2] Idem, p. 310.

[3] Idem, p. 317.

« La fécondation cessera d'être un métier d'aveugle[1]. »

Une foule d'observations, recueillies par des médecins, prouvent que les femmes auxquelles il manque un ovaire donnent également naissance à des enfants de l'un et de l'autre sexe.

Il faut avouer que sur ces questions si dignes d'exciter l'attention, nous ne sommes guère plus avancés que les anciens, mais nous pouvons du moins nous féliciter de nous être débarrassés des anciennes hypothèses dont la bizarrerie était le seul mérite[2], et d'avoir essayé d'aborder cette étude par les seuls moyens scientifiques : les éléments qui pourront donner la solution du problème sont aujourd'hui empruntés uniquement à l'observation, à l'expérimentation, à la statistique et à la physiologie comparée.

C'est ainsi qu'on s'accorde généralement à classer les causes de la différence des sexes dans les trois catégories suivantes :

1° *La nutrition de l'organisme maternel.* — On a remarqué, chez les plantes comme chez les animaux, que plus les conditions de nutrition et de développement

---

[1] Milliot, *L'art de procréer les sexes*, p. 333.

[2] Citons à titre de curiosité les secrets que donne Albert le Grand pour engendrer à son choix une fille ou un garçon. Que le mari et la femme réduisent en poudre la matrice et les entrailles d'un lièvre ; qu'ils les boivent dans du vin, et la bourgeoise concevra un garçon, toutefois avec l'aide de quelqu'un du sexe laid. Qu'on prenne le foie et les testicules d'un jeune porc, qu'on les réduise en poudre, que le couple qui veut se multiplier boive cette poudre dans du vin clairet ; une fille naîtra très certainement ce qui est bien agréable (t. III, p. 156). — Voyez en outre, Claude Quillet, *La callipédie ou l'art d'avoir beaucoup d'enfants*, traduit du latin par J.-M. Caillau. Paris, 1749. — Juan Huarte, *La mégalanthropogénésie (Examen de ingenios para los sciencias.* Amsterdam, 1662).

sont favorables, plus il y a de chances pour la production d'organismes femelles.

Indiquons seulement, à l'appui de cette loi générale, les observations de Geoffroy-Saint-Hilaire sur les animaux des ménageries, de Malagutti sur les brebis, de Ploss sur l'homme. Il faut toute l'autorité de ces noms pour nous permettre de voir, dans le résultat de ces observations, autre chose qu'une hypothèse et une idée préconçue.

D'après le dernier auteur que nous venons de citer, à la campagne il naîtrait plus de garçons que dans les villes, par suite de la moindre abondance de nourriture chez le paysan, et il rattacherait à la même cause l'excédent de garçons que l'on constate dans certains pays, comme la Russie.

2° *Le degré de maturité de l'œuf au moment où il est fécondé.* — L'idée de rechercher cette influence a eu pour origine l'observation de la *génération chez les abeilles.* On sait que la reine de ces animaux pond des œufs fécondés et des œufs non fécondés : ces derniers donnent exclusivement naissance à des mâles. Ce n'est pas sur ce phénomène de *parthénogenèse,* c'est-à-dire de développement d'un œuf non fécondé, que nous voulons fixer notre attention ; nous voulons surtout faire remarquer que ces œufs non fécondés, qui donneront des mâles, sont pondus les derniers ; qu'ils paraissent être plus anciens, arrivés à un degré de *maturité* plus avancé que les autres.

On se demanda donc si ce degré de maturité ne

jouerait pas le principal rôle dans la procréation de tel ou tel sexe.

Partant de cette idée, Thury [1] a entrepris des expériences et recueilli sur les mammifères des observations qui ont paru la confirmer. G. Cornaz, agronome suisse, les a répétées avec un même succès sur les animaux de la race bovine : il serait parvenu à faire produire à volonté des mâles ou des femelles, les premiers en faisant saillir vers la fin du rut, les secondes en faisant saillir dès les premiers signes de rut.

Mais il faut reconnaître qu'aucune observation ne permet encore de croire qu'une semblable influence puisse avoir sa part dans la génération de l'homme, et que la loi de Thury est si peu générale qu'elle n'a pu être vérifiée par Coste sur les *ovipares* (poules), malgré les expériences les mieux dirigées ; elle ne l'a pas été non plus sur les lapins.

3° *L'individualité du père et de la mère*, c'est-à-dire l'influence de l'âge, de la vigueur relative et de certaines conditions particulières des parents. Ainsi l'on peut dire qu'en général l'influence exercée par le père ou par la mère sur le sexe du fœtus paraît telle que, plus l'un des deux est âgé, plus il a de tendance à reproduire son propre sexe. Le *rapport entre l'âge du père et de la mère* serait donc ainsi un élément important. Quand le père et la mère sont du même âge, les deux sexes s'équilibreraient, dit Sadler, avec une légère prédominance du sexe féminin.

---

[1] Thury, *Mémoire sur la production des sexes chez les plantes, les animaux et l'homme*. Paris et Genève, 1864.

Enfin, outre la *question d'âge* et la question analogue de *vigueur*, mise surtout en avant par Girou de Buzareingues, il est encore d'autres conditions particulières de l'individualité des parents et surtout de la mère. C'est ainsi que les femmes très fertiles, celles surtout qui mettent au monde des jumeaux, procréent une plus grande proportion de garçons.

D'après M. Prévost-Paradol[1], tandis qu'en Angleterre, on se marie très jeune et que de bonne heure on a de beaux et vigoureux enfants, en France, les mariages de raison, contractés sur le tard et sans qu'un sentiment mutuel attire l'un vers l'autre les futurs époux, sont excessivement communs. De là, comme l'a fait remarquer si justement le jeune orateur, un étiolement de la race, le petit nombre d'enfants issus du mariage, leur manque de vigueur physique et morale, et aussi la difficulté que souvent on éprouve pour les élever.

D'après Toussenel, les *mariages d'inclination*, c'est-à-dire les mariages les plus heureux et les plus naturels, donnent plus de filles que de garçons; il naît au contraire plus de mâles des unions tourmentées, forcées.

Enfin l'excédent des naissances de garçons sur celles des filles est également plus considérable pour les enfants légitimes que pour les enfants nés hors du mariage[2].

4° *L'heure de la conception.* — Le docteur V.-J. Cook, d'un grand nombre d'observations suivies par lui, et dont il donne plusieurs avec détails, est arrivé à

[1] Prévost-Paradol, discours prononcé à Edimbourg.
[2] Voyez Alexandre Mayer, *Des rapports conjugaux*, p. 125 et suiv.

conclure que *les garçons* sont conçus *le soir avant
minuit*, et *les filles le matin*. Comme contre-épreuve
à ces faits, il a conseillé dans ce sens, et avec plein
succès, plusieurs ménages désireux d'interrompre la
série d'enfants mâles ou femelles qu'ils avaient eus
jusque-là.

Il semble donc que c'est le matin que la femme est
le moins impressionnable, et le soir le plus.

Tous les observateurs, peut-être, n'arriveront pas
aux mêmes constatations : cependant plusieurs confrères
de l'auteur lui ont confirmé le résultat de ses observations depuis douze ans, et il serait intéressant de continuer les recherches sur ce point [1].

Le Docteur V.-J. Cook, n'a pas la prétention de présenter une théorie nouvelle, ni d'en défendre une
ancienne, mais de présenter tels quels des faits soigneu-
sement recueillis pendant vingt-cinq années, et qui servi-
ront peut-être comme pour les autres problèmes scientifiques, à faire trouver plus tard une solution théorique.

*V. — Influence des parents sur les caractères physiques
et moraux des enfants. — Hérédité.*

Enfin l'*influence des parents*, non plus sur le sexe,
mais *sur les caractères physiques et moraux des
enfants*, n'est pas moins difficile à préciser ; c'est à
proprement parler ce qu'on nomme l'*hérédité*.

Prosper Lucas, qui a publié sur l'*hérédité naturelle*,
un des plus importants ouvrages de physiologie philo-

[1] Cook, *Nouvelles archives d'obstétrique et de gynécologie*, 25 juillet
1887.

sophique [1], admet, d'après l'analyse exacte des faits, deux lois, l'*hérédité* et l'*innéité* qui, dans la procréation, exerceraient une influence à peu près égale, quoiqu'en sens inverse, sur les produits engendrés.

La *loi de l'hérédité* comprend l'influence par laquelle les enfants reproduisent les caractères des parents dans leur conformation extérieure (surtout pour le visage, la taille et la couleur), dans la disposition et la fonction de leurs organes internes, dans les modes de développement (précocité ou retard de la croissance et de la puberté), dans les modes de reproduction (famille gémellipares), dans la durée de la vie, dans les anomalies de l'organisation, dans la nature morale, etc.

Nous ne parlons pas des facultés intellectuelles, car depuis longtemps on répète avec Destouches :

> ... Que l'on a pas tous les dons à la fois ;
> Et que les gens d'esprit, d'ailleurs fort estimables,
> Ont fort peu le talent de former leur semblables.

Cette *hérédité*, ou plutôt ces *diverses formes d'hérédité*, peuvent se produire d'une manière dite *directe*, lorsque l'enfant est influencé par le père ou par la mère ; d'une manière *indirecte*, lorsque fait défaut la ressemblance empruntée au père ou à la mère, mais qu'il se montre un rapport évident avec d'autres parents (oncle, cousin). L'hérédité est dite *en retour*,

---

[1] Prosper Lucas. *Traité philosophique et physiologique de l'hérédité naturelle à l'état de santé et de maladie.* Paris, 1850.

lorsqu'elle transmet seulement la prédisposition à une qualité qui n'apparaîtra elle-même que dans une génération suivante. Enfin l'hérédité dite d'*influence*, l'un des faits les plus bizarres dans l'histoire si mystérieuse de la génération, consiste en ce que nous avons déjà étudié sous le nom d'*imprégnation* (voyez p. 207).

Sous le nom d'*innéité*, Prosper Lucas désigne *la propriété qu'ont les organismes de se modifier dans leurs descendants*, c'est-à-dire de *produire des rejetons doués de caractères spéciaux* qui n'existaient pas chez les parents. C'est ainsi que dans les familles que rien ne distingue, on voit apparaître des individus tout à fait remarquables en bien ou en mal. Les modifications ainsi nées comme spontanément peuvent devenir ensuite *transmissibles par hérédité*, de sorte que dans la procréation se combinent ces deux tendances fondamentales dont l'une *crée* des individualités, tandis que l'autre *transmet* des caractères héréditaires.

Il ne nous est malheureusement pas possible de suivre Prosper Lucas dans cette analyse si profonde, surtout lorsqu'il s'agit de l'*hérédité* et de l'*innéité morales*, dont l'étude jette une si grande lumière sur l'histoire des peuples civilisés.

Notons cependant encore qu'à nos yeux, non seulement les modifications reçues par la naissance *(innéité)*, mais encore celles qui sont acquises depuis la naissance, sont susceptibles de se transmettre ; « de la sorte, les espèces vivantes sont comprises entre deux forces, l'une qui, par hérédité, tend à immobiliser les caractères tant physiques que moraux des parents dans les enfants, l'autre qui tend sans cesse à créer des types individuels dans l'espèce.

A propos d'*hérédité* et surtout d'*hérédité morbide*, nous dirons encore quelques mots de l'*influence que paraît exercer la disproportion d'âge entre le père et la mère;* quand cette disproportion est considérable, lorsqu'il s'agit de l'union d'un vieillard avec une jeune fille[1], on a remarqué que les enfants issus de ces alliances étaient généralement cacochymes, malingres et voués de prédilection aux atteintes de tous les agents morbides. Alexandre Mayer s'est élevé avec éloquence contre ces unions qu'il qualifie de *monstrueuses* : « Chacun, dit-il a pu faire cette observation, un plus ou moins grand nombre de fois, à savoir : que les enfants issus de vieillards se distinguent habituellement par un air sérieux et triste répandu sur leur physionomie, et qui tranche manifestement avec l'expression enfantine qui plaît tant, chez les petits êtres du même âge, engendrés dans d'autres conditions.

« A mesure qu'ils grandissent, leurs traits revêtent, de plus en plus, le caractère sénile, si bien que chacun le remarque et que, dans le monde, c'est chose toute naturelle. Les commères prétendent que ce sont de vieilles âmes dans de jeunes corps. Elles prédisent à

---

[1] A Sparte une femme qui s'était donnée à un mari vieux et impuissant avait le droit de se choisir un galant qui pour certains emplois faisait l'office du mari. Les Romains défendaient le mariage aux hommes de 60 ans et aux femmes de 50. Plus tard, l'empereur Claude modifia cette loi ; les hommes de 60 ans eurent le droit de se marier à leur convenance, par contre les femmes de 50 ans ne purent prendre qu'un mari âgé d'au moins 60 ans.

ces enfants une mort précoce, et, de fait, l'événement justifie souvent cet horoscope. Notre attention s'est, depuis de longues années, fixée sur ce point, et nous pouvons affirmer que la plupart des rejetons de cette provenance sont débiles, torpides, sinon scrofuleux, et ne promettent pas de fournir une longue carrière [1]. »

Nous croyons cette opinion un peu exagérée, et surtout celle qui attribue le *crétinisme* à l'âge des parents. L'âge des parents ne peut pas toujours, en effet, être considéré comme une cause absolue de dégénérescence. On a vu de jeunes époux procréer des crétins, tandis que les enfants produits par eux à un âge plus avancé ont été sains et intelligents. La procréation, fréquente en certains pays, d'enfants crétins par des parents avancés en âge, alors que les premiers nés ont été intelligents, s'explique par l'influence croissante de la misère qui résulte de l'augmentation de la famille, par l'entassement et les mauvaises conditions d'existence, qui favorisent l'action des causes crétinisantes spéciales [2].

Faut-il aussi attribuer quelque autorité à la *valeur de l'éjaculation fécondante*. Nous ne saurions rien dire de précis sur ce sujet, et nous nous contenterons, pour expliquer l'expression que nous venons d'employer, de l'anecdocte suivante : Louis XIV demandait à son médecin pourquoi les enfants qu'il avait de sa femme étaient chétifs ou difformes, tandis que ceux que lui

---

[1] Alexandre Mayer, *Des rapports conjugaux*, 8ᵉ édition, 1884.
[2] Voyez E. Kœberlé, *Essai sur le crétinisme*, Strasbourg, 1862, et Morel, *Traité des dégénérescences de l'espèce humaine*. Paris, 1857.

donnaient ses maitresses étaient beaux et vigoureux. —
« Sire, lui répondit le médecin, c'est parce que vous
ne donnez à la reine que les rinçures. »

L'influence des *unions consanguines* paraît être de
même ordre ; cependant les avis sont partagés sur cette
question, et les plus prudents conseillent de la laisser à
l'étude comme insuffisamment élucidée. Il est évident
qu'on en a singulièrement exagéré les prétendus mauvais effets : ainsi on a accusé les unions consanguines
de déterminer la surdité, la cécité, le bec de lièvre,
l'idiotie, l'épilepsie, la stérilité. Le Dr Auguste Voisin [1]
proteste contre ces exagérations : « J'ai, dit-il, pris les
observations de 1.557 malades dans les différents services de Bicêtre et de la Salpêtrière où j'ai été tour a
tour médecin, et j'ai constaté que la consanguinité ne
pouvait pas être une seule fois incriminée, quoique j'aie
eu bien soin d'interroger moi-même les parents. Or,
si la consanguinité était une cause si décisive, j'aurais
dû en observer les effets déplorables parmi ces 200 idiots
et idiotes et ces 1.357 aliénés. »

Il est certain qu'on a confondu les effets de la *consanguinité* avec un certain nombre d'états maladifs qui
sont du ressort de l'*hérédité morbide*, et que l'on n'a
pas suffisamment distingué la consanguinité saine et la
consanguinité morbide. Si, en effet, l'expérience a
depuis longtemps prouvé que *les races se perfec-*

---

[1] A. Voisin, *Étude sur le mariage entre consanguins dans la commune de Batz (Annales d'hygiène,* t. XXIII, p. 260. 1865). — *Nouveau
dictionnaire de médecine et de chirurgie pratiques,* t. XVII, p. 446,
article HÉRÉDITÉ. Paris, 1873.

tionnent par le croisement, et que celui-ci corrige les vices constitutionnels d'une famille par un état contraire pris dans une autre famille, il n'en est pas moins vrai aussi que, dans certaines circonstances, les races les moins mélangées, les plus pures, sont plus exemptes que les autres des causes de dégénérescence. Mais comme il est difficile de trouver parmi les consanguins un état de santé parfaite, et d'éviter par conséquent la mauvaise influence de la consanguinité morbide, nous conclurons, avec le Dr Auguste Voisin, « que, pratiquement, les unions consanguines ont certains inconvénients; mais que, si l'on peut concéder ce point de vue aux adversaires de ces mariages, la question de principe n'en reste pas moins entière dans les cas de consanguinité saine parfaitement établie. »

Il y a peut-être moyen, comme le fait remarquer M. de Quatrefages, de concilier les deux opinions opposées [1]. La tendance de *l'hérédité* est de reproduire l'être tout entier; l'enfant n'est qu'une résultante, un compromis entre les tendances des deux parents. Si ces tendances sont les mêmes, elles s'accusent de plus en plus dans le produit. Si les parents jouissent d'une santé parfaite, la consanguinité tendra à la maintenir dans les descendants; loin d'être nuisible, elle aura de très bons résultats. Mais cet équilibre parfait, qui constitue la santé physique ou morale, peut facile-

---

[1] Voyez Th. Ribot, *De l'hérédité*. Paris, 1873 — Brière de Boismont, *De l'hérédité au point de vue de l'hygiène et de la médecine légale* (*Annales d'hygiène publique et de médecine légale*, t. XLIII, p. 169. 1875).

ment se rompre chez les parents et, par suite, s'accuser de plus en plus chez les enfants.

Or, dans les *mariages consanguins*[1], il y a de grandes chances pour que la rupture d'équilibre ait lieu dans le même sens. Il suit de là que, dans bien des cas, les unions consanguines seront nuisibles, et d'autant plus dangereuses que les prédispositions morbides, communes aux deux conjoints, seront plus marquées. « La conséquence à tirer de l'ensemble des faits, dit M. de Quatrefages[2], paraît être qu'une proche parenté entre le père et la mère n'est pas nuisible par elle-même, mais qu'en vertu des lois qui régissent l'hérédité, elle le devient souvent, et qu'en présence des éventualités qu'elle entraîne, *il est au moins prudent d'éviter les mariages consanguins.* »

VI. — *Fécondité: ses limites naturelles; influences diverses.*

La question de la reproduction, des mariages, de leur fécondité, touche de très près aux sujets les plus graves de la science sociale.

M. Bertillon, dans ses laborieuses et consciencieuses recherches des lois de la démographie au moyen des statistiques rationnelles, a publié, en 1873, sur le mariage. Un travail qui est plein de graves enseignements[3]. Pour ne citer que deux de ses chiffres, en nous

---

[1] Voyez Boudin, *Dangers des unions consanguines et nécessité des croisements* (*Annales d'hygiène publique*, t. XVIII. p. 45 et suiv. 1862).

[2] Quatrefages. *Rapport sur les progrès de l'anthropologie,* p. 461.

[3] Bertillon, *Dictionnaire encyclopédique des sciences médicales* art. MARIAGE.

comparant à une nation rivale, l'Angleterre, nous trouverons que sur 1.000 jeunes hommes de vingt à vingt-cinq ans, il n'y en a que 57 qui se marient en France, tandis qu'il y en a 120, c'est-à-dire plus du double en Angleterre. 100 femmes de quinze à quarante ans, c'est-à-dire dans l'âge de la maternité, donnent 39 naissances annuelles en Angleterre, et seulement 26, c'est-à-dire un tiers, de moins en France.

Que résulte-t-il de cette énorme différence dans la matrimonialité et dans la natalité ? C'est que, tandis que notre population a cessé de croître [1], que notre influence au dehors diminue, que, dans plusieurs parties de la France, l'industrie et l'agriculture sont obligées d'appeler des bras étrangers, il y a tous les dix ans près de trois millions d'Anglais de plus, qui vont augmenter dans toutes les parties du monde, et chez nous-mêmes, l'influence et la richesse de la race anglaise.

Mais ces considérations nous feraient abandonner la physiologie pour aborder les plus hautes questions de l'économie sociale. Mieux vaut revenir au caractère plus restreint de nos études.

Nous savons que la femme produit des ovules, c'est-à-dire qu'elle est *féconde* pendant environ vingt-cinq ans ; une grossesse, quand elle est suivie de l'allaitement par la mère, occupe ainsi dix-huit mois à deux ans. Une femme peut donc, en moyenne, et en suivant rigoureusement les lois de la nature, mettre au monde et élever quinze ou seize enfants au maximum. Tel

[1] Voyez Cheysson, *La question de la population en France et à l'étranger (Annales d'hygiène*, 1884. t. XII, p. 385.)

serait à peu près, d'après les calculs basés sur les plus simples données de la physiologie, le chiffre qui représente la *fécondité normale* de la femme.

Mais d'une part, un grand nombre de femmes, par suite du prolongement de la période de fécondité [1], ou par l'effet de *grossesses multiples*, donnent le jour à vingt-quatre enfants et même plus.

D'autre part, un bien plus grand nombre de circonstances contribuent à limiter le chiffre de la fécondité chez la femme. Sans parler des causes morbides ou des conditions particulières qui résultent de notre organisation sociale, nous nous bornerons à indiquer quelques circonstances intéressantes dont la statistique et une observation attentive ont démontré l'importance.

[1] Il y a des femmes qui ne deviennent enceintes pour la première fois que fort tard, à trente ans, à quarante ans et même dans un âge plus avancé.

On considère aussi, dans le monde, ces faits comme devant donner des préoccupations. Aussi toutes les fois qu'un cas semblable se produit, voit-on la famille inquiète sur l'issue de la grossesse.

Quant à moi, dit Depaul [*] j'ai vu des femmes accouchant pour la première fois à quarante ans, même à quarante-quatre ans, et je n'ai pas rencontré plus de difficulté chez ces femmes que chez celles de vingt ou de vingt-cinq ans.

J'ai donné mes soins, il y a quelques années, à une femme de cinquante-deux ans, dont le dernier accouchement remontait à vingt-deux ans. Elle devint enceinte et honteuse de cette grossesse si tardive, elle quitta son château de province pour venir faire ses couches à Paris. Après cette première couche, elle en eut immédiatement une seconde. Toutes deux furent menées à bonne fin et l'accouchement fut les deux fois des plus faciles.

Il ne faut donc pas accepter comme exactes ces opinions répandues dans le monde qui veulent que la grossesse offre du danger lorsqu'elle se produit pour la première fois chez une femme d'un âge déjà avancé.

[*] Depaul, *Journal des sages-femmes*. 1er juillet 1875.

Ainsi l'*âge* exerce une grande influence : les recherches de Quételet, Sadler et Finlayson montrent que :
1° les mariages *trop précoces* sont souvent frappés de
stérilité; 2° c'est avant trente-trois ans pour l'homme,
et avant vingt-six ans pour la femme que s'observe la
plus grande fécondité; 3° enfin, les mariages les plus
productifs sont ceux où le mari a au moins l'âge de la
femme, ou un âge plus avancé, sans toutefois l'ex-
céder notablement.

Les conditions essentielles de bien-être exercent
aussi une action singulière et bien différente de celle
qu'on aurait pu supposer *a priori ;* mais les résultats
fournis par la statistique concordent si bien ici avec
tout ce que nous enseigne la physiologie comparée,
qu'il est impossible de ne pas se rendre à l'évidence. Un
fait d'observation vulgaire, et bien connu des éleveurs
de bestiaux, c'est que l'embonpoint chez les femelles est
d'ordinaire une cause ou un indice de stérilité.

De même, parmi les animaux domestiques, ceux qui
sont entourés de soins et qui sont grassement nourris
restent en général *stériles,* tandis que ceux qui sont
pour ainsi dire abandonnés à eux-mêmes et qui font
maigre chère se reproduisent aisément.

Appliqué à la femme, ce principe reçoit la confir-
mation la plus éclatante. « Voyez, nous dit Mayer[1],
ces malheureuses de la plus basse condition, ces femmes
du peuple, chétives, exténuées et souffreteuses, comme
elles pullulent ! Tandis qu'à côté d'elles, la grande dame,

---

[1] Mayer, *Des rapports conjugaux*, 8ᵉ édition. 1884.

aux chairs abondamment doublées de tissu adipeux, adonnée à la vie de boudoir, entourée de toutes les délicatesses du luxe, ne donne à son époux qu'un ou deux héritiers, parfois même longtemps attendus. »

Contrairement à l'opinion de Malthus, qui avait prétendu que la population d'un pays reste stationnaire ou décroît toutes les fois que la nourriture devient rare et que la vie est précaire, M. Howart [1] a développé, devant l'Institut anthropologique de la Grande-Bretagne [2], une théorie tout à fait conforme à celle que nous venons d'esquisser. Il a fait remarquer que, dans les hivers doux et faciles, les troupeaux ne s'accroissent pas, par cela même qu'ils trouvent de l'herbe en trop grande abondance. Du reste, les éleveurs ayant dès longtemps noté que, pour certaines races de moutons, il y avait avantage à n'avoir qu'un agneau par portée, ont pu obtenir ce résultat en fournissant à la mère une alimentation modérée ; en la nourrissant davantage, ils l'auraient rendue stérile, et en ne lui donnant qu'une très faible ration, ils obtenaient deux ou trois agneaux.

---

[1] Howart, *Revue des cours scientifiques*, 11 octobre 1873.

[2] En Amérique, avant la guerre civile, les esclaves croissaient rapidement en nombre, tandis que les nègres libres diminuaient.

De même dans le Lancashire, l'augmentation rapide de la population est due non pas aux indigènes, qui sont en général dans une position aisée, mais aux Irlandais qui vivent entassés dans les faubourgs, dans une condition misérable.

Du reste, dans leur pays même, les Irlandais à peine vêtus, logés dans de mauvaises cabanes, se nourrissant presque exclusivement de pommes de terre et de lard, pullulent avec une incroyable rapidité. La population de cette contrée, qui n'était en 1695 que de 1.034.102, s'était élevée en 1831 à 7.734.365 ; l'accroissement avait donc été de 750 pour 100.

Les animaux sauvages sont soumis aux mêmes lois : Darwin a cité beaucoup d'exemples de ce genre, exemples qu'il cherche à expliquer par d'autres considérations, parce qu'ils sont sous certains rapports contraires à sa doctrine ; si des animaux parfaitement apprivoisés, jouissant d'une bonne santé et d'une certaine somme de liberté, restent absolument stériles il n'en faut pas chercher d'autre cause qu'une vie plus facile, moins précaire et une santé plus exubérante résultant des soins prodigués par les éleveurs.

Il ne faut pas confondre, au point de vue où nous nous sommes placés, la *salacité* de mâle avec la *fécondité* de la femelle : il n'y a aucune contradiction dans ce fait que la misère et les privations exaltent la fécondité chez la femme, et que l'aisance et le bien-être augmentent le puissance génitale de l'homme. Au point de vue du résultat définitif, ce n'est pas le nombre des coïts qu'il faut considérer, mais celui des coïts fécondants. Il est du reste aisé de comprendre que l'homme soit peu enclin aux plaisirs de l'amour quand il souffre de la faim ou quand il succombe sous le poids de la fatigue corporelle ; les anciens l'avaient déjà dit : *Sine Baccho et Cerere friget Venus.*

Ne voit-on pas d'ailleurs les saumons et quelques autres poissons dédaigner les mers où ils trouvent une nourriture abondante et accomplir, en remontant le cours des rivières immédiatement avant la ponte, de longs voyages qui ont pour effet de les affaiblir ?

N'est-ce pas précisément au printemps, c'est-à-dire

au sortir d'une saison où ils ont enduré toute espéce de privations, que les oiseaux construisent leurs nids et que les quadrupèdes entrent en amour.

VII. - Influence de l'imagination maternelle.

On sait que l'on donne le nom d'*envies (nœvi materni)* à des taches que les enfants apportent en naissant et on s'imagine trouver de la ressemblance avec certains objets que la mère a désirés pendant sa grossesse.

Conrad Lycosthènes a rapporté une multitude de faits de ce genre qui ne reposent sur aucun fondement[1].

Nous citerons deux exemples de ces histoires ; ce sont comme deux types des fables qui circulent à ce sujet :

Malebranche parle d'une femme qui, ayant assisté à l'exécution d'un malheureux condamné à la roue, en fut si offensée qu'elle mit au monde un enfant dont les bras, les cuisses et les jambes étaient rompus à l'endroit où la barre de l'exécuteur avait frappé le condamné.

Une femme enceinte jouait aux cartes. En relevant ses cartes, elle voit que pour faire un grand coup il lui manque l'as de pique. La dernière carte qui lui rentra était effectivement celle quelle attendait. Une joie immodérée s'empare de son esprit, se communique

[1] Conrad Lycosthènes. *Prodigiorum ac ostentorum chronicon.* Basileæ; in-fol, 1557.

comme un écho électrique à toute son existence et l'enfant qu'elle mit au monde porta dans la prunelle de l'œil la forme d'un as de pique[1].

Aucun fait scientifiquement constaté ne vient confirmer ces croyances populaires.

Cette étude serait tout au plus intéressante au point de vue historique. En effet, la question de savoir si l'*influence mentale* de la mère agit en bien ou en mal sur les déformations ou les monstruosités de la vie embryonnaire, a occupé longtemps et occupe souvent encore l'imagination.

William Hunter s'est élevé l'un des premiers contre cette croyance. Il rapporte que deux mille mères qui avaient eu des craintes par suite d'impressions désagréables éprouvées avant la naissance de leurs enfants, interrogées si elles avaient vu paraître des signes particuliers sur leurs corps, lui ont attesté que rien de semblable n'avait eu lieu.

Le docteur Fisher[2] conclut que l'influence de la mère sur les déformations et les monstruosités de l'enfant est tout simplement une tradition superstitieuse. Il fait remarquer que ces appréhensions de la mère sur la conformation défectueuse de l'enfant sont excessivement communes, tandis que les faits à l'appui sont excessivement rares. Le but du docteur Fisher a été de rayer du catalogue des erreurs humaines une de celles qu'il pouvait vérifier comme médecin.

« Si l'imagination, disent avec raison Chaussier et

---

[1] Collin de Plancy, *Dictionnaire infernal.*
[2] Fisher. *American Journal of Insanity.*

Adelon, avait le pouvoir qu'on lui attribue, ses effets ne devraient pas être toujours des malheurs; souvent aussi les mères devraient voir s'accomplir les vœux qu'elles forment relativement au sexe et aux qualités de l'enfant qu'elles attendent; la femme qui désire un garçon, par cela seul devrait l'avoir souvent; toutes les filles devraient être belles, car on ne voit pas pourquoi l'imagination qui serait capable de modifier le fœtus d'après une impression fâcheuse, n'aurait pas une égale aptitude à le faire d'après une impression agréable. »

CHAPITRE II

STÉRILITÉ. — FÉCONDATION ARTIFICIELLE

Il ne faut pas confondre l'*impuissance* avec l'*infécondité* ou *stérilité*.

Un homme pourra ne pas présenter des érections ou seulement des érections incomplètes, son éjaculation se fera en bavant et sans intromission : il sera dit *impuissant* (voyez p. 184).

Mais si cette émission donne un sperme renfermant des spermatozoïdes, cet homme n'en sera pas moins *fécond*, car ce sperme, déposé à l'entrée de la vulve, pourra encore, comme cela a été constaté dans certains cas, aller féconder l'élément femelle; seulement le spermatozoïde aura un trajet beaucoup plus long à parcourir. Ainsi l'homme n'est dit *infécond*, *stérile*, que lorsque son sperme ne contient pas l'élément fécondant.

Nous avons vu d'autre part que, chez la femme, il y a peu à tenir compte de l'*impuissance;* tout au plus pourrait-on donner ce nom au *rétrécissement du vagin et de la vulve*, qui rendent le coït impossible ou difficile.

Au contraire les causes de *stérilité* sont très nombreuses, si l'on désigne sous ce nom tout ce qui s'oppose à la fécondation, c'est-à-dire d'une part à la production des ovules, et d'autre part à la conservation et à la transmission du sperme depuis le vagin jusqu'à l'ovaire.

1. — *Stérilité chez l'homme.*

Nous avons déjà indiqué un certain nombre des causes auxquelles il faut attribuer l'absence du spermatozoïde dans le sperme; nous nous sommes expliqués sur le sperme des enfants (p. 134), sur celui des vieillards (p. 174), sur celui des *monorchides* et des *cryptorchides* (p. 132).

Les auteurs ne sont pas d'accord sur l'influence qu'exercent certaines maladies relativement à la formation des spermatozoïdes : les avis sont partagés pour les sujets phtisiques, syphilitiques et cancéreux. Cependant, quelques observations semblent prouver que ces affections diathésiques n'apportent que peu ou pas d'obstacles à la genèse des éléments fécondateurs. Mais toutes les affections qui portent directement sur le tissu du testicule, en arrêtent la sécrétion ; c'est ce qui a lieu pour les testicules tuberculeux ou cancéreux.

La stérilité chez l'homme est également la consé-quence de toutes les affections qui produisent l'oblitéra-tion des canaux excréteurs du testicule et particulière-ment de l'*épididyme* (voyez p. 30). Ainsi l'*épididymite double* (qui fait partie de ce qu'on appelle vulgairement une *chaudepisse tombée dans les bourses)* produit la stérilité pendant un temps assez long, et ce n'est sou-vent qu'après plusieurs années que l'on voit reparaître les spermatozoïdes dans le liquide éjaculé, alors que tout gonflement et toute induration ont disparu du côté de l'épididyme. Il est même à craindre que, dans des cas de ce genre, l'oblitération et, par suite, la stérilité ne demeurent définitives.

II. — *Stérilité chez la femme.*

1º *Par défaut de sécrétion ovulaire.* — Nous n'avons pas à insister sur cette cause de stérilité : toutes les circonstances qui arrêtent la menstruation arrêtent sans doute l'évolution ovarique des vésicules de Graaf et interrompent pour un temps plus ou moins long la fécondité de la femme. Toutefois cette proposition ne peut être très rigoureuse, car elle souffre de nombreuses exceptions : la menstruation peut être très capricieuse, et cependant l'ovulation parfaitement régulière.

Pendant la lactation, la plupart des nourrices ne sont plus réglées, et cependant on a vu des nourrices non menstruées devenir enceintes. On a vu des femmes qui n'avaient été menstruées qu'après une première grossesse; d'autres sont devenues grosses à plusieurs reprises, sans avoir jamais présenté de flux cataménial. D'autres enfin, qui n'étaient jamais réglées entre leurs grossesses, voyaient leurs règles apparaître régulièrement pendant toute la durée de la gestation, présentant ainsi précisément l'inverse de la règle générale.

Les maladies qui modifient profondément la structure des ovaires mettent obstacle à l'ovulation. Ajoutons que si les deux ovaires ont été extirpés à la suite d'une opération d'*ovariotomie* (voyez p. 88), la femme demeurera complètement et définitivement stérile. Elle a en effet subi dans ce cas une véritable *castration*.

Enfin les affections de la trompe de Fallope, les inflammations de cet organe capables d'établir des adhérences entre lui et les parois du bassin ou les viscères pelviens, en rendant impossible l'adaptation tubulaire, mettent en même temps obstacle à la fécondation.

Les femmes qui ont abusé du coït à un point extrême, les filles publiques, sont souvent frappées d'une stérilité qu'on peut attribuer à des lésions de ce dernier ordre [1]. Les congestions presque continuelles qu'excite

---

[1] Parent-Duchâtelet * et Serres ont attribué au coït trop souvent répété la stérilité presque générale chez les filles publiques. C'est aussi probablement à l'empressement passionné du mari durant la période du mariage nommée *lune de miel* qu'une grande partie des jeunes mariées doivent de ne pas devenir enceintes pendant les premiers mois qui suivent la bénédiction nuptiale, ou de faire des fausses couches. Chez elles, en effet l'avortement arrive vers les premiers mois de la grossesse; elles croient avoir seulement un retard de règles, et vers la cinquième, sixième ou septième semaine, elles rendent un caillot volumineux, contenant l'œuf tout entier.

* Parent-Duchâtelet, *De la prostitution dans la ville de Paris*, 3e édition, Paris, 1857, 2 vol. in-8.

daus leurs organes internes un état incessant d'éréthisme vénérien, ont déterminé des adhérences du
pavillon de la trompe, qui dès lors ne peut plus se mouvoir pour venir coiffer l'ovaire, y porter les spermatozoïdes et en recevoir les ovules lors de la déhiscence
des vésicules de Graaf. Ceci nous amène à parler de la
*stérilité par défaut de conservation ou de transmis-
sion des spermatozoïdes.*

2° Nous avons vu que le sperme pouvait être lancé
directement dans le col de la matrice (p. 108), ou aspiré
par cet organe (p. 110); mais dans un grand nombre de
cas, sinon dans la majorité, la liqueur séminale, ainsi
que l'a démontré Coste, n'est versée que dans le vagin,
et il s'écoule de dix à vingt minutes avant que les spermatozoïdes commencent à se montrer dans l'ouverture
du museau de tanche et dans la cavité du col utérin. Il
faut donc que, dans ce cas, le sperme soit retenu dans le
vagin et y soit conservé dans des conditions qui ne
portent pas atteinte à la vie des spermatozoïdes.

Or, un chirurgien américain, Marion Sims, a pu
constater que la stérilité résultait parfois de ce que le
vagin, trop court, ne pouvait retenir la liqueur spermatique, dont on ne trouvait bientôt plus aucune trace ni
dans le mucus vaginal, ni dans celui du col de l'utérus [1].

Le vagin et le col de l'utérus peuvent, par la nature
morbide des liquides qu'ils sécrètent, porter atteinte à
vie des spermatozoïdes, arrêter leurs mouvements et,
par suite, mettre obstacle à la fécondation. Nous avons

[1] Voyez Marion Sims, *Notes cliniques sur la chirurgie utérine*,
Paris, 1866.

dit (p. 29) que les milieux alcalins favorisent la motilité des spermatozoïdes, tandis que les milieux acides la détruisent. A l'état normal, les mucus sécrétés par l'utérus et le vagin sont alcalins; ils représentent donc un milieu éminemment favorable à la conservation et à la progression des filaments spermatiques.

Mais, dans un grand nombre de circonstances morbides, ces produits de sécrétion muqueuse changent sinon de nature, du moins de réaction; ils deviennent *acides*, et une observation attentive a montré qu'un grand nombre de cas de stérilité n'avaient d'autres causes que cette réaction anormale des milieux dans lesquels sont déposés les spermatozoïdes.

La femme elle même peut porter, sans avoir conscience du danger, une atteinte semblable à la vitalité de l'élément fécondateur. Une expérience facile à répéter sous le microscope montre que le contact de l'eau froide tue presque immédiatement les spermatozoïdes : les lotions d'eau froide, pratiquées immédiatement après le coït, peuvent donc mettre obstacle à la fécondation.

Nous ne pouvons passer en revue toutes les causes de *stérilité chez la femme;* nous n'arrêterons plus l'attention du lecteur que sur un certain ordre de causes auxquelles on a cherché à remédier par un même moyen, par la fécondation artificielle. Nous voulons parler des *rétrécissements du col de l'utérus*, produits soit par une hypertrophie avec induration des parois, soit par une *flexion* qui amène au niveau de la jonction du corps et du col un angle et, par suite, une oblitération. Lorsque ces rétrécissements s'opposent entièrement à l'entrée des spermatozoïdes dans l'utérus, ce n'est pas à dire cependant qu'ils soient infranchissables et ne puissent s'ouvrir devant un corps dur, comme une sonde ou une canule qui viendrait de l'extérieur. Si ce corps allait jeter des spermatozoïdes dans l'utérus, la difficulté serait vaincue et plus rien ne s'opposerait à la rencontre de l'ovule et du spermatozoïde. Ce sont ces considérations qui ont fait penser à la *fécondation artificielle.*

III. — *Fécondation artificielle.*

Les tentatives de *fécondation artificielle* inspirent un haut intérêt scientifique ; aussi les premières expériences furent-elles faites, dans un but purement expérimental, sur des animaux.

La possibilité d'un résultat avait été longtemps niée.

Spallanzani[1], auquel la science doit tant de découvertes utiles, surtout au point de vue de la génération, Spallanzani fut le premier qui tenta l'injection de semence d'un chien dans la matrice d'une chienne en chaleur, au moyen d'une seringue chauffée à 30° Réaumur. L'expérience eut un plein succès et soixante-deux jours après la chienne mit bas trois petits vivants.

Hunter conseilla l'expérience chez l'homme, et un sujet atteint d'hypospadias parvint, par un moyen semblable, à rendre sa femme enceinte.

Depuis ces expériences, on ne tenta guère d'user de

---

[1] Spallanzani, *Opuscules de physique animale et végétale ;* traduction par Senebier, 1777.

ces moyens, quoique, dans un autre ordre d'idées et sur des êtres tout différents, la fécondation artificielle fût si longuement et si utilement appliquée, par exemple à la pisciculture et à l'horticulture.

Aujourd'hui cependant, les gynécologistes reconnaissent l'utilité de la fécondation artificielle chez la femme, lorsque des déformations de ses organes génitaux, des flexions du corps de l'utérus sur le col, sans oblitérer complètement le canal utérin, rendent difficile ou impossible le rétablissement de sa direction rectiligne. Marion Sims (de New-York)[1] a fait une série d'expériences à ce sujet, dans les conditions les plus défavorables, et a vu une fois survenir la conception.

En France, Girault[2] a été plus heureux : il est parvenu ainsi à rendre mère huit femmes que désolait leur stérilité et même, dans un cas, il a produit une grossesse gémellaire. Il a fallu chez certains sujets répéter plusieurs fois la même tentative pour obtenir un heureux résultat. Plusieurs médecins français, Gigon, Lesueur, Delaporte, ont également réussi dans leurs fécondations artificielles[3], et les gynécologistes les plus éclairés ne se montrent plus hostiles aux tentatives de ce genre[4].

Dans la fécondation artificielle, l'*injection* se fait le plus souvent jusque dans la *cavité du corps de l'uté-*

---

[1] Marion Sims, *Notes cliniques sur la chirurgie utérine.* Paris, 1866.

[2] Girault, *Etude sur la génération artificielle dans l'espèce humaine.* Paris, 1869.

[3] Gigon, Lesueur, Delaporte, *Observations de fécondations artificielles (Réforme médicale,* août et septembre 1867).

[4] Voyez Jules Gautier, *La fécondation artificielle*, Paris, 1889.

rus; et, en effet, l'opération est le plus souvent indiquée par un rétrécissement siégeant au niveau de l'union du corps et du col de la matrice (voyez p. 52). Ces injections dans l'utérus sont sans danger, car elles n'ont pas donné un seul accident à Girault sur vingt-sept injections réparties entre douze femmes. D'autre part, les spermatozoïdes conservent beaucoup mieux leur vitalité dans l'utérus que dans le vagin, et Marion Sims a fait à ce sujet des observations très intéressantes au point de vue physiologique. Dans un cas : « Acte sexuel à onze heures du soir le samedi ; examen microscopique des sécrétions le lundi, à trois heures de l'après-midi, c'est-à-dire quarante heures après. Le mucus vaginal contient quelques spermatozoïdes morts, aucun de vivant ; le mucus cervical (du col de l'utérus) en contient un grand nombre très vivaces et peu de morts. » D'observations semblables, Marion Sims conclut : 1° que les spermatozoïdes ne vivent jamais plus de douze heures dans le mucus vaginal; 2° qu'ils vivent, au contraire, beaucoup plus longtemps dans le mucus utérin.

Le manuel opératoire de la fécondation artificielle est très simple. Le procédé le meilleur est celui qui conserve au sperme sa vitalité et sauvegarde en même temps les lois de la pudeur et toutes les convenances.

Quant à l'appareil à injection, Marion Sims se servait d'une petite seringue de verre, analogue à la seringue de Pravaz, mais munie d'une canule légèrement courbe, selon le degré d'antéflexion de l'utérus : il poussait l'injection très lentement et goutte à goutte.

Dans ce procédé comme dans les suivants, l'instrument est préalablement chauffé et maintenu autant que possible à la température normale du sperme éjaculé (35 à 37°).

Lesueur rapporte qu'un tampon couvert de sperme et introduite au fond du vagin lui a complètement réussi.

Mais le procédé le plus simple est celui de Girault, d'autant qu'il faut, on ne saurait trop le répéter, porter la semence jusque dans l'utérus : « Au lieu d'une seringue, je préfère, dit cet auteur, dans la généralité des cas, introduire le sperme dans une sonde, placer celle-ci dans le col de l'utérus, et souffler avec la bouche, attendu que s'il y a peu de sperme, il peut rester dans la seringue, tandis que par l'insufflation il faut que tout pénètre dans la matrice. »

Enfin Félix Roubaud a fait construire une petite seringue présentant, pour la fécondation artificielle, des avantages spéciaux[1].

Nous avons suffisamment insisté sur ce sujet, notre intention n'étant que de mettre le lecteur au courant des tentatives et des succès de la médecine dans le difficile problème de la génération.

IV. — *Aberrations du sens génésique.*

Nous avons parlé jusqu'ici des causes naturelles qui

---

[1] Voyez Félix Roubaud, *Traité de l'impuissance et de la stérilité*, 3e édition. Paris, 1876.

mettent obstacle à l'accomplissement d'un des instincts les plus puissants de l'homme et des animaux, celui de perpétuer l'espèce et de vivre dans de nouvelles générations.

Mais cet instinct lui-même s'égare et les obstacles sont alors artificiellement créés.

Nous faisons l'histoire de la génération et non celle des aberrations auxquelles peut donner lieu le sens génital ; nous dirons cependant que nous sommes loin du temps où Moïse se croyait obligé d'édicter des lois pénales contre celui [1] *qui cum jumento et pecore coierit*, etc.; où David pouvait impunément séduire la femme d'Uri et se débarrasser de l'époux malheureux par un meurtre ; où Virgile ne craignait pas de chanter les ardeurs de Corydon pour Alexis, *delicias domini;* où Catulle, Horace, consacraient des vers à leurs *pueri*, etc.

Le christianisme est venu, en exaltant la pureté, la virginité, réagir contre les infamies du paganisme.

Nous ajouterons de plus que l'activité exagérée de la fonction reproductrice ne constitue pas, à notre sens, une aberration. Si l'on accorde ce titre aux exagérations *en plus*, il faudrait aussi en qualifier les aberrations *en moins*, la frigidité et l'impuissance ; cela n'est pas admissible.

Les vraies aberrations sont des déviations de la fonction, poursuivant un autre but que le but naturel ; les seules aberrations à notre avis, à condition qu'elles

---

[1] *Lévitique*, chap. xx, verset, 15.

soient l'indice d'un instinct réellement perverti et non un égarement momentané et exceptionnel, seraient :

L'*onanisme habituel* ; la *pédérastie ;* la *sodomie ;* le *tribadisme ;* l'*amour des enfants impubères quel que soit leur sexe ;* la *bestialité* ; et enfin au sommet de cette échelle monstrueuse, le goût des cadavres, la *nécrophilie.*

Quant au *satyriasis*, à la *nymphomanie*, à plus forte raison quant au *viol*, ce ne sont point des aberrations. Le viol est, chez un grand nombre de sauvages, et chez beaucoup d'animaux, le moyen habituel, naturel, pour le mâle de satisfaire ses désirs génésiques [1].

Mais ce sont là des faits qui nous forceraient à sortir de notre sujet.

Nous ne nous arrêterons pas davantage sur les pratiques que l'on a caractérisées par l'expression de *fraudes dans l'accomplissement des fonctions génératrices.*

Un médecin, M. L. Bergeret, a publié sur ce sujet un livre intéressant, riche d'observations, et qu'il faut placer à côté du traité de Tissot sur l'*onanisme* (voyez p. 148). C'est à cet ouvrage que nous renvoyons le lecteur [2]. Il y verra justement flétri le vice qu'on a encore appelé *onanisme conjugal*, quelles que soient les formes sous lesquelles il s'exerce, soit qu'il repro-

---

[1] Voyez sur ce sujet Benj. Ball, *La folie érotique*, Paris, 1888. — Reuss. *Des aberrations du sens génésique (Annales d'hygiène*, 3e série t. XVI, p. 125.

[2] L.-F. Bergeret, *Des fraudes dans l'accomplissement des fonctions génératrices*, 13e édition, Paris, 1878.

duise simplement le pêché d'Onan[1], soit qu'il ait recours à l'usage de l'enveloppe protectrice inventée par le docteur Condom. Il y verra exposées, par des exemples frappants, les funestes conséquences qui en résultent pour les individus, pour la famille et pour la société. Il y verra que les préceptes de l'hygiène sont toujours d'accord avec les lois de la saine physiologie et que jamais impunément les sexes ne dévient des voies que leur a tracées la nature pour la satisfaction du penchant qui les entraîne l'un vers l'autre.

CHAPITRE III

DÉVELOPPEMENT DE L'ŒUF FÉCONDÉ

On donne le nom d'*embryologie* à l'étude des phénomènes d'*évolution successive* par lesquels l'ovule, c'est à-dire une simple cellule, se transforme en définitive en un être complet, semblable à ceux qui l'ont procréé.

L'*embryologie* est une des parties les plus difficiles des sciences naturelles : aussi ne pouvons-nous ici qu'effleurer ce sujet délicat[2]. Nous nous bornerons à

---

[1] *Genèse*, chap. XXXIII, v. 6 et suiv.

[2] Voyez Breschet, *Etudes anatomiques, physiologiques et pathologiques de l'œuf dans l'espèce humaine*, 1 vol. in-4 avec 6 pl. Paris, 1835. — Bischoff, *Traité du développement de l'homme et des animaux*, in-8.

indiquer les phénomènes les plus saillants du développement, et à exposer les notions qui nous seront indispensables pour ce que nous aurons à dire plus tard de la *grossesse*.

a). — Lorsque l'ovule n'a pas encore été en contact avec les spermatozoïdes, il se présente sous la forme d'un élément anatomique des plus simples : c'est une *cellule*, c'est-à-dire une petite sphère de matière vivante *(protoplasma* des auteurs). Cette sphère, dont le diamètre s'élève au plus à un dixième de millimètre, se compose, comme la plupart des cellules, de plusieurs parties : 1° une *enveloppe* nommée *membrane vitelline;* 2° un *contenu*, le *vitellus;* 3° un *noyau*, qui renferme lui-même un *nucléole*.

Quand l'ovule a pénétré par l'élément fécondateur (voyez p. 207), il se passe en lui une série de phénomènes qui, d'une simple cellule, fera bientôt un amas cellulaire, et finalement un corps organisé, un embryon à organes et tissus distincts. Le *vitellus se segmente*, c'est-à-dire se divise en deux moitiés, lesquelles se subdivisent à leur tour, et bientôt la membrane vitelline, dont la capacité a augmenté de volume, renferme une masse innombrable de ces sphères de *segmentation du vitellus*. Tels sont les éléments qui vont former les tissus du nouvel être.

En effet, les cellules ou sphère de segmentation du vitellus viennent se tasser sur un point de la face

Paris, 1843. — Beaunis et Bouchard, *Nouveaux éléments d'anatomie descriptive et d'embryologie*, 4ᵉ édition. Paris, 1885. — Balfour, *Traité d'embryologie et d'organogénie comparées*. Paris, 1883-85.

interne de la membrane vitelline et y constituent un
ovoïde allongé, qui n'est autre chose que le corps du
futur embryon. Mais jusque-là toutes les cellules de ce
corps informe sont semblables entre elles; c'est par un
phénomène tout nouveau, par une *différenciation* de
forme et de propriétés, que ces cellules vont constituer
les *tissus* du fœtus, ses *organes* et ses *enveloppes*..

b). — Mais les organes maternels prennent aussi
part à la formation de ces enveloppes. Voyons donc les
rapports que l'on constate entre l'ovule et les organes
de la mère.

Les phénomènes de segmentation et de groupement
cellulaires se produisent tandis que l'ovule chemine
dans le canal de la trompe (voyez p. 206) pour arriver
jusque dans l'utérus. Lorsqu'il est parvenu dans la
cavité de cet organe, il s'y fixe pour y achever son
développement.

En effet, la matrice, au moment où elle reçoit l'ovule,
présente une muqueuse très hypertrophiée (voy. p. 53),
qui s'avance dans l'intérieur de la cavité utérine sous
forme de plis plus ou moins prolongés : c'est, qu'on
nous permette l'expression, dans une vallée comprise
entre deux de ces plis, que vient se loger l'ovule déjà
relativement volumineux et segmenté : il se plonge
dans une sorte de cratère, de nid; les bords de cette
demi-cavité prennent aussitôt un accroissement considérable; ils entourent complètement l'ovule, et l'em-
prisonnent dans une loge parfaite.

Tel est le rôle de la muqueuse utérine : elle forme à
l'ovule une enveloppe complète : plus tard, lors de l'ac-

couchement, cette muqueuse se détachera de la paroi de l'utérus, elle sera expulsée; aussi lui a-t-on donné le nom de *membrane caduque*. La *caduque* est donc la première, la plus externe des enveloppes de l'embryon, elle provient directement des organes maternels.

Voyons comment se forment les autres membranes, aux dépens même des éléments de l'ovule segmenté.

Mais nous devons d'abord signaler un fait important : c'est que jusqu'ici l'ovule, avant, pendant et après le phénomène essentiel de la segmentation, s'est nourri par une simple imbibition, aux dépens des liquides albumineux qui baignent le canal de la trompe de Fallope, la cavité de l'utérus et la caduque. Les membranes que va former l'ovule sont destinées à donner à l'embryon un appareil régulier d'*absorption*, car une simple imbibition par endosmose ne pourrait plus suffire à ce jeune organisme, de jour en jour plus volumineux et plus complexe. Elles sont aussi destinées à le protéger.

c). — Ces membranes sont le *chorion* et l'*amnios*.

1° Par un phénomène particulier d'involution, l'amas cellulaire qui va devenir corps de l'embryon, s'enfonce vers le centre de la cavité vitelline, en entraînant avec lui la portion de membrane vitelline correspondante. Il en résulte, à ce niveau, une dépression analogue à celle que l'on produirait sur une sphère de pâte en y appuyant la pulpe d'un doigt; le fond de cette dépression est occupé, cela résulte des faits précédents, par le corps de l'embryon; mais les bords de cette dépression s'élèvent de plus en plus et tendent à se rejoindre, pour se confondre en un orifice de plus en plus petit, comme l'ouverture d'une blague à tabac ou d'une bourse, ouverture qui se fronce à mesure que l'on tire sur les cordons destinés à la fermer.

Bientôt cet orifice s'efface lui-même tout à fait et la dépression primitive se trouve transformée en une cavité close, en une poche au fond de laquelle se développe l'embryon. Cette poche se remplit de liquide exsudé par ses parois.

Telle est l'origine de la *poche amniotique*, de la *membrane amnios* et du *liquide amniotique* dans lequel est baigné et suspendu le fœtus, mis ainsi à l'abri des chocs violents et en général de toutes les commotions qui pourraient compromettre son existence (pl. VII, *fig. 4*, A).

2° Nous connaissons, au moins de nom, deux des membranes de l'œuf utérin : la plus externe est la *caduque ;* la plus interne est l'*amnios*. C'est entre elles deux que se développe le *chorion*.

On le devine facilement par les descriptions précédentes, la place du chorion est d'abord occupée par l'ancienne *membrane vitelline*, à laquelle se substitue peu à peu une nouvelle production émanant du corps de l'embryon. En effet, sur la face du corps de l'embryon opposée à la cavité de l'amnios, sur la face qui prendra le nom de *côté ventral*, au niveau du futur ombilic, on voit se produire, aux dépens des cellules de l'amas embryonnaire, une végétation dont la masse peut être, quant à sa forme, comparée à un champignon : c'est le *bourgeon allantoïdien*. Il s'étend de plus en plus, de manière à s'insinuer par sa partie la plus large (chapeau du champignon) entre la caduque et l'amnios, et parvient bientôt ainsi à former une membrane complète, interposée entre les deux précédentes : cette membrane prend le nom de *chorion*.

Nous avons négligé, et avec intention, de parler d'une formation transitoire : la *vésicule ombilicale*, parce que cet organe ne présente que peu d'intérêt pour l'embryologie humaine. Il disparaît de bonne heure. Sa présence chez le fœtus humain indique les rapports qui établissent une étroite parenté entre les êtres des divers degrés de l'échelle des vertébrés : en effet, cet organe, tout à fait secondaire chez les mammifères, est au contraire de la plus haute importance pour les embryons d'oiseaux, auxquels il fournit, pendant toute la durée du développement, une provision de nourriture, absorbée par un appareil circulatoire particulier; cet appareil circulatoire existe aussi un instant chez le fœtus humain, mais il disparaît bientôt pour être remplacé par les vaisseaux de l'*allantoïde* et du *chorion*.

3° Nous voici donc ramenés à compléter l'étude de l'*allantoïde* et de son expansion membraneuse, le *chorion;* nous verrons par là quelle est l'origine et la nature d'un organe important, provenant des précédents et que l'on nomme le *placenta*.

A peine l'*allantoïde* (voyez plus haut) a-t-elle acquis une certaine dimension, que l'on voit se former en elle des *vaisseaux sanguins* qui s'étendent et envahissent bientôt toute l'étendue de son expansion interposée entre la caduque et l'amnios, c'est-à-dire dans toute l'étendue du *chorion*. On dit alors que le chorion est *vasculaire*.

En une région qui correspond au point où l'œuf touche
les parois utérines, le chorion vasculaire acquiert bientôt
une épaisseur et un développement considérables. Il
forme des saillies qui s'entrelacent avec des saillies
semblables développées sur la face correspondante de
la caduque, également hypertrophiée en ce point. Ces
deux masses, l'une appartenant au chorion, l'autre
à la caduque, ainsi hypertrophiées et intimement sou-
dées, forment une sorte de gâteau circulaire et épais
que l'on nomme le *placenta* (pl. VII, *fig*. 4, p).

Qu'est-ce donc, au point de vue de ses fonctions, que
le placenta ? Il sera facile de répondre à cette question, si
nous nous rappelons que la portion du placenta formée
par la membrane caduque appartient par ce fait même
à l'utérus, c'est-à-dire à la mère; qu'elle reçoit en
abondance des vaisseaux sanguins appartenant à l'organisme maternel ; qu'au contraire la portion formée
par le chorion appartient au fœtus, qu'elle renferme les
ramifications des vaisseaux allantoïdiens; que ces vaisseaux s'avancent dans des saillies, dans de longues
papilles qui plongent dans la portion maternelle.

On le voit donc, le placenta est le lieu des échanges
nutritifs entre l'organisme fœtal et l'organisme maternel. C'est là que le sang de l'être en voie de formation
vient s'enrichir par endosmose de matériaux puisés dans
le sang maternel, matériaux qu'il apporte ensuite à
l'embryon en suivant le trajet des vaisseaux dont l'ensemble (pl. VII, fig. 4, v) forme le *cordon* (ancien pédi-
cule de l'allantoïde); ce sont les vaisseaux ombilicaux,
ainsi nommés parce qu'ils pénètrent dans le corps du

fœtus en traversant l'ouverture qui deviendra plus tard cicatrice ombilicale (voyez chap. suiv. et pl. VII, *fig*. 4, c).

4° Nous connaissons donc, dès maintenant, comment le jeune organisme se forme des membranes d'enveloppe; comment il va puiser dans le sein maternel les éléments de sa nutrition et de son développement; absolument comme une plante va chercher, par ses racines, sa nourriture dans le sein de la terre. Le placenta est le lien important où le fœtus emprunte les substances nécessaires à sa vie, c'est par là aussi qu'il rejette, par exosmose, les matériaux devenus inutiles et nuisibles; c'est là qu'il puise de l'oxygène et qu'il rejette de l'acide carbonique; en un mot, c'est là qu'il se nourrit, qu'il respire, qu'il excrète.

Toutes les fonctions se trouvent réunies en un même point, et s'y trouvent singulièrement simplifiées, car, en définitive, c'est la mère qui absorbe, qui respire, qui excrète, pour l'enfant qu'elle porte dans son sein. Pendant toute la durée de la vie intra-utérine, le jeune être est comparable à un parasite greffé sur un individu aux dépens duquel il se nourrit et se développe.

Ces considérations nous permettront de mieux comprendre les phénomènes de la grossesse et de l'accouchement, phénomènes sinon plus importants, du moins bien plus intéressants au point de vue pratique.

d). — Sans décrire la succession des métamorphoses par lesquelles se constituent les organes, le squelette, les membres du fœtus, nous donnerons quelques rapides indications sur les dimensions, le poids et l'aspect général que présente l'embryon aux périodes les plus importantes de son développement [1].

Douze jours après la fécondation, l'embryon humain est long de 2 millimètres (pl. VII. *fig.* 2).

Quarante jours après la fécondation, il est long de 30 millimètres et pèse $2^{gr},50$. On distingue alors une tête qui forme la moitié du corps, quant à la masse; deux points noirs dirigés en dehors sont les rudiments des yeux et une fente transversale indique la bouche. Le cordon ombilical s'insère tout près de l'extrémité inférieure du corps; les quatre membres ne se dessinent encore que comme quatre verrues ou papilles à peine saillantes et informes (pl. VII. *fig.* 2).

Vers la fin du deuxième mois après la conception, l'embryon a environ 45 millimètres : la tête se sépare déjà du tronc par un sillon qui sera le cou; la main se dessine en formant, comme longueur, presque la moitié du membre thoracique. Les organes génitaux se dessinent déjà par la fente dont nous avons parlé (voyez *hermaphrodites*, p. 68). Dès ce moment *l'embryon* prend le nom de *fœtus*.

A trois mois, le placenta étant parfaitement formé le fœtus, long de 13 à 15 centimètres, pèse environ 80 grammes : la tête est nettement dessinée; le pavillon de l'oreille apparait sous forme d'une saillie; les membres sont bien détachés du corps, mais fléchis sur

---

[1] Voyez pour plus de détails, *Dictionnaire de médecine*, de E. Littré, article EMBRYON, etc. 1873. — E. Bailly, *Nouveau dictionnaire de médecine*. Paris, 1872, t. XV, article FŒTUS.

le tronc; les masses musculaires commencent à se dessiner sous la peau.

A six mois, le fœtus, long de 33 centimètres, pèse plus de 1 kilogramme. La tête présente des cheveux peu colorés; les ongles ont apparu à l'extrémité des doigts (pl. VII, *fig.* 4).

A sept mois, il est long de 40 centimètres et pèse plus de 2 kilogrammes; la peau est couverte de matière cébacée; le squelette cartilagineux est complet et ossifié déjà dans une grande étendue. Nous verrons plus loin que l'enfant peut être déjà viable à cet âge.

A neuf mois, le fœtus est à terme, c'est-à-dire qu'il pourra dès lors abandonner le sein maternel, ne plus emprunter ses fonctions à un organe placentaire; respirer librement dans l'air extérieur, digérer et assimiler une nourriture appropriée à ses jeunes organes.

Il est long de 46 à 50 centimètres; il pèse environ $3^{kg},500$. Les membres inférieurs, bien développés, forment le tiers de la longueur du corps.

CHAPITRE IV

GROSSESSE

On appelle *grossesse* l'état dans lequel se trouve une femme qui a été fécondée, jusqu'à l'expulsion du produit de la fécondation.

I — *Grossesse normale ou utérine et grossesses extra-utérines.*

Nous avons vu que la fécondation a lieu normalemen au niveau de l'ovaire et qu'aussitôt l'ovule parcourt le trajet de la trompe pour venir se développer dans l'utérus. C'est ce qui constitue la *grossesse normale* ou *utérine.*

Mais, dans quelques circonstances exceptionnelles, l'œuf peut s'arrêter dans ce trajet et se développer en un autre point que l'utérus : il se produit alors une grossesse *extra-utérine.* Ces cas sont rares[1].

Les *grosseses extra-utérines* ont pour causes toutes les circonstances qui peuvent empêcher l'ovule de parcourir le canal de la trompe ; telles sont les affections qui ont pu amener un rétrécissement de ce conduit. On attribue aussi une grande influence aux émotions morales, à une frayeur, par exemple, qui surviendra pendant la copulation ou peu après : cette secousse nerveuse provoquerait alors un spasme ou une paralysie de la trompe et l'empêcherait de recevoir l'ovule et de le transmettre à l'utérus. On cite des observations où une violence faite à la femme, un coup porté sur le ventre peu après le coït, semblerait avoir été la cause de l'arrêt de l'ovule dans sa migration depuis l'ovaire jusqu'à la cavité utérine.

Quelles qu'en soient les causes, d'ailleurs fort

[1] Voyez Stoltz, *Nouveau Dictionnaire de médecine et de chirurgie pratiques,* t. XVII, article GROSSESSE. Paris, 1873.

obscures, la grossesse extra-utérine peut présenter plusieurs variétés, c'est-à-dire que l'ovule peut s'arrêter
et se fixer en divers points de son trajet, et que, selon
qu'il se développe au niveau même de l'ovaire, ou bien
qu'il tombe dans la cavité abdominale (dans le *péritoine)*, ou bien enfin qu'il subit son évolution dans une
partie quelconque du canal de la trompe, il se produit
une grossesse *ovarique, abdominale (péritonéale)* ou
tubaire.

Dans ces différents cas, l'ovule, égaré ou arrêté dans
son trajet, se développe cependant et emprunte aux
organes contre lesquels il s'est attaché les éléments de
sa nutrition, comme il les emprunte normalement à la
muqueuse utérine lorsqu'il est venu se greffer sur elle.
Ce travail amène dans tout l'organisme de la femme
des modifications semblables à celles que produit la
grossesse normale, telles que *suppression des règles,
augmentation de volume de l'utérus, turgescence des
mamelles*, etc.; mais à ces signes ordinaires se joignent
bientôt des symptômes orageux qui se terminent par
des *accidents* de la plus haute gravité. L'abdomen est
très douloureux, et cette douleur s'accompagne souvent
de fièvre, comme dans une inflammation des organes
de bas-ventre.

Parfois, vers le troisième ou le cinquième mois, le
kyste qui renferme le fœtus, ne trouvant pas les moyens
de contention que lui présentent normalement les parois
de la matrice, se rompt et vide son contenu dans la
cavité abdominale : il en résulte une hémorragie interne
et une péritonite mortelles.

Parfois aussi l'œuf atteint sa *maturité*, et le fœtus, complètement développé, ne pouvant être expulsé, meurt sur place et joue dès ce moment le rôle de corps étrangers. Bien singulières sont alors les modifications qu'il peut présenter et l'influence qu'il peut exercer sur l'organisme maternel. Ou bien le petit cadavre subit la dégénérescence graisseuse, et s'incrustant en même temps de sels calcaires, il se transforme en un corps dur, inaltérable, nommé *lithopède*, complètement inoffensif, et qui ne gêne que par son poids et la déformation qu'il imprime au ventre. Ou bien le fœtus se ramollit, se décompose, amène une inflammation de ses enveloppes, qui se rompent, soit dans l'abdomen, d'où péritonite mortelle, soit vers l'extérieur par un trajet fistuleux établi grâce aux adhérences que le kyste a contractées avec la paroi abdominale. On voit alors les débris du fœtus s'éliminer peu à peu à l'extérieur, comme les fragments d'os que l'on retire du foyer d'une longue suppuration osseuse.

Ces aberrations de la nature nous ont paru assez singulières pour mériter d'être mentionnées ici.

On voit que la *terminaison des grossesses extra-utérines* est le plus souvent fatale à la mère. Hâtons-nous d'ajouter que la *gastrotomie*, qui a donné de si beaux résultats pour l'extirpation des kystes de l'ovaire (voyez p. 88), permet ici encore au chirurgien d'aller directement, par l'ouverture de la paroi abdominale, porter son action sur l'œuf et ses enveloppes, et non seulement de conserver la vie à la mère, mais encore de donner le jour au fœtus, si l'opération est pratiquée à une époque où celui-ci est devenu *viable* hors de l'organisme maternel.

II. — *Grossesse utérine; ses signes.*

En même temps que l'œuf se développe au contact de la muqueuse utérine, la matrice augmente de volume pour pouvoir le contenir ; mais ce changement de forme et de capacité est accompagné d'un changement de structure, car les fibres musculaires qui composent les parois de l'utérus deviennent plus nombreuses, plus fortes, plus contractiles, elles se préparent en un mot à accomplir l'acte de la *parturition*.

D'autre part les *mamelles* elles-mêmes deviennent le siège d'un travail qui les rendra propres aux fonctions de la *lactation*.

Enfin, la nature se trouvant satisfaite par la présence d'un produit de fécondation en voie de développement, l'*ovulation* est suspendue ainsi que la *menstruation*.

C'est l'ensemble de cet état que l'on désigne sous le nom de *grossesse* ou de *gestation*, et c'est la réunion de ces différents phénomènes, plus ou moins importants, qui constitue les *signes* plus ou moins certains de la *grossesse*.

La *durée normale de la grossesse* est de *neuf mois*, c'est-à-dire de 270 à 280 jours ; le produit de la conception peut être expulsé plus tôt, mais alors il manque de la maturité nécessaire à la vie indépendante du nouvel être : cependant dès le *septième mois* (215 à 220 jours) celui-ci est *viable ;* mais un grand nombre de signes permettent alors à l'homme de l'art de reconnaître que son expulsion a été prématurée.

Quant aux *grosses prolongées*, il est aujourd'hui reconnu que la grossesse ne peut pas dépasser de plus de quinze jours la durée maximum que nous avons indiquée. Les faits de naissances précoces et de grossesses prolongées ont donné lieu à de vives controverses [1], et l'on s'explique facilement l'intérêt que peuvent y apporter les médecins et les légistes, quand on songe qu'elles se rattachent à la question de *paternité*

---

[1] En 1537, le Parlement de Grenoble légitima sur l'attestation de plusieurs médecins un enfant né après quatre ans d'une absence qui avait éloigné le mari de la mère. Il s'agissait d'une dame Madeleine d'Anvermont, femme de Jérôme de Montléon, seigneur d'Aiguemère et mère d'un certain Emmanuel dont on voulait faire déclarer l'illégitimité, en raison des conditions dans lesquelles il était né.

Voici un extrait de cet arrêt :

Vu, dit le jugement, les pièces, prouvant qu'il y a plus de quatre ans que le dit seigneur d'Aiguemère n'a connu charnellement ladite dame d'Anvermont, vu les défenses de la dite dame déclarant que bien que n'ayant pas connu charnellement son mari, s'étant imaginé en songe la personne et l'attouchement dudit sieur d'Aiguemère, elle reçut les mêmes sentiments de conception et de grossesse qu'elle eût pu recevoir en sa présence, affirmant depuis l'absence de son mari, pendant les quatre ans, n'avoir eu aucune compagnie d'homme, et avoir pourtant conçu et enfanté ledit Emmanuel, ce qu'elle croit être advenu par la force de son imagination, vu la déposition des dames d'Albriche, de Pontrinel, d'Orgeval, etc., affirmant que tel accident peut arriver aux femmes; qu'à elles-mêmes telles choses leur sont advenues et qu'elles ont conçu des enfants dont elles sont heureusement accouchées, lesquels provenaient de certaines conjonctions imaginaires avec leurs maris absents et non de véritable copulation; vu l'attestation des sages-femmes et des médecins (Sardine, Merampe, Gaffié, etc.);

La Cour ordonne que le dit Emmanuel est et sera déclaré fils légitime et vrai héritier dudit seigneur d'Aiguemère, et condamne les demandeurs à tenir ladite d'Anvermont pour femme de bien et d'honneur.

Cet acte est daté du 13 février 1537.

On voit qu'on était loin à ce moment des 300 jours du Code actuel.

et à toute une série d'idées de la plus haute importance au point de vue social.

Nous venons d'énoncer les limites qu'a fixées l'observation scientifique; quant à la loi française, elle est à peu près d'accord avec ce résultat, et elle a coupé court à tous les procès scandaleux, en admettant la légitimité des enfants nés le 180ᵉ jour après le mariage et le 300ᵉ après la dissolution de ce lien ou après la possibilité de la cohabitation. Ajoutons cependant qu'en Angleterre, la loi a montré plus de condescendance en regardant comme possible une grossesse de 311 jours, et qu'en Allemagne elle est fixée à 302 jours.

On divise d'ordinaire la grossesse en *trois périodes* de trois mois chacune. Les signes que l'on peut constater dans ces périodes n'ont pas tous une égale valeur pour établir positivement l'existence d'une grossesse : on a l'habitude de les classer en *signes incertains*, *signes probables* et *signes certains*. Nous allons, en faisant l'étude de la gestation, indiquer l'ordre d'apparition et l'importance de ces signes, selon chaque période; mais nous pouvons déjà prévoir que les *signes absolument certains* ne se montrent qu'à la fin de la seconde et pendant toute la durée de la troisième époque de la grossesse.

Nous pourrions remplir un volume si nous voulions rapporter, comme curiosités historiques, toutes les sottes recettes et expériences au moyen desquelles on a prétendu reconnaître la grossesse : c'est là un chapitre de l'histoire des *préjugés populaires* : nous en citerons quelques exemples :

« On ne se contente pas, dit Venette [1], d'avoir des signes communs, on fait encore quantités d'expériences, à l'imitation de l'antiquité, pour découvrir la grossesse d'une femme. Les uns frottent d'un rouge les yeux de celle que l'on soupçonne grosse; et, si la chaleur pénètre la paupière, on ne doute plus après cela que cette femme ne soit enceinte.

« Les autres tirent de son corps quelques gouttes de sang, et après les avoir laissé tomber dans l'eau, ils conjecturent qu'elle est grosse si le sang va au fond.

« Quelques-uns, après avoir mis dans ses parties naturelles une gousse d'ail, ou fait brûler de la myrrhe, de l'encens, ou quelqu'autre chose aromatique, pour lui en faire recevoir la vapeur par le bas, croient qu'elle est grosse si elle ne ressent point quelque temps après, à la bouche ou au nez, l'odeur de l'ail ou des choses aromatiques.

« Il y en a encore qui font diverses expériences sur l'urine : ils considèrent cette liqueur dès qu'on la rend et après l'avoir trouvée troublée et de couleur de citron mûr, avec de petits atomes qui s'y élèvent et qui y descendent, ils disent qu'elle a conçu.

« D'autres laissent l'urine pendant la nuit dans un bassin de cuivre où l'on a mis une aiguille fine; et, s'il observent le matin quelques points rouges sur l'aiguille, ils ne doutent plus de la grossesse.

« Quelques autres prennent partie égale d'urine et de vin blanc : si l'urine, après avoir été agitée, est sem-

____

[1] Venette, *Tableau de l'amour conjugal*, t. III, p. 32. 1832.

blable à du bouillon de fève, ils assurent que la femme est grosse.

« Les autres laissent pendant trois jours reposer à l'ombre, dans un vaisseau de verre bien bouché, l'urine d'une femme; et, après l'avoir coulée par un taffetas clair, s'ils rencontrent de petits animaux sur le taffetas, ils ne font pas difficulté d'affirmer que la femme est grosse. »

Ces quelques exemples suffisent, et nous reprenons l'étude de la grossesse d'après des données positives.

Première période. — La fécondation est souvent indiquée à la femme par une série de *sensations particulières*, par un malaise inexprimable, des défaillances, des nausées, des frissonnements.

Mais ce qui éveille surtout l'attention de la femme, c'est la cessation du flux menstruel. A l'époque où les règles devaient revenir, les organes génitaux se congestionnent, l'irritabilité du système nerveux est plus grande, les sensations particulières que nous venons d'indiquer deviennent plus fréquentes et plus intenses, mais l'écoulement sanguin ne se produit pas. Cette *suppression de la menstruation* est certainement un des meilleurs signes qui puissent alors faire soupçonner la grossesse; mais ce n'est là qu'un *signe probable*, ainsi qu'on le comprendra facilement en se souvenant des nombreuses circonstances que nous avons énoncées (voyez p. 240) comme propres à suspendre l'écoulement cataménial, et en n'oubliant pas qu'il existe plusieurs observations de femmes qui ont continué à être réglées pendant toute la durée de la grossesse, ou au moins pendant quelque temps encore.

Le *développement de l'utérus*, au début de cette période, n'est pas très considérable, ni surtout très facile à constater, parce que tout d'abord *la matrice s'enfonce dans l'excavation du bassin*, par suite de son augmentation de poids. Elle ne remonte que lorsque, trop volumineuse pour pouvoir rester enfermée dans le petit bassin, son corps, prenant comme point d'appui sur le rebord du détroit supérieur, elle le dépasse par en haut et vient alors se développer dans la cavité abdominale. Ce développement ne se produit que vers le *quatrième mois*.

Mais cependant, avant cette époque, c'est-à-dire pendant la première période, la forme de la matrice s'est assez modifiée, le col s'est assez effacé et ses lèvres assez tuméfiées pour que le doigt explorateur, pénétrant dans le fond du vagin, permette de constater que l'*orifice du museau de tanche est fermé hermétiquement* chez les primipares, que les *lèvres en sont gonflées*, comme *infiltrées, lisses*, chez les pluripares, que la matrice est plus volumineuse, plus résistante, plus molile.

Mais ce ne sont encore là que des *signes incertains* ou tout ou plus *probables*, car une foule d'affections peuvent amener des modifications analogues dans le volume de l'utérus et la forme de son extrémité inférieure.

La sympathie qui unit la glande mammaire aux organes du petit bassin se manifeste dès le début de la grossesse : à partir de la première suppression menstruelle, *les seins se gonflent*, deviennent douloureux, luisants, sillonnés de veines bleuâtres très apparentes ; le mamelon et son aréole se colorent d'un brun beaucoup plus foncé qu'à l'état normal, et l'on voit se dessiner sur la surface aréolaire de *petites saillies* qui correspondent a autant de glandes sébacées hypertrophiées. Ces *signes* sont déjà d'une grande importance ; mais nous savons que des modifications analogues peuvent se produire sympathiquement sous l'influence de troubles pathologiques des organes génitaux internes.

Cependant l'état des mamelles, s'il accompagne un gonflement de l'utérus, une suppression complète des règles, pourra acquérir la valeur d'un signe *très probable* s'il est joint, de plus, au divers troubles généraux que nous allons indiquer.

C'est en effet dans la première période, c'est-à-dire pendant les trois premiers mois que se montrent, dans l'organisme féminin, les *troubles généraux* les plus intenses et parfois les plus bizarres, appelés *phénomènes sympathiques de la grossesse*. Ces troubles, considérés isolément, ne constituent que des *signes* tout à fait *incertains*, et n'acquièrent quelque valeur que s'ils accompagnent les modifications précédemment énoncées. Ce sont surtout des malaises généraux, des troubles gastriques, des nausées, des vomissements, des appétits singuliers, des migraines intenses, des névralgies atroces ; un dégoût absolu pour certains aliments, et surtout pour les viandes. Aussi l'organisme paraît-il profondément atteint : le teint pâlit, les yeux s'entourent d'un cercle noirâtre, le regard est éteint et la femme présente l'aspect d'une personne très anémique. Le front se couvre parfois de *taches pigmentées*, qui s'étendent plus ou moins loin vers le visage, sur les paupières, sur le nez ; c'est ce qu'on appelle le *masque*.

Enfin les troubles nerveux peuvent atteindre un degré plus élevé, et un état primitif de langueur et de mélancolie se transformer parfois en monomanie, en lypémanie, en un mot en diverses variétés de folie. La médecine légale a dû à plusieurs reprises se prononcer sur la question de savoir si la grossesse peut *troubler les facultés intellectuelles*, au point d'excuser les délits et les crimes :

Un jour, devant le tribunal, sur le banc des accusés, était une femme prévenue de vol ; elle avait, bûche par bûche, soustrait une voie de bois, ce qui avait duré six mois. A l'audience, elle disait pour s'excuser : « Je suis enceinte ; c'était une envie », et l'auditoire de rire.

A cette singulière excuse, M. le président répondait ceci : « Qu'une femme, dans la situation anormale où vous êtes, dérobe un comestible, on peut, jusqu'à un certain point, admettre cette opinion vulgaire qu'elle a cédé à une envie spontanée, irrésistible, mais une voie de bois, bûche par bûche, une envie qui a duré six mois, voilà ce que vous ne ferez jamais comprendre au tribunal. »

Et la prévenue de répliquer, le plus naïvement du monde : « Si le tribunal était dans ma position, il comprendrait cela. »

Un autre jour, il ne s'agit plus d'une envie qui a duré six mois : c'est une femme qui, pendant toute la durée de ses grossesses, et elle en est à la troisième, vole dans les magasins de nouveautés, et, comme la femme aux bûches, elle allègue des « envies».

« J'éprouve, a-t-elle dit, comme une rage de voler; je ne peux pas m'en empêcher. »

On a saisi à son domicile une quantité considérable d'objets qui ont été reconnus par les propriétaires du *Louvre*, du *Bon Marché*, et du *Printemps*, comme ayant été volés dans leurs magasins.

Pour donner une idée de l'extravagance des vols commis par la prévenue, il suffira de dire qu'on a saisi chez elle deux cent cinquante cravates.

De tout cela elle ne savait que faire, car elle n'a aucunement besoin de se livrer au vol.

Interpellée par **M.** le président, la prévenue répondait : « J'ai apporté chez moi tous ces objets sans avoir même l'idée de m'en servir; je suis à l'abri du besoin. Je n'ai pas osé renvoyer tout cela par ma bonne, et je n'en tirais aucun profit; j'ai cédé à un moment de folie. »

Sur la demande de son défenseur, le tribunal, avant de faire droit, commit le D⁰ Legrand du Saulle, à l'effet d'examiner la prévenue au point de vue moral, et remit la cause à trois semaines.

L'affaire est revenue et M. le D⁰ Legrand du Saulle a répété à l'audience ce qu'il avait dit dans son rapport; il a constaté les troubles qui se sont produits chez la prévenue pendant ses trois grossesses; il a mentionné chez elle les besoins instinctifs de voler, puis s'est exprimé ainsi :

« L'impulsion morbide n'est point ici simulée; comme phénomène pathologique, elle a existé. Le vol a été soudain, irréfléchi, absurde et sans profit possible, comme tout vol d'aliéné; d'autre part, le vol n'a point été un phénomène isolé, mais il a fait partie de tout un groupe de caractères physiques, intellectuels, moraux et affectifs, et se rattachant à tout un ensemble de perturbations spéciales, évidemment déterminées par la grossesse et qui, déjà, se sont produites dans deux situations identiques. »

Bref, l'auteur du rapport a estimé que, dans l'espèce, le fait de la grossesse avait pu imprimer une vive secousse à tout l'organisme, troubler momentanément la raison, provoquer des désordres impétueux et donner lieu à des actes inconscients. « Vous la reverrez », a dit à l'audience le Dr Legrand du Saulle.

Le tribunal (10e chambre) a rendu un jugement qui acquitte la prévenue, attendu qu'au moment où les faits se sont accomplis, elle était sous le coup d'une impulsion morbide, résultant de son état de grossesse, et qu'elle ne saurait être considérée comme étant, à cette époque en pleine possession de sa liberté morale [1].

Ce jugement a une importance de premier ordre et répond à cette question que se posent depuis longtemps les médecins légistes : *L'état de grossesse peut-il produire chez certaines femmes une envie irrésistible de*

---

[1] Voyez Legrand du Saulle, *Les hystériques, état physique, état mental, actes insolites délictueux et criminels.* Paris, 1883, in-8. — Voyez aussi Brouardel, Lasègue, Motet, Blanche, etc., *Les vols aux étalages et dans les magasins* (Annales d'hygiène, 1881, tome VI, p. 161 et 261).

commettre différents excès et notamment le crime de vol?

Il est certain que, de tous les excès auxquels le délire de l'imagination peut entraîner une femme enceinte, le vol est celui qui occupe le plus fréquemment les tribunaux; ce penchant se porte tantôt sur tous les objets en général, tantôt, au contraire, sur certains objets spécieux qui excitent d'une manière irrésistible les désirs de la femme.

On rapporte le fait de cette femme, citée par Baudelocque, qui, durant ses grossesses, ne mangeait rien avec tant de plaisir que ce quelle avait dérobé en faisant ses provisions au marché.

On pourrait multiplier les citations de même genre, rappeler le fait de cette femme, connue de Marc, qui, un jour, ne put résister au penchant qui la portait à enlever une volaille de l'étalage d'un rôtisseur, etc.

Nous avons connu la femme d'un pharmacien de province qui, pendant le cours de sa première grossesse, fut vue à plusieurs reprises allant voler du poisson vivant, pour le manger immédiatement cru.

Le même fait d'une autre femme volant du poisson pour le manger cru, est aussi rapporté par Baudelocque et a été observé un certain nombre de fois. Il nous paraît difficile de ne pas reconnaître dans de pareils faits, d'une part une perversion de la sensibilité de l'estomac, de l'autre, un véritable trouble de l'imagination.

« Le médecin doit donc admettre, en principe général, la possibilité de penchants irrésistibles déterminés par la grossesse. » (Briand et Chaudé.)

C'est à ce point de vue que le jugement qui acquitte la prévenue a une importance capitale, puisqu'il s'est basé surtout sur le rapport médico-légal fait par M. le Dr Legrand du Saulle.

Les faits semblables se présentent encore assez souvent, et c'est au médecin expert consulté à se bien pénétrer de la question, afin, d'une part, de ne pas, par un rapport défavorable, faire condamner une femme, au fond parfaitement innocente, si elle était sous l'empire d'une influence qui ne lui laissait pas sa responsabilité morale ; et d'autre part, au contraire, de ne pas faire considérer comme innocente, une femme qui n'a droit à acuune indulgence.

Si en effet, on considérait toujours la grossesse comme une excuse en pareil cas, l'état de gestation deviendrait pour beaucoup de femme et contrairement à toute justice, un moyen d'impunité qui pourrait entraîner les plus graves conséquences.

Tout en reconnaisant qu'une femme grosse possède généralement son libre arbitre, il faut faire la part, dans certains cas, de troubles cérébraux réellement maniaques, et toujours tenir compte des dispositions exceptionnelles qui rendent en tout cas la femme *plus sensible et plus impressionnable* [1].

SECONDE PÉRIODE. — Dès le quatrième mois, les *troubles sympathiques* que nous venons de passer en

---

[1] Voyez Marcé. *Traité de la folie des femmes enceintes, des nouvelles accouchées et des nourrices.* Paris, 1858.

RICHARD. Génération, 2e éd.   18

revue tendent à disparaître : l'appétit revient ; les digestions sont faciles et rapides ; les symptômes nerveux tendent aussi à s'effacer, et toutes les fonctions de la femme
se concentrent vers le *travail de nutrition* qu'exige le
rapide développement du nouvel être contenu dans la
cavité utérine (voyez p. 250 et 255).

Aussi l'*augmentation du volume de la matrice*
devient-elle très sensible à la palpation, en même temps
qu'elle se révèle à l'extérieur par la saillie manifeste
du ventre ; mais cette *saillie* qui, pour le public, est le
signe certain de la grossesse, n'est pour le médecin
qu'un *signe* des plus *incertains*, puisqu'un grand
nombre de tumeurs abdominales peuvent provoquer une
manifestation tout à fait semblable. Il faut, pour que ce
signe acquière quelque valeur, qu'il soit d'accord avec
les autres symptômes, et qu'en particulier la palpation
et le toucher vaginal permettent de constater l'état de
l'utérus.

Pendant cette seconde période de trois mois, le fond
de l'utérus monte en effet successivement depuis le
niveau supérieur du pubis jusqu'au niveau ou un peu
au-dessus de l'ombilic. Il est alors facile de palper cet
organe et de s'assurer de la nature de la tumeur abdominale. Enfin l'oreille appliquée sur l'abdomen permet
de saisir certains phénomènes qui se passent dans la
matrice ou dans le corps du fœtus, phénomènes qui se
traduisent par des *bruits* particuliers ; l'*auscultation*,
appliquée à l'art des accouchements et au diagnostic
de la grossesse, est pour notre siècle une des plus
belles conquêtes des sciences médicales.

Les *bruits* que révèle l'*auscultation de l'utérus* à travers les parois de l'abdomen sont au nombre de deux :

1° C'est un *bruit soufflé*, qu'on entend dès le quatrième mois de la grossesse, et qui paraît avoir pour siège les gros vaisseaux sanguins de la matrice. Cet organe présente, pour la nutrition de l'œuf, d'énormes sinus sanguins dans lesquels viennent plonger les racines ou *villosités du placenta* (voyez p. 253); on admet généralement aujourd'hui que le sang maternel, en passant de canaux relativement étroits dans ces larges réservoirs, produit un bruit « semblable à celui qu'on perçoit en rapprochant assez vivement les parois écartées d'un soufflet. » (Stoltz.)

2° C'est un bruit tout à fait comparable au tic-tac d'une montre, et qui est dû aux battements du cœur du fœtus, c'est ce que les accoucheurs appellent le *bruit redoublé* ou le *battement double*. On n'entend ces battements qu'à partir du cinquième mois, sans doute parce qu'ils acquièrent alors seulement assez de force pour être perçus. On considère l'existence de ces deux bruits, et surtout du second, comme un *signe certain de la grossesse*

Mais à la même époque se produit un phénomène encore plus caractéristique : ce sont les *mouvements du fœtus*.

Les *mouvements de l'enfant* sont perçus par la mère elle-même[1], et on rencontre sous ce rapport certaines

---

[1] Le 21 août 1778, la reine Marie-Antoinette annonça sa grossesse à son royal époux : — Sire, lui dit elle, je viens vous demander justice contre

différences, selon que la femme est à une *première gros-sesse* ou qu'elle a déjà subi une ou *plusieurs gestations.* Dans le second cas, plus attentive, plus expérimentée, plus sensible aux moindres mouvements de l'enfant qui s'agite dans son sein, elle peut en avoir la perception nette dès la fin du quatrième mois, ou même un peu plus tôt; mais plus généralement, et surtout chez les primipares, ce phénomène ne se produit que vers le milieu du cinquième mois, et cela avec une exactitude et une netteté telles, qu'il devient le *signe le plus patent, le plus certain de la grossesse,* et, qui plus est, le symptôme le plus propre à fixer l'époque à laquelle celle-ci est parvenue.

Nous voyons donc qu'à partir du cinquième mois, la grossesse peut être reconnue à des *signes certains et indiscutables;* jusque-là la certitude ne peut être obtenue que difficilement et par un concours de symp-tômes qui n'ont aucune valeur absolue pris chacun iso-lément; au contraire, les *battements du cœur,* ou les *mouvements du fœtus* peuvent suffire à eux seuls pour établir non seulement l'existence d'une grossesse, mais encore l'époque à laquelle elle est parvenue.

TROISIÈME PÉRIODE. — Dans les trois derniers mois, la grossesse ne peut plus être méconnue et tout, dans l'organisme de la femme est profondément modifié sous

---

un de vos sujets qui m'a violemment insultée... Louis XVI, ému de ce ton sérieux, demanda des explications. — Oui, sire, il s'en est trouvé un assez audacieux... le dirais-je, pour me donner des coups de pied dans le ventre.

l'influence du développement de l'utérus ; en effet, le bord supérieur de la matrice monte pendant cette période du niveau de l'ombilic jusqu'à la région du creux de l'estomac, d'où il retombe un peu en avant vers la fin de la grossesse. Le ventre est alors très distendu ; la cicatrice ombilicale, d'abord déprimée, devient saillante ; les parois de l'abdomen, chargées de soutenir l'utérus, sont soumises à une forte tension ; la peau devient lui-sante, et ne pouvant plus prêter sans se rompre, elle s'éraille vers la région des flancs, au-dessus des hanches.

En même temps l'énorme développement de la matrice devient une cause de compression pour tous les organes du tronc ; elle refoule en haut le diaphragme et, par suite, amène une certaine gêne dans le jeu du poumon et du cœur ; elle entraîne vers le haut la vessie et la comprime contre la paroi abdominale, d'où certains troubles dans la miction, d'autant plus que le méat urinaire est légèrement déplacé ; il se trouve un peu plus enfoncé dans la vulve, et le canal de l'urètre est tiraillé, allongé, appliqué contre la symphise du pubis (voyez pl. VIII, v).

Les organes génitaux externes sont gonflés, conges-tionnés, bleuâtres ; le vagin devient plus large, plus dilatable : il se ramollit et se prépare à servir de canal d'expulsion pour le produit de la conception.

Les modifications que nous avons signalées du côté des mamelles se prononcent de plus en plus, et ces glandes se préparent si activement à la fonction qui va leur être dévolue, qu'il n'est pas rare de voir alors une véritable sécrétion laiteuse se produire et s'écouler au dehors, soit spontanément, soit sous l'influence d'une pression (voyez pl. VIII, G, x, *m*).

La marche devient difficile et prend un caractère particulier, la femme étant obligée de se rejeter en arrière pour faire équilibre au poids qu'elle a à porter devant elle (pl. VIII). Mais il peut survenir de véritables paralysies par la compression que la matrice et spécialement sa partie inférieure (tête du fœtus) exerce sur les nerfs qui, du petit bassin, se rendent aux membres inférieurs.

Les veines de la cavité abdominale, comprimées par l'utérus, sont moins perméables au sang qui revient des extrémités ; aussi voit-on se développer des *varices*, qui quelquefois persistent après l'accouchement. Il en est de même de la production des *hémorroïdes*.

III. — *Hygiène de la grossesse.*

Quoique la grossesse présente un *état physiologique*, la femme est, sous son influence, soumise à un si grand nombre de causes de souffrances et même de maladies, qu'elle doit être entourée de tous les soins que l'hygiène prescrit pour les malades et les convalescents : abondance d'air pur et souvent renouvelé; promenades courtes en plein air[1] : aliments réparateurs

---

[1] Les jeunes mères d'aujourd'hui feront bien de ne pas suivre l'exemple de Jeanne d'Albret. Cayet, précepteur de Henri IV, raconte que Jeanne d'Albret voulant suivre Antoine de Bourbon, son mari, aux guerres de Picardie, le roi de Navarre, son père, lui dit qu'il y consentait, à la condition que, si elle devenait enceinte, elle lui apporterait sa grossesse et

et de facile digestion, car, vers la fin de la grossesse, les besoins deviennent pressants et très fréquents : les *envies* du début ne doivent pas être contrariées, à moins qu'elles ne manifestent une véritable dépravation du goût et ne portent la femme à faire usage de substances nuisibles.

Il faut éviter les émotions morales et tout ce qui peut surexciter le système nerveux si impressionnable chez la femme grosse, etc.

Il est quelques précautions hygiéniques qui regardent plus spécialement la femme enceinte : et disons d'abord que tous les soins dont nous avons parlé et ceux dont nous parlerons plus tard, doivent surtout être pris aux époques qui correspondent au *retour normal des règles*. En effet, à ces moments, les organes génitaux se congestionnent davantage, et, si la grossesse empêche la production du flux menstruel, elle laisse cependant se développer l'état de sensibilité extrême qui caractérise ces époques. C'est alors que l'avortement se produit le plus facilement et la moindre imprudence peut en rendre le danger imminent [1].

Il est même, parmi ces époques des moments plus spécialement dangereux : ce sont les périodes correspondant à la *troisième* et à la *septième menstruation supprimée*, car l'expérience a montré que l'avortement a

son ventre, pour enfanter en sa maison, et qu'il ferait lui-même nourrir l'enfant, fils ou fille. La princesse, se trouvant enceinte et dans son neuvième mois, partit un jour de Compiègne, traversa toute la France jusqu'aux Pyrénées et arriva en 15 jours à Pau en Béarn auprès de son père, pour y remplir son engagement. (Cavet. *Mémoires*, t. I, p. 62.)

[1] Voyez Charpentier, *Traité des accouchements*, 2e édit. Paris, 1889.

le plus fréquemment lieu à trois mois et l'accouchement
prématuré entre le septième et le huitième mois.

Est-il besoin de dire que la femme grosse devra porter des vêtements larges et qui ne serrent pas sa taille ?
Qu'elle devra abandonner le corset dès que la matrice
commence à distendre l'abdomen ? Il pourra être remplacé par la *ceinture abdominale* qui nous vient d'Angleterre et dont l'usage s'est déjà largement répandu
dans nos grandes villes. Cette ceinture est surtout
utile vers le sixième ou le septième mois, alors que la
matrice tend déjà à s'incliner fortement en avant.

Mais c'est particulièrement dans toute pratique qui
porte directement son action sur les organes génitaux
que les précautions les plus minutieuses doivent être
observées. Si les soins de propreté sont autant et plus
nécessaires à la femme grosse qu'à toute autre, ils
exigent une prudence spéciale dans leur application :
l'eau mise en usage sera toujours tiède, car un liquide
trop froid ou trop chaud amènerait par son contact un
ébranlement dangereux dans l'appareil génital interne ;
les bains généraux devront être également tièdes ; les
injections vaginales devront être autant que possible
évitées.

Une question délicate est celle des *rapprochements
sexuels pendant la grossesse*. Si l'espèce humaine se
guidait sur l'exemple donné par les animaux, si elle se
conformait entièrement aux avis de la nature, qui le
plus souvent inspire à la femme grosse une indifférence
complète et même une certaine répulsion pour les
caresses maritales, le coït serait absolument abandonné

pendant l'état de gestation. C'est aussi ce que prescrivent rigoureusement quelques accoucheurs. Mais l'état de société change singulièrement les instincts naturels.

Il n'y a jamais eu d'accord sur cette question.

Hippocrate[1] disait : « Une femme enceinte, si elle n'abuse pas du coït, accouchera plus facilement. Aristote pensait que même l'abus du coït avant d'accoucher donnait un accouchement plus facile[2].

Platon au contraire regardait le coït pendant la grossesse comme un homicide.

Pline a écrit : « A l'exception de la femme, peu de femelles reçoivent le mâle quand elles sont fécondées. » Le plus naturel et le premier des signes de la gestation, dit Hurtrel d'Arboval[3], est la cessation de la chaleur. Cependant et surtout dans l'espèce Cheval, il est des femelles qui souffrent les approches du mâle, bien qu'elles soient déjà fécondées; il en est d'autres qui cessent d'être en chaleur sans être pleines. Ces exceptions sont au reste assez rares.

De ce passage emprunté à un livre de médecine vétérinaire, nous croyons pouvoir rapprocher l'extrait suivant, pris dans un ouvrage traitant des impératrices :

« On ferait une liste fort longue de tous les amans que favorisa Julie, fille d'Auguste, mariée à Agrippa et plus tard à Tibère. Rome entière murmurait de cette dissolution; Julie plaisantait et sur ces murmures et sur la chose même. Quelqu'un lui ayant un jour demandé

---

[1] Hippocrate, *De la superfétation*, édition Littré, t. VIII, p. 485, 1853.

[2] Aristote, *Histoire des animaux*, livre VII, chap. 4.

[3] Hurtrel d'Arboval, *Dictionnaire de médecine, de chirurgie et d'hygiène vétérinaires*. Édition par A. Zundel. Paris. 1875.

pourquoi ses enfants ressemblaient si fort à Agrippa qui n'en était peut-être pas le père, elle répondit en souriant qu'elle n'admettait de passagers dans sa barque que quand elle était pleine [1]. »

« Julie, fille de l'empereur Octavian, dit encore Rabelais, ne s'abandonnait à ses laboureurs, sinon quand elle se sentait grosse, à la forme que le navire ne reçoit son pilot, que premièrement ne soit callefatée et chargée [2]. »

« Le but de la nature une fois atteint, écrit Montaigne[3], c'est un crime de rechercher les embrassements de son épouse. » Et il ajoute plus bas que les Mahométans abominent la conjonction avec les femmes enceintes.

Zachias prétend que pendant sa grossesse, la femme est en droit de se refuser au coït, car, dit-il, ne voit-on pas en effet dans la nature les femelles d'animaux qui viennent de concevoir fuir l'approche des mâles ?

C'est le même sentiment qui a dicté à Scévola de Sainte-Marthe ces vers bien connus [4].

> Pour conserver le feu de vos premiers plaisirs,
> Réprimez désormais vos amoureux désirs.
> Au feu qui vit en vous un nouveau feu peut nuire
> Et ce qu'Amour a fait Amour peut le détruire.

Levret et Mauriceau pensaient que la plupart des fausses couches dont la cause n'était pas évidente étaient dues à l'acte vénérien. Peu, dont la femme était accouchée vingt fois à terme ne partageait pas cette manière

---

1 De Serviez, *Les Impératrices romaines*, Paris, 1728.
2 Rabelais.
3 Montaigne, *Essais*, livre II, chap. 35, p. 89.
4 Scévola de Sainte-Marthe, *De puerorum nutritione*, tra l. Tiller.

de voir ; aussi raillait-il malicieusement Mauriceau, qui n'avait point eu d'enfants en quarante-six ans de mariage.

Dionis disait de même que « les carresses du mari ne gâtaient rien. » Père de dix-huit enfants. il se confiait en sa pratique personnelle.

On cherchait à résoudre la question devant Santeuil, et on lui demandait pourquoi les femmes acceptent les hommages de leurs maris lorsqu'elles sont enceintes, tandis que, dans une position semblable, les femelles des animaux fuient l'approche des mâles.

Chacun donnait son avis, Santeuil gardait le silence ; quelqu'un l'interpella :

« Et vous, Monsieur Santeuil, qu'en pensez-vous ?

— Ma foi, dit en riant Santeuil, je ne connais d'autre raison que les uns sont raisonnables et les autres des bêtes. »

Quoique Velpeau se range à l'opinion de Peu, nous pensons, avec le professeur Pajot, que le coït est dangereux pour les femmes prédisposées aux fausses couches, et d'autant plus préjudiciable qu'ils se passe plus près de l'époque menstruelle. Il est en effet constant pour tous les auteurs qui ont écrit sur cette question qu'un coït intempestif et impétueux peut provoquer un accouchement prématuré ; il est même des femmes chez lesquelles l'irritabilité de l'utérus est telle que la moindre circonstance occasionnelle suffit pour provoquer l'avortement, tandis que d'autres peuvent braver impunément ces mêmes causes.

Parfois cependant l'état de grossesse, loin de dissiper

les appétits vénériens chez les femmes d'un tempérament voluptueux, les augmente souvent en déterminant
à la vulve des démangeaisons qui rendent la continence
très difficile et quelquefois même impossible. Nous pensons alors que la satisfaction de besoins aussi urgents
étant une condition indispensable à la santé de la mère,
et sa santé elle-même étant nécessaire à l'existence du
produit de la conception, on devra permettre à cette
catégorie de femmes les caresses du mari, en leur
recommandant toutefois, à l'instar de Marc [1], de prendre dans leurs embrassements amoureux la position la
moins défavorable au fœtus, et d'éviter ainsi toute
pression sur l'abdomen.

En fait, on ne peut se flatter d'obtenir, au nom de
l'hygiène, une abstention complète.

Mais il est absolument nécessaire que l'usage soit
modéré en général, et que l'abstention devienne aussi
complète que possible vers les époques que nous avons
indiquées comme plus dangereuses, et particulièrement
vers la fin du troisième et du septième mois.

Nous ne pouvons mieux faire, pour préciser d'une
manière plus directe les premiers principes de l'*hygiène
de la femme enceinte*, que d'indiquer les principales
causes qui peuvent interrompre le cours de la grossesse.

Lorsque celle-ci est arrêtée et que le produit de la
conception est expulsé avant qu'il ait atteint l'âge de la
viabilité, c'est-à-dire avant le sixième mois, on a affaire

---

[1] Marc, *Dictionnaire des sciences médicales*.

à ce qu'on appelle un *avortement*. Si cette expulsion a lieu entre le sixième mois et le deux cent cinquantième jour, elle prend le nom d'*accouchement prématuré*.

Les causes de l'*avortement* et de l'*accouchement prématuré* sont à peu près les mêmes : il faut d'abord signaler tout ce qui tend à affaiblir l'organisme, les excès de tout genre et la misère. Nægelé a signalé une épidémie d'avortements pendant la disette de 1816. Les maladies inflammatoires graves, et surtout la pneumonie ont également une influence désastreuse. Il est aussi des maladies constitutionnelles qui provoquent presque fatalement l'avortement; ainsi, d'après Stoltz, les deux tiers des femmes atteintes de syphilis accouchent avant terme.

Les accidents, les chutes, les coups et les diverses violences produisent aussi l'avortement, mais sous ce rapport, les femmes présentent une susceptibilité ou une résistance trop individuelle pour qu'il soit possible de rien préciser. Certaines femmes avortent avec une facilité singulière. L'hérédité exerce sous ce rapport une influence incontestable. « La mère, dit le Dr Devilliers[1], peut transmettre à sa fille, avec sa constitution et certaines conditions organiques, une prédisposition particulière aux avortements, que parviennent cependant à modifier les moyens hygiéniques et médicaux. Il faut ajouter que les avortements eux-mêmes

---

[1] Devilliers, *Nouveau Dictionnaire de médecine et de chirurgie pratiques*, t. IV, p. 304, article AVORTEMENT. Paris, 1867. — Gallard, *De l'avortement*. Paris 1878.

deviennent des causes prédisposantes à d'autres avortements. »

Des maladies des organes génitaux peuvent causer
l'avortement : les déplacements de la matrice, son
inflammation, ses dégénérescences, sont autant de
causes défavorables au développement et à la conservation du produit de la conception [1].

L'emploi intempestif des agents médicamenteux
peut aussi être fatal à la grossesse ; tels sont : les vomi-
tifs, les purgatifs drastiques, l'opium, la salsepareille,
le gaïac, l'arsenic, et plus particulièrement les médicaments dits *emménagogues*, c'est-à-dire aptes à rappeler le flux menstruel, comme l'absinthe, l'armoise, le
safran, la sabine, la rue, l'ergot de seigle, etc. Certaines de ces substances agissent uniquement sur l'organisme maternel, mais quelques-uns pénètrent et vont
porter leur action jusque sur le produit de la conception.

Comme preuve de la pénétration des substances
gazeuses ou toxiques jusqu'au fœtus, on a cité ce fait
bien curieux, observé à la manufacture des tabacs de
Strasbourg, que les ouvrières, au moment de leur
accouchement, laissent écouler un liquide aromatique
qui exhale d'une façon très sensible l'odeur du tabac
(Stoltz).

L'état du père peut-il influer sur la durée normale
d'une conception dont il est l'auteur ? Il n'est qu'un

[1] Fleetwood Churchill, *Traité pratique des maladies des femmes*,
3e édition. Paris, 1851. — Bourgeois, *De l'influence des maladies de
la femme pendant la grossesse sur la constitution et la santé de l'enfant (Mémoires de l'Académie de médecine*, t. XLVII, p. 140.
Paris, 1861).

état morbide pour lequel cette influence soit reconnue
incontestable, c'est la syphilis. Un homme en puissance de syphilis, bien qu'il ne présente aucun symptômes de la maladie au moment de la conception, peut
procréer un fœtus syphilitique, et, sous l'influence de
la maladie du père, les avortements peuvent se succéder jusqu'à ce qu'un traitement bien dirigé ait mis fin à
la diathèse qui les cause.

Certains avortements sont la conséquence de manœuvres criminelles, que celles-ci aient pour cause un calcul
systématique, ou bien la honte et la misère où se trouvent
plongées de pauvres filles séduites. Nous ferons remarquer, au point de vue général du développement de la
population, que si dans certains pays l'avortement est
pratiqué d'une manière presque publique, il est malheureusement trop vrai que chez nous, malgré la rigueur
des lois, l'avortement et l'infanticide sont en voie de
progression, surtout à Paris et dans toutes les grandes
capitales de l'Europe, ainsi que l'a démontré le professeur Ambroise Tardieu [1].

IV. — *Grossesse multiple ou gemellaire.*

Sous ce nom on comprend l'ensemble des cas où la
cavité utérine, au lieu de contenir un seul fœtus, en
renferme plusieurs. Quand il y a deux fœtus, la grossesse est dite *gemellaire* ou *double : triple, quadruple,*
s'il y a trois, quatre fœtus. Les accouchements triples

---

[1] A. Tardieu, *Étude médico-légale sur l'avortement,* 4e édition.
Paris, 1881. — A. Tardieu), *Étude médico-légale sur l'infanticide,*
2e édition. Paris, 1880.

sont assez rares : d'après la statistique faite à la Maternité, sur 37.341 accouchements, il ne se rencontre que 5 accouchements triples, ce qui fait 1 sur 7.000. Quelques auteurs citent même des grossesses quintuples.

On a cherché à expliquer ces différences par la latitude, par les races (Bertillon), par l'influence de la taille (Tchourilofi), par le développement considérable des ovaires (Puech). Toutes ces causes peuvent avoir une certaine importance, mais il en est deux qui priment toutes les autres, c'est la *multiparité* et l'*hérédité*.

D'après le Dr Robert Brown [1], les sauvages africains considèrent les accouchements gemellaires comme d'un mauvais augure. L'entrée de la hutte où les jumeaux ont vu le jour est interdite à tous, sauf à leurs plus proches parents. La mère elle-même partage cet ostracisme, et elle ne doit plus parler qu'aux personnes de sa famille. Si les jumeaux dépassent six ans, les croyances superstitieuses des sauvages leur font croire que la divinité s'est apaisée et a pardonné, et les jumeaux sont alors admis à vivre de la vie commune.

Dans l'île de Bali, près de Java, la mère et le père des jumeaux sont soumis à des épreuves de purification qui consistent à vivre pendant un mois au milieu des tombeaux.

Les Kahsias de l'Indoustan comparent les grossesses gémellaires à la grossesse des animaux et mettent souvent à mort un des deux enfants.

---

[1] Robert Brown, *London medical Record* et *Le Scapel*, 1876. — Voyez aussi Engelmann, *La pratique des accouchements chez les peuples primitifs*. Paris, 1885.

Ces préjugés sont également partagés par les tribus
de l'île de Vancouver, chez les Aïnas qui font périr l'un
des deux jumeaux, tandis que certaines tribus de l'Ara-
bie et de la Guinée mettent à mort la mère et les
jumeaux.

V. — Superfétation.

Une femme peut-elle concevoir au milieu d'une grossesse ? La possibilité de cette superfétation est très con-
testée. Presque tous les cas qu'on en cite peuvent être
rapportés à des grossesses doubles, dans lesquelles l'un
des fœtus, mort avant terme, s'est conservé dans les
membranes jusqu'au moment de la naissance de celui
qui avait continué de vivre, ou à des grossesses de
jumeaux inégalement développés et nés à des termes
différents.

Aussi admet-on seulement la possibilité d'une double
conception à peu de moments d'intervalle, comme dans
l'exemple cité par Buffon, où une femme, ayant eu
des rapports le même jour avec un blanc et un nègre,
accoucha de deux enfants de couleur différente.

La séparation de l'utérus en deux moitiés distinctes,
en deux cornes, séparation normale chez un grand
nombre d'animaux, peut aussi servir à expliquer les
prétendus cas de superfétation. Tel est sans doute le cas
que rapporte Sédillot, d'après Desgranges, de Lyon [1].

« Benoîte Franquet accoucha, le 20 janvier 1780,
d'une fille de sept mois. Aucune des suites ordinaires de
la grossesse n'eut lieu. Cinq mois après ce premier

____
[1] C. Sédillot, Manuel complet de médecine légale, p. 34. Paris, 1836.

accouchement, elle mit au monde une seconde fille à terme. »

Les adversaires de la superfétation répondent que, dans ce cas, la matrice était certainement bicorne.

Cependant Orfila déclarait : « Que le médecin doit admettre la possibilité de la superfétation, mais qu'il doit se souvenir que dans beaucoup de cas ils est extrêmement difficile d'établir qu'elle a eu lieu, les enfants sus-conçus pouvant être facilement confondus avec les avortons ou avec les jumeaux. »

CHAPITRE V

ACCOUCHEMENT

L'accouchement est l'acte par lequel les produits de la conception (fœtus et ses annexes) sont expulsés **au** dehors ; son mécanisme est fort compliqué et son étude constitue l'une des branches les plus importantes et en même temps les mieux définies de l'art médical. Elle exige une connaissance exacte de la conformation des *os du bassin* chez la femme, et des dimensions de la *tête du fœtus à terme*[1]. Nous donnerons un

[1] Voyez Stolz, *Nouveau Dictionnaire de médecine et de chirurgie pratiques*, t. I.-p. 226, article ACCOUCHEMENT. — Nægelé et Grenser, *Traité pratique de l'art des accouchements*, 2e édition. Paris, 1880. — Chailly-Honoré, *Traité pratique de l'art des accouchements*, 6e édition, Paris, 1878. — Charpentier, *Traité de l'art des accouchements*, 2e édition. Paris, 1889.

rapide aperçu de ce dernier terme des fonctions génitales [1].

L'expulsion du fœtus a pour agent essentiel la *contraction des parois musculaires de la matrice*. Ces contractions ont pour caractère d'être *douloureuses;* aussi n'y a-t-il point d'accouchement sans douleurs. Dès que celles-ci commencent, l'acte de la parturition est à son début et se poursuit avec des phases de recrudescence et d'apaisement dans les *douleurs,* c'est-à-dire dans les *contractions.*

Mais pour que le fœtus puisse parvenir au dehors, il faut qu'il trouve devant lui une voie largement ouverte ; il faut que le col de l'utérus (le *museau de tanche),* qui est la partie la plus étroite du trajet à parcourir, se trouve dilaté et béant.

I. — *Le travail.*

Nous indiquerons donc d'abord comment se modifie, comment s'efface le col de l'utérus.

[1] Un correspondant de la *Lancet,* parlant d'une coutume absurde qui existe dans le Yorkshire, rapporte que, dans cette contrée, la patiente accouche revêtue de tous ses vêtements (excepté peut-être son manteau et son chapeau), chaussures, bas, pantalons, jupons, corset, vêtements et le reste. Si le travail débute alors que la femme est déshabillée et au lit, le premier soin de ses parents et de ses amies est de la faire habiller. Elle se couche ordinairement sur le matelas inférieur, le matelas supérieur et le lit étant mis de côté, et reste dans cette situation jusqu'à la fin du travail. Lorsque le placenta est expulsé, la femme est placée dans dans son lit, sans plus tarder. La patiente se lève alors, et on la fait se tenir debout ou assise sur une chaise, pendant qu'on lui enlève ses vêtements et qu'on lui fait sa toilette de nuit. Elle monte alors dans le lit qu'on lui a préparé, comme si rien ne s'était passé *(New-York medical Record* et *Annales de gynécologie).*

Abordant alors la description du *travail* proprement dit, nous verrons que, dans une *première période*, à mesure que commencent les premières contractions utérines, le col, préalablement effacé, se dilate et s'ouvre complètement; que, dans une *seconde période*, la plus active et la plus douloureuse, le fœtus est expulsé, et enfin. que, dans une *troisième*, par un travail relativement facile, les annexes de l'œuf et les enveloppes du fœtus sont également chassés à l'extérieur.

a). — Les modifications que subit le col pendant la grossesse sont une préparation à la dilatation complète qui doit se produire lors de la parturition. A cet effet le col commence à s'effacer dès le début de la gestation : *il diminue d'abord de consistance,* et nous avons déjà indiqué les sensations particulières qu'il donnait au doigt explorateur introduit dans le vagin, sensations qui sont pour l'homme de l'art l'une des indications les **plus** précieuses pour déterminer et l'*existence* et l'*âge* de la grossesse. Dans les dernières semaines de la gestation, le col diminue rapidement de longueur et ne forme plus qu'un léger bourrelet au moment du travail. L'amincissement de ce bourrelet constituera la *dilatation* du col.

b). — Souvent les quelques jours qui précèdent le travail sont marqués par des signes précurseurs, tels qu'un écoulement muqueux par la vulve, le gonflement des parties génitales externes, des douleurs faibles, courtes et intermitentes, connues sous le nom de *mouches,* dans les lombes et dans l'abdomen.

Alors commencent les véritables douleurs de l'enfantement, douleurs qui ont reçu le nom d'*expulsives,* vu leur caractère particulier et leur origine dans les contractions énergiques de la matrice. Ces contractions ont pour premier effet de *dilater* l'ouverture du col préalablement *effacé.* A chaque douleur, c'est-à-dire à chaque contraction, l'œuf (le fœtus contenu dans l'amnios, p. 253) fait effort contre l'orifice, dont le bourrelet s'amincit et glisse sur lui. Au fur et à mesure que se produit cette dilatation, l'*amnios* vient faire hernie dans la vagin et, selon l'expression consacrée, *la poche des eaux se forme* (voyez p. 253).

Lorsque l'orifice est complètement dilaté, la tête du fœtus y arrive à son tour et empêche les eaux de la poche de refluer vers la matrice; aussi une nouvelle contraction ne tarde-t-elle pas à porter la pression que supporte le liquide amniotique à un degré tel que la *poche se rompt,* et que les eaux se précipitent dans le vagin et coulent au dehors.

c). — Il y a, après cette rupture, un moment de repos, de calme, qui prélude au véritable travail. Bientôt, en effet, les douleurs deviennent plus intenses ; par ses efforts volontaires, la femme aide les contractions involontaires de l'utérus; *la tête du fœtus s'engage* dans le canal que lui présente le vagin dilaté, et subit une série d'évolutions très précises pour franchir les obstacles qui résultent de la structure osseuse du bassin : ainsi l'occiput, situé le plus ordinairement à gauche et en arrière, ou directement en dehors, vient se placer derrière l'arcade pubienne; par un mouvement d'extension qui dégage les parties supérieures et antérieure de la face, celle-ci se présente à l'ouverture vulvaire. Le périnée est alors très distendu; les lèvres de la vulve ramollie s'écartent; les contractions volontaires et involontaires arrivent à leur summum, et, par un dernier effort, la tête franchit enfin l'orifice vulvaire, non sans amener parfois au périnée des déchirures plus ou moins étendues et qui siègent au niveau de la fourchette.

La tête une fois sortie, le reste du corps est facilement dégagé, et ne tient bientôt plus à la mère que par le cordon ombilical, dont on fait la ligature et la section.

Dès lors le but principal de ce douloureux travail est accompli : les vagissements de l'enfant font presque oublier à la mère les souffrances qu'elle vient d'endurer et elle goûte quelques instants de calme et de bonheur.

d). — Cependant tout n'est pas fini encore. La matrice, revenue sur elle-même, renferme les annexes du fœtus, qui s'est échappé à travers l'ouverture de la poche des eaux (de l'*amnios*), laissant derrière lui les enveloppes où il fut contenu pendant toute la durée de la vie intra-utérine (voyez p. 252, pl. VII, *fig.* 4). Ces parties doivent être expulsées, mais leur sortie ne présente plus guère de difficulté, car les voies génitales viennent d'être largement distendues par le passage du nouveau-né.

Ce second travail porte le nom de *délivrance;* c'est un accouchement en petit, ou pour mieux dire, c'est le complément de l'accouchement. Les contractions recommencent et expulsent d'abord une certaine quantité de sang provenant du décollement du *placenta* (voyez

p. 254); puis apparaît à la vulve, avec le cordon ombilical, une masse de couleur foncée, une sorte de gâteau mou, spongieux, le *placenta* en un mot, qui s'échappe en entraînant les membranes et une quantité plus ou moins considérable de liquide et de caillots sanguins. Alors seulement tout est fini.

Le nouveau-né va vivre désormais de sa vie propre; mais il ne peut cependant encore se passer de l'organisme maternel. Celui-ci est appelé à lui fournir pendant un temps plus ou moins long une nourriture appropriée à la faiblesse de ses organes digestifs. C'est ainsi que la *lactation* forme le terme ultime de toute la série des *fonctions génitales*.

II. — *Complications du travail.*

La description que nous venons de donner permettra d'acquérir une idée exacte des phénomènes les plus essentiels de l'accouchement normal.

Nous avons supposé le cas le plus fréquent, celui où l'enfant se présente par la tête; les accouchements où le bassin se présente le premier sont beaucoup plus dangereux.

Enfin lorsque l'enfant se présente dans une position qui rendrait son expulsion impossible, l'accoucheur, introduisant la main jusque dans la matrice, donne au corps et à la tête la position de l'accouchement naturel, il fait en un mot ce qu'on appelle une *version*.

Les cas plus difficiles demandent de la part de l'homme de l'art une intervention plus active, une opération.

Lorsque l'enfant vient au monde il a besoin de secours : au moment où la tête franchit la vulve, la face est ordinairement tournée en bas, de sorte que la bouche peut être appliquée contre la cuisse de la mère et l'asphyxie en être la suite. Plus rarement, ce sont des mucosités qui remplissent la bouche ; il faut alors introduire le doigt et dégager cette cavité.

L'importance de ces divers soins est si grande que leur négligence volontaire a été considérée comme un cas d'*infanticide par omission*.

Mais parfois, chez des mères dénaturées, il y a plus qu'omission volontaire, il y a véritable *infanticide*[1], exécuté avec une force de volonté, une présence d'esprit, une fermeté et une férocité rares, au milieu même des plus atroces douleurs de l'enfantement. L'observation suivante, empruntée à Fodéré, en est un exemple remarquable :

« Une veuve, âgée de trente ans, était parvenue à cacher sa grossesse. Le jour qu'elle fut saisie des douleurs de l'enfantement, ses voisines, au nombre de huit, s'étaient rendues chez elle pour y passer la soirée ; cette veuve se plaignit de coliques, et demanda un petit seau qu'on lui apporta ; elle se mit dessus pendant à peu près une demi-heure ; puis elle pria une voisine de lui apporter une brique chaude avec un linge pour qu'elle se recouchât et eût les pieds chauds. L'on fit ce qu'elle demandait, et elle eut l'adresse de développer la brique

---

[1] Tardieu, *Étude médico-légale sur l'infanticide*, 2e édition. Paris, 1880.

et d'entourer avec le linge l'enfant dont elle venait
d'accoucher qu'elle cacha dans sa paillasse.

« Une sage-femme était passée par là, on lui raconta
l'état de cette femme et elle se douta de ce qui était
arrivé. Elle entra dans la chambre et découvrit le men-
songe. Un chirurgien, chargé d'examiner l'enfant,
déclara qu'il n'avait pas respiré, et il fut prouvé qu'il
avait eu la tête écrasée au passage entre les cuisses de
sa mère; cependant la cour d'assises l'acquitta, en la
déclarant *coupable d'homicide, mais involontairement.* »

III. — *Heure de l'accouchement.*

Il est curieux de se rendre compte de l'*heure de
l'accouchement* et de fixer le moment du jour où les
accouchements se produisent le plus fréquemment, si
tant est que ce moment existe, comme l'admet la
croyance populaire.

En effet, le public supposant que la gestation se compose d'un nombre déterminé de jours pleins, trouve
naturel que l'accouchement se fasse le plus souvent la
nuit, la conception ayant lieu généralement à ce moment. Cet argument a peu de force par lui-même; car
nous savons que la conception véritable, c'est-à-dire la
pénétration de l'ovule par les spermatozoïdes, n'a pas
de rapports précis avec l'heure de la copulation.

Quoiqu'il en soit, nous allons donner le relevé de
l'heure exacte de mille accouchements pratiqués à la
Maternité Sainte-Anne.

Les résultats sont classés en deux tableaux :

Dans le premier sont groupés, sous la rubrique *Jour*, les laps de temps compris entre 8 heures du matin et 8 heures du soir; et *Nuit*, de 8 heures du soir à 8 heures du matin.

Dans le second tableau, la journée est divisée en quatre périodes de six heures chacune.

La première, de 6 heures du matin à midi : *matinée;* la seconde, de midi à 6 heures du soir : *après-midi;* la troisième, de 6 heures du soir à minuit : *soirée;* la quatrième, de minuit à 6 heures du matin : *nuit.* Ces catégories ne sont pas arbitraires et correspondent à des divisions du temps acceptées par tous.

Voici quels sont les résultats :

JOUR	8 h. matin à 8 h. soir.	NUIT	8 h. soir à 8 h. matin.
	450 accouchements.		550 accouchements.

En d'autres termes : 45 p. 100 pendant le jour ainsi défini : 55 p. 100 pendant la nuit.

MATINÉE	6 h. matin à midi.	SOIRÉE	6 h. soir à minuit.
	239 accouchements.		272 accouchements.
APRÈS-MIDI	midi à 6 h. soir.	NUIT	minuit à 6 h. matin.
	220 accouchements.		269 accouchements.

Soit : matinée. . . . . 23,9 p. 100 } 45,9 p. 100
        après-midi. 22   p. 100 }
        soirée. . . . . 27,2 p. 100 } 54,1 p. 100
        nuit. . . . . 26,9 p. 100 }

Ces tableaux montrent, jusqu'à l'évidence, que les accouchements ne sont pas également répartis dans la journée, mais présentent un maximum de fréquence pendant la nuit.

Sans chercher à interpréter ces résultats fondés sur une large base d'évaluation, nous nous bornons à en constater l'exactitude.

En effet, sur mille cas, l'influence des séries devient nulle; d'un autre côté, on a éliminé les cas où l'accouchement avait perdu ses caractères physiologiques. Il faut donc conclure que l'accouchement spontané se produit plus souvent la nuit que le jour, et que l'opinion populaire est confirmée par les données plus précises de la statistique.

CHAPITRE VI

MAMELLES ET LACTATION

I. — *Mamelles.*

Les deux organes qui forment un des plus beaux ornements de la femme[1], annoncent en même temps

---

[1] Louis XV ayant envoyé le marquis de la Fare, au-devant de sa belle fille, la princesse de Saxe, de retour de sa mission, celui-ci vint en rendre compte au roi.

« — Et ma belle-fille, demanda Louis XV, comment est-elle ?

« — Sire, j'ai trouvé Son Altesse fort bien; elle a de grandes manières, un air fort distingué, de très belles mains, des...

« — Ta, ta, ta, interrompit le roi brusquement, est-ce là ce que je vous demande? A-t-elle de la gorge?

« — Ah! sire, reprit La Fare en balbutiant, je n'aurais jamais osé porter mes regards jusque-là.

« — Eh bien, monsieur le marquis, répliqua Louis XV, vous êtes un

son admirable mission, celle de pourvoir pendant longtemps encore à la vie de l'enfant qu'elle vient de mettre
au monde, celle en un mot d'être nourrice, c'est-à-dire
deux fois mère.

En effet, ces deux hémisphères qui s'élèvent sur la
paroi antérieure de la poitrine[1], revêtus d'une peau
remarquable par sa finesse et sa blancheur; ces mamelons, entourés d'une auréole rosée et qui proéminent
légèrement eux-mêmes sur la surface des seins, tous
ces organes correspondent à un appareil de sécrétion
placé dans la profondeur au-dessous de la peau, et qui
ne prend son développement complet que sous l'influence
de la grossesse et de l'accouchement (voyez pl. VIII).

En dehors de ces circonstances, les seins peuvent
présenter, selon les personnes, une grande diversité de
forme et de *volume*, mais ces modifications tiennent
alors simplement à la plus ou moins grande quantité de
tissu graisseux sous-cutané qui forme essentiellement
leur masse. Fermes et toujours peu saillants chez la
jeune fille, on les voit souvent acquérir chez la femme
faite une richesse et une ampleur qui, d'un séduisant et

nigaud, la gorge est toujours la première chose que l'on doit regarder
chez une femme.

[1] « Le tetin s'aboutissant en une chair pleine de petits canaux..... il
existe un petit bout fort aisé à la bouche du petit poupon, qu'il prend fort
grand plaisir à toucher et à envelopper de ses lèvres... L'enfant tout
souillé de sang, plein de toute ordure, ressemblant plutôt à une créature
récemment massacrée et écorchée que nouvellement née. Il n'y a personne
qui le peut toucher, recueillir, caresser n'y embrasser, sinon celle qui
par nature l'aime. Et pourtant Nature a fait descendre à bas, sous le
ventre les tettes de tous autres animaux, mais à la femme, elle les a
attachés à la poitrine, en assiette propre pour pouvoir baiser, embrasser
et carresser son enfant, en l'allaitant. » (Plutarque, traduction Amyot,
t. II, p. 142-143.)

délicat ornement, en font un véritable et pesant fardeau,
une masse que le corset a peine à contenir.

11. — *Secrétion mammaire.*

L'augmentation de volume qu'acquièrent les seins
dès le début de la grossesse tient à une tout autre
cause qu'à l'amas de tissus graisseux : les *canaux* et
les *culs-de-sac glandulaires*, réduits à leur plus simple
expression hors l'état de gestation, se développent à cette
époque de manière à former par leur masse une sorte
de gâteau qui se divise en lobes plus ou moins nombreux.
De cet appareil glandulaire, qui sécrétera bientôt le
lait, partent douze ou seize canaux, nommés *conduits
galactophores*, qui se rendent au *mamelon*, à la surface desquels ils s'ouvrent, chacun par un petit orifice
distinct. Un peu avant d'arriver au mamelon ces canaux
présentent une dilatation en ampoule : ils forment ainsi
les *sinus lactifères* dans lesquels peut s'accumuler une
certaine quantité de lait (pl. VIII, G).

Nous avons déjà vu que la *sécrétion mammaire* se
prépare pendant tout le temps de la grossesse, et que
souvent, vers les derniers mois, la pression peut faire
sourdre un liquide laiteux des ouvertures des canaux
galactophores au sommet du mamelon.

Quand l'accouchement est terminé, ce *travail de
sécrétion* prend aussitôt une activité plus grande et
détermine souvent dans l'organisme une réaction générale appelée *fièvre de lait*.

Cependant le lait produit, dans les premiers jours qui

suivent la parturition, n'est pas encore parfaitement élaboré ; il est plus aqueux, plus séreux, moins riche en principes nutritifs. Il est, en un mot, comme le résultat d'un premier essai de la glande dans l'exercice de sa fonction. On lui donne le nom de *colostrum*. Il possède des propriétés légèrement laxatives, et l'usage qu'en fait le nouveau -né, dans ses premières tentatives de succion, a pour effet d'amener l'évacuation rapide du liquide épais et jaunâtre, du *méconium*, qui remplissait son tube intestinal pendant la durée de la vie intra-utérine [1].

Au bout de deux ou trois jours, la sécrétion, l'élaboration du lait est devenue parfaite, et ce liquide est produit en quantités variables, mais que l'on peut en moyenne évaluer à $1^{lit},500$ par vingt-quatre heures.

Ses propriétés physiques et son aspect, sont bien connus de tout le monde ; nous dirons seulement quelques mots de sa composition. Ce lait se compose de quatre-vingt-huit à quatre-vingt-dix parties d'eau pour dix à douze parties de substances tenues en solution ou en suspension. Ce sont d'abord des sels (phosphates carbonates, chlorures) qui sont en solution, puis de la graisse *(beurre)* tenue en suspension sous la forme de gouttelettes microscopiques (émulsion) à la présence desquelles le lait doit son aspect blanchâtre caractéristique. Vient ensuite le *sucre de lait*, qui est relativement très

[1] Voyez Bouchut, *Hygiène de la première enfance ; Guide des mères*, 8ᵉ édition, Paris, 1885. — Donné, *Conseils aux mères sur la manière d'élever les enfants nouveau-nés*, 7ᵉ édition. Paris, 1884. — Perrier, *La première enfance*. Paris, 1888.

abondant dans le lait de la femme; et enfin la *caséine*, matière albuminoïde particulière qui n'est pas coagulée par la chaleur, mais qui l'est par un certain nombre d'agents tels que les *acides* et la *pepsine (lait caillé)*.

Il n'est pas sans intérêt, vu la question de l'allaitement artificiel, de comparer la *composition du lait de la femme* à celle du lait des espèces domestiques auxquelles nous pouvons emprunter ce produit pour l'alimentation. Ainsi le *lait de vache* se distingue par une proportion moins grande de sucre et plus grande de graisse (beurre); on peut donc arriver à rapprocher, jusqu'à un certain point, sa composition de celle du lait de femme, en l'étendant d'une certaine quantité d'eau et en y ajoutant du sucre.

Le *lait de chèvre* présente les mêmes inconvénients, et n'est pas non plus en harmonie avec la puissance digestive de l'enfant.

Par contre, le *lait d'ânesse* et celui de *jument* se rapprochent beaucoup du lait de femme, et sont même moins chargés de principes nutritifs; aussi le lait de jument doit-il être sucré pour combler ce déficit.

Enfin le *lait de brebis* se distingue par une forte proportion de beurre; aussi est-il très lourd et moins fluide que les autres; mais il se distingue par une odeur et une saveur agréables[1].

---

[1] Vernois et Becquerel, Analyse du lait des principaux types de vaches chèvres, brebis, buffles *(Annales d'hygiène*, 1857). — Duquesnel, *Nouveau Dictionnaire de médecine et de chirurgie pratiques*, article Lait, t. XX, p. 58. Paris, 1875.

III. — *Allaitement.*

La *durée de l'allaitement* est très variable, selon les circonstances et selon les pays ; il est des contrées, et par exemple dans certains points du midi de la France, où les mères donnent encore le sein à des enfants de deux ans et demi et même de trois ans. Mais c'est en général du douzième au treizième mois que le *sevrage* a lieu. La dentition joue le rôle principal parmi les considérations à invoquer pour fixer l'époque du sevrage : il faut autant que possible choisir les intervalles qui existent entre l'éruption des divers groupes de dents.

Du reste, le sevrage ne doit pas être opéré brusquement et sans transition : on sèvre d'abord de nuit, puis, au bout de quelque temps, de jour ; on a de plus eu soin, à partir de l'âge de quatre ou cinq mois, d'habituer graduellement l'enfant à l'usage mixte des bouillies, des aliments féculents, des œufs et de la viande même.

De nombreuses influences agissent sur la *quantité* et la *qualité* du lait d'une femme ; nous indiquerons celles qui sont les plus intéressantes au point de vue de la physiologie, et l'intérêt de ces diverses questions sera d'autant plus facile à saisir que nous verrons dans un instant la fonction de la lactation, jusqu'ici représentée seulement comme une dépendance, un complément des fonctions de la génération, exercer à son tour une grande influence sur ces dernières et modifier même la fonction la plus essentielle de la femme, nous voulons dire l'*ovulation*.

Les femmes de vingt à trente ans sont celles qui donnent le meilleur lait, qui réalisent le mieux les conditions nécessaires à une bonne nourrice; *le lait des femmes brunes* paraît également être plus riche en principes nutritifs que celui des blondes.

Enfin, l'observation d'une bonne hygiène, une nourriture abondante, un exercice modéré en plein air, sont autant de conditions qui exercent une heureuse influence sur la quantité et la qualité du lait.

Du reste, la *composition du lait* n'est pas exactement la même pendant toute la *durée de la lactation;* le lait tend à s'appauvrir à mesure que cette fonction se prolonge; il devient plus aqueux, moins riche en beurre et surtout en sucre. Au bout de dix-huit mois ou deux ans, il est devenu très pauvre en principes nutritifs, et sa sécrétion tend à se tarir presque naturellement : du reste, sauf quelques exceptions, la femme est alors généralement affaiblie, et ne peut d'ordinaire continuer ses fonctions de nourrice sans danger pour elle ou pour l'enfant. On comprend combien ces questions sont intéressantes au point de vue pratique, et combien, par exemple, si on a à choisir une nourrice, il sera avantageux de prendre une femme qui soit accouchée a peu près à la même époque que la mère.

L'état moral de la femme n'est pas sans influence sur les *qualités de son lait;* la tristesse, la colère, la frayeur en altèrent la composition d'une manière mal définie encore au point de vue chimique, mais qui n'en est pas moins incontestable, à en juger par les accidents qu'il produit chez l'enfant. Les émotions trop souvent renouvelées peuvent même tarir la sécrétion, quoique la physiologie n'ait aucune donnée bien certaine sur le mécanisme nerveux de ces sympathies normales ou morbides.

L'influence des impressions douces et affectives n'est pas moins nette dans les effets favorables qu'elle produit, et si nous n'avions pas l'exemple des nourrices qui, dépaysées, égarées dans une grande ville, loin de ceux qui leur sont chers, ne retrouvent leur lait momentanément tari que lorsqu'elles vont chercher dans leur pays et leur famille les affections dont elles ne sauraient se passer, nous aurions l'exemple vulgaire de la vache et d'un grand nombre d'autres animaux domestiques qui donnent du lait en bien plus grande abondance en présence de leur nourrisson, et souvent présentent un arrêt momentané de sécrétion si celui-ci leur est enlevé ou vient à périr.

On a attribué à tort une influence fâcheuse aux *rapports conjugaux* sur la *sécrétion du lait ;* les praticiens les plus accrédités professent aujourd'hui que le coït est sans conséquence à ce point de vue, pourvu qu'il n'y ait aucun excès de commis et que la femme ne soit ni trop nerveuse, ni trop excitable.

Le conseil et l'exemple nous viennent de la Faculté de médecine de Montpellier :

« La femme de ce monde que je chéry le plus, écrivait Laurent Joubert[1], ha nourri tous mes enfants, tant qu'elle ha eu du lait, et je n'ai pas laissé pour cela

[1] Laurent Joubert, *Erreurs populaires en fait de la médecine et régime de santé.* Bordeaux, 1570.

de coucher avec elle et lui faire l'amour comme un bon demi à sa bonne moitié, suivant la conjonction du mariage, et (Dieu mercy) nos enfants ont été bien nourris et bien avenus. Je ne donne point conseil aux autres que je ne prenne pour moy. »

IV. — *Influence de l'allaitement sur les fonctions génitales.*

Mais la lactation exerce, par contre, une influence considérable sur les fonctions génitales. Quant une femme, devenue mère, se dispense volontairement des devoirs de l'allaitement, ce n'est pas toujours sans préjudice pour les organes du petit bassin. Les glandes mammaires étant condamnées au repos, il semble que l'utérus reçoit un excès de stimulation qui lui donne une susceptibilité morbide exagérée. Du moins un grand nombre de praticiens n'hésitent pas à regarder l'allaitement maternel comme une excellente précaution hygiénique pour prévenir les maladies utérines. On sait combien est devenue générale aujourd'hui, dans nos grandes villes, l'habitude de confier des enfants à des nourrices mercenaires ; mais il faut dire aussi que les maladies utérines sont devenues si fréquentes, si universelles, que Michelet, ce peintre original de la *Femme* et de l'*Amour*, a cru pouvoir appeler notre époque le *siècle des maladies de la matrice.*

D'autre part, il semble que, tandis que la femme allaite, la nature se trouve satisfaite et renonce momentanément à toute nouvelle tentative de reproduction ;

c'est assez dire que la fonction ovarique ne se fait pas; il y a *arrêt dans l'ovulation*, ce qui se traduit extérieurement par la non-apparition des menstrues. C'est du moins la règle générale, mais elle souffre de nombreuses exceptions. Lorsque, malgré l'allaitement, les règles réapparaissent, il ne faut pas conclure, comme on est trop porté à le faire, que la sécrétion du lait va être altérée soit en quantité, soit en qualité.

Les recherches modernes, et principalement celles de Raciborski, ont montré que le lait des nourrices réglées ne diffère pas sensiblement de celui des nourrices non réglées, et que les premières peuvent continuer à nourrir sans aucun inconvénient ni pour elles ni pour les enfants. « Seulement, ajoute Raciborski, eu égard à la surexcitation nerveuse qui accompagne, quoique à différents degrés, les époques menstruelles, on doit surveiller davantage les nourrices menstruées pendant les règles et les mettre à l'abri des impressions morales vives qui pourraient réagir plus vivement sur le système nerveux des nourrissons [1]. »

Mais du moment qu'il y a *menstruation*, il y a *ovulation ;* il pourra donc y avoir *grossesse ;* si celle-ci se produit; les conditions deviennent tout autres. A part quelques rares exceptions, le lait devient rare et perd ses qualités nutritives. L'allaitement est donc incompatible avec une nouvelle grossesse et devra être suspendu aussitôt que celle-ci sera constatée. C'est, du reste, ce que nous indique la nature elle-même et ce

---

[1] Raciborski, *Traité de la menstruation*; p. 148.

qui résulte de tout ce que nous avons dit sur les fonctions de génération. Du moment qu'une fécondation a lieu, tout l'organisme se concentre vers l'évolution du nouvel être, et ne saurait suffire au développement de celui-ci et à la nutrition d'un autre individu, qui a depuis plus ou moins longtemps conquis son existence relativement indépendante.

La sécrétion lactée se produit normalement à la suite de la grossesse : elle est la conséquence naturelle de la grossesse et de l'accouchement, c'est-à-dire qu'elle résulte du retentissement sympathique de ce double travail sur la glande mammaire. Mais d'autres sympathies, ou bien des excitations portées directement sur le mamelon peuvent aussi amener une sécrétion lactée plus ou moins parfaite.

A l'époque de la naissance des enfants mâles ou femelles, on voit souvent la glande mammaire de ces jeunes sujets, malgré son état rudimentaire, sécréter un liquide très analogue au lait. Ce fait est sans doute en rapport avec la présence d'une sécrétion graisseuse analogue sur toute la surface de la peau *(vernis caséeux)*.

Des jeunes filles vierges ont vu, après avoir donné leur sein à un nourrisson, sous l'influence excitatrice de la succion, cette glande se développer et produire du lait.

« L'an 1670, raconte Venette, Madame La Perère fut obligée de quitter Saint-Cristophe et de s'embarquer pour revenir en France. Elle avait une petite fille de deux mois à la mammelle de sa nourrice. Après avoir avoir mis à la voile, n'ayant point trouvé la nourrice qui s'était dérobée au dernier moment et était restée à terre volontairement, elle fut obligée de nourrir son enfant avec du biscuit, du sucre et de l'eau. Cette enfant ne pouvait se contenter de cet aliment. Elle incommodait par ses cris tous les passagers, et l'on conseilla à la mère de faire amuser son enfant au teton d'une jeune négresse qui l'accompagnait; mais l'enfant ne l'eut pas plutôt tété pendant deux jours, qu'elle lui fit venir suffisamment du lait pour se nourrir. »

FIN

EXPLICATION DES PLANCHES

PLANCHE I

PLANCHE I

Organes génitaux externes de l'homme

Fig. 1. — Bourses. pénis, cordon spermatique :
v, verge. — vc, veine dorsale du pénis vue à travers la peau. — p, prépuce recouvrant le gland. — b, peau des bourses. — c, cordon (canal déférent, veines et artères spermatiques) mis à nu par l'incision et l'écartement des enveloppes *(a, a)*.

Fig. 2. — Le gland mis à découvert et vu par sa partie latérale :
v, verge. — p, prépuce porté en arrière. — c, couronne du gland avec les ouvertures des glandes sébacées. — g, le gland. — f, frein du prépuce. — m, le méat urinaire.

Fig. 3. — Extrémité antérieure de la verge, dont la peau a été enlevée :
v, v, verge. — b, bulbe de l'urètre (portion spongieuse). — p, peau de la verge vue en coupe sur les parties latérales. — g, partie inférieure (la plus petite) du gland. — m, méat urinaire.

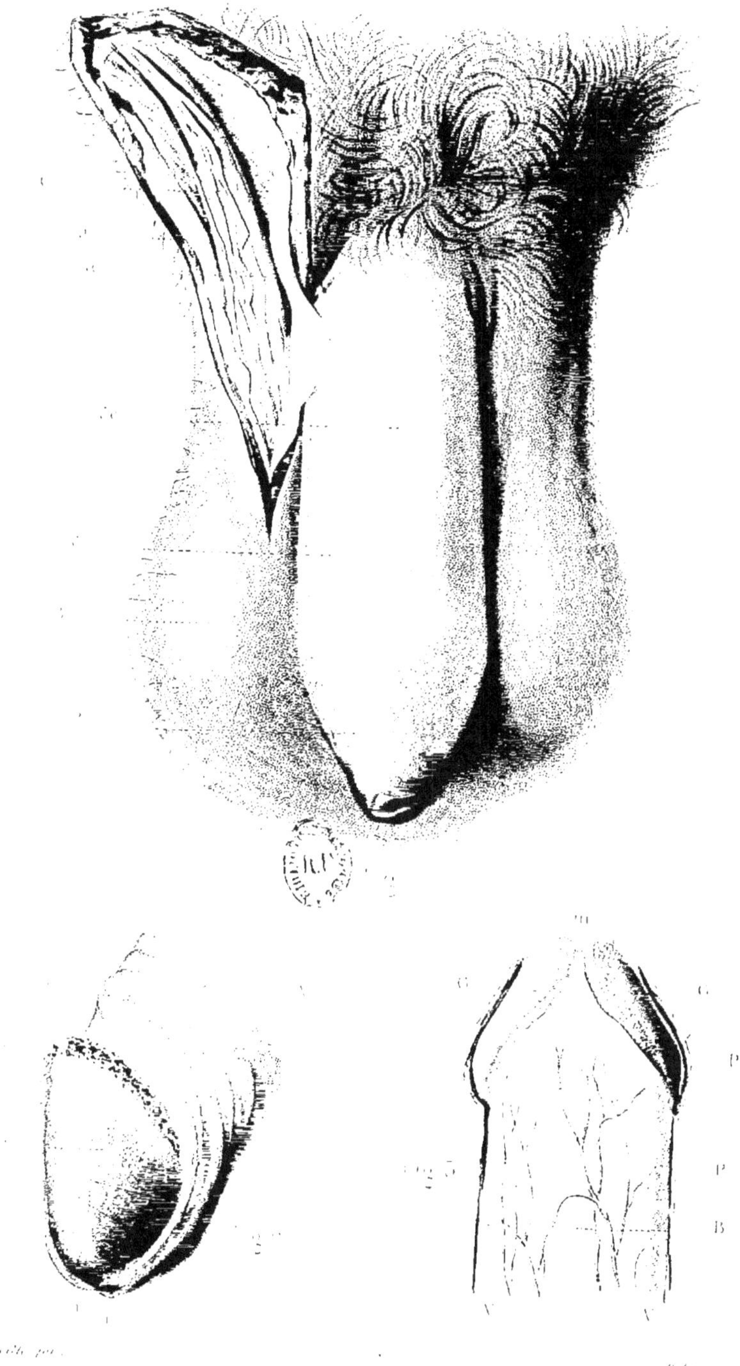

Publié par J. B. Baillière et fils à Paris

PLANCHE II

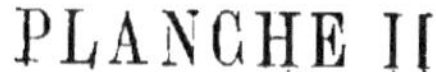

PLANCHE II

Coupe verticale antéro-postérieure du bassin et des organes génitaux de l'homme [1]

A, B, C, D, X, vertèbres et colonne vertébrale. — Z, coupe de l'artère
iliaque (branche de bifurcation de l'aorte). — Y, coupe du gros intestin (rectum), que l'on voit ouvert en G. — T, vessie. — H, J, pros-
taste. — I, vésicules séminales. — K, portion membraneuse du canal
de l'urètre. — De L en N, portion spongieuse de ce canal. — O, bulbe
de l'urètre. P, corps caverneux. — E, symphise du pubis. —
U, bourses. — V, masse des muscles du périnée.

[1] Planche d'après l'*Atlas d'anatomie chirurgicale* de M. le Dr Benjamin
Auger.

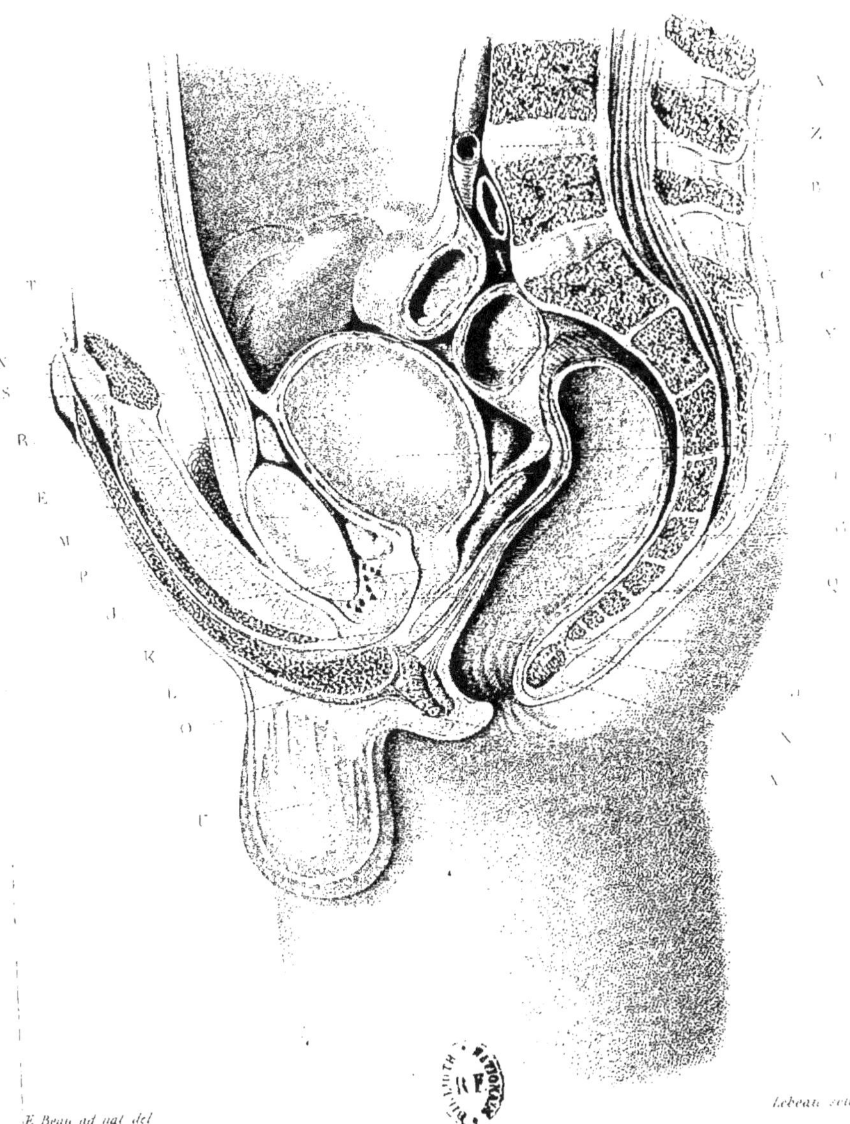

E. Beau ad nat del

Lebeau sculp

Publié par J. B. Baillière et Fils à Paris

PLANCHE III

PLANCHE III

Fig. 1 :

1, testicule. — 2, tubes séminifères. — 3, épididyme. — 4, queue de l'épididyme. — 5, canal déférent. — 6, vésicule séminale. — 7, canaux éjaculateurs. — 8, prostate. — 9, portion membraneuse du canal de l'urètre. — 10, glandes de Cooper. — 11, racines des corps caverneux. — 12, bulbe de l'urètre. — 13,13 corps caverneux, — 14, gland. — 15, vessie. — 16, urètre.

Fig. 2 :

8, prostate incisée en avant et réclinée de côté. — 9, portion membraneuse du canal de l'urètre ouverte et demi-étalée. — 10, glandes de Cooper. — 12, bulbe de l'urètre. — 15, vessie. — 16 ouvertures des urètères. — 20, le vérumontanum avec les ouvertures des canaux éjaculateurs et de l'utricule prostatique. — 21, col de la vessie.

Fig. 3 et 4. — Coupes de la verge : fig. 3, vers sa partie postérieure ; fig. 4, vers sa partie antérieure :

1, peau et enveloppes du pénis. — 2, corps caverneux avec leurs artères. — 3, canal de l'urètre avec sa portion spongieuse. — 4, vaisseau dorsal du pénis.

Fig. 5. — Sperme éjaculé et examiné au microscope ; grossissement d'environ 500 fois :

1,1,1, spermatozoïdes. — 2, cellule spermatique contenant des spermatozoïdes. — 3, gouttes de matières d'apparence graisseuse.

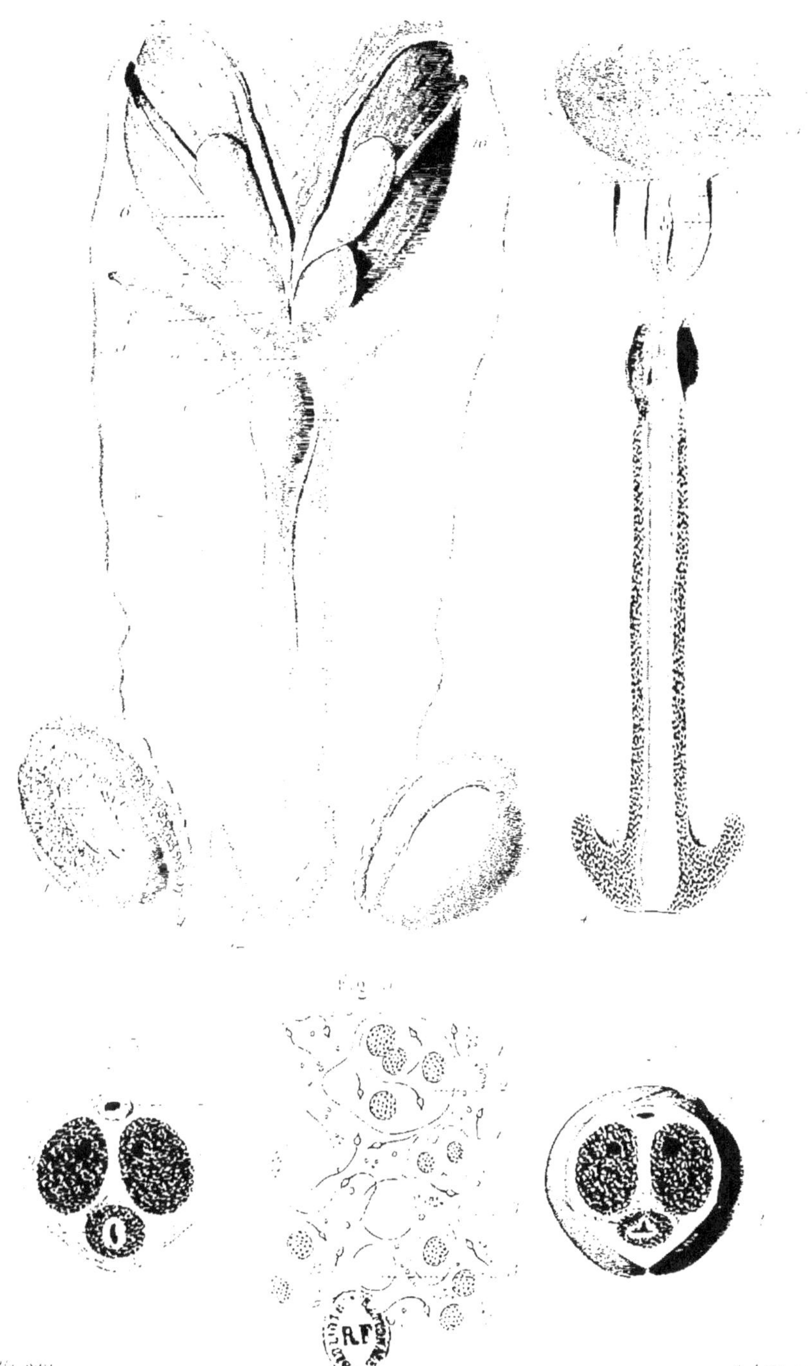

PLANCHE IV

PLANCHE IV

Organes génitaux externes de la femme

Fig. 1. — Vulve et périnée :
  p, périnée. — c, grandes lèvres. — pl, petites lèvres. — cl, clitoris,
  mu, méat urinaire. — h, hymen circonscrivant l'ouverture du
  vagin. — b, ouvertures des glandes vulvo-vaginales. — f, la fourchette.

Fig. 2. — Vulve avec un *hymen en fer à cheval* (Légendes comme
  ci-dessus).

Fig. 3. — Vulve avec un *hymen bilabié*.

Fig. 4. — Dessin d'une pièce anatomique injectée et disséquée, pour
  montrer (par leurs parties latérales) :
  b, bulbe du vagin. — v, veines de ce bulbe. — cl, clitoris, gonflé,
  mais non érigé vers le haut. — l, petite lèvre. — o, les os pubis
  (branche descendante). — g, symphise du pubis.

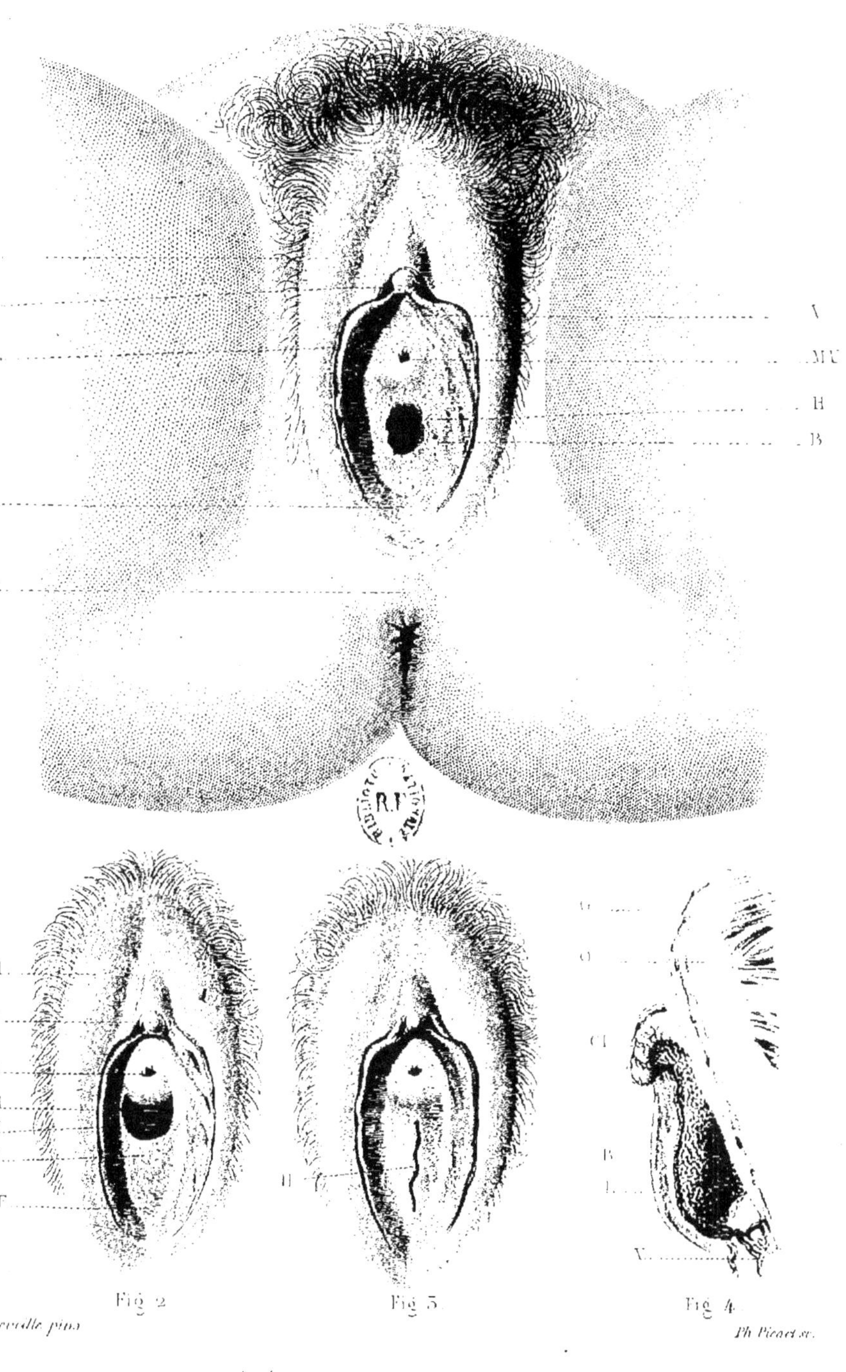

Publié par J.-B. Baillière et fils, à Paris.

PLANCHE V

PLANCHE V

Coupe médiane antéro-postérieure du bassin et des organes génitaux internes de la femme [1]

A, B, C, D, vertèbres, sacrum, coccyx et colonne vertébrale. — O. artère iliaque (branche de bifurcation de l'aorte). — P, veine iliaque. — G, rectum (partie terminale du gros intestin). — R, S, coupe du muscle sphincter de l'anus. — H, matrice; I, sa cavité (corps); J, cavité du col. — K, cavité du vagin. — E, vessie. — L, canal de l'urètre. — F, symphise du pubis. — Q, ligament large du côté droit. — N, M, parois abdominales.

[1] Planche d'après l'*Atlas d'anatomie chirurgicale* de M. le Dr Benjamin Auger.

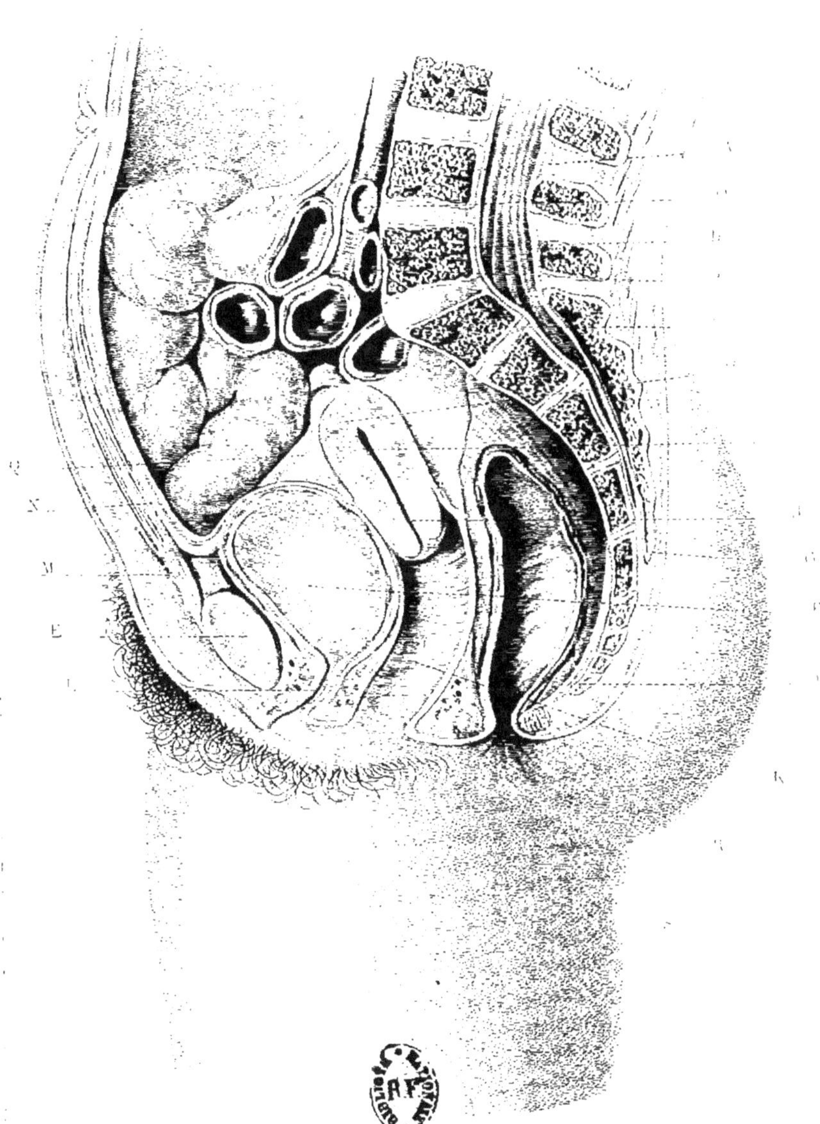

E. Beau ad nat. del.

Lebœuf sculp.

PLANCHE VI

PLANCHE VI

Organes génitaux internes de la femme

Fɪɢ. 1. — Vagin, matrice et ses annexes :
1, pavillon de la trompe de Fallope. — 2, la trompe de Fallope, occupant l'aileron le plus élevé du ligament large, à travers lequel on aperçoit l'*ovaire* avec ses nombreux vaisseaux. — 3, vaisseaux de l'ovaire (plexus veineux). — 4, ligament rond. — 5, corps de la matrice avec son enveloppe péritonéale. — 6, col de la matrice ; ce col est mis à nu et l'on voit ses riches plexus vasculaires. — 7, portion du col libre dans le vagin (museau de tanche). — 8, vagin ouvert et étalé. — 9, plis et colonne du vagin. — 10, petites lèvres. — 11, grandes lèvres. — 12, anus.

Fɪɢ. 2. — Matrice coupée d'avant en arrière :
2, cavité du corps de la matrice. — 1, paroi postérieure. — 3, paroi antérieure. — 4, lèvre postérieure du museau de tanche. — 5, lèvre antérieure.

Fɪɢ. 3. — Le pavillon de la trompe de Falloppe coiffant l'ovaire (adaptation du pavillon lors de l'ovulation).

Fɪɢ. 4. — Ovaire d'un oiseau, montrant des ovisacs, les uns (1,1) très petits, les autres (2,2) très développés et au moment de leur déhiscence.

Fɪɢ. 5. — Ovaire d'une femme :
1, ligament utéro-ovarique. — 2, ligament tubo-ovarique. — 3, ovisac développé, saillant et prêt de s'ouvrir. — 4, ovisac ouvert se transformant en corps jaune. — 5, même état plus avancé.

Fɪɢ. 6. — Matrice ouverte transversalement :
1,1, les trompes de Fallope venant s'ouvrir sur deux angles supérieurs de la cavité utérine (2). — 3, parois latérales de l'utérus. — 5, cavité du col de l'utérus avec l'arbre de vie. — 6, lèvre du museau de tanche. — 7, cavité du vagin.

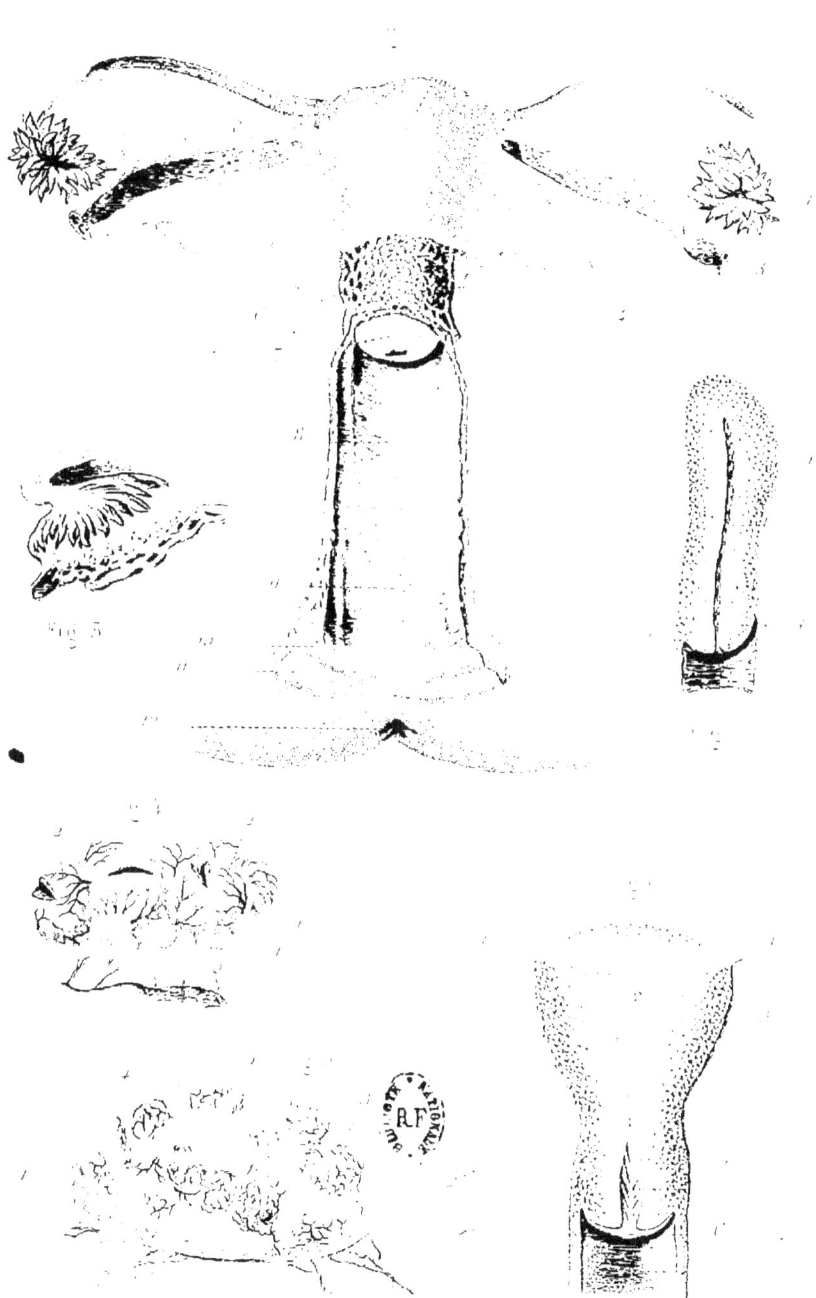

Léveillé pinx.

brun sc.

ORGANES INTERNES DE LA FEMME

Publié par J.-B. Baillière et Fils, à Paris

PLANCHE VII

PLANCHE VII

Fig. 1. — Œuf humain intact, montrant les villosités qui couvrent sa surface (chorion avec ses villosités et des restes de la caduque fœtale).

Fig. 2. Œuf ouvert :
a. villosités du chorion. — b, chorion. — c, embryon.

Fig. 3. — Même œuf, plus avancé (fin du premier mois de la grossesse) :
a, villosités choriales. — b, chorion. — c, corps de l'embryon. — d, vaisseaux ombilicaux.

Fig. 4. — Fœtus complétement formé avec ses annexes :
A, poche amniotique; elle laisse voir par transparence le fœtus et son cordon ombilical. — c, membrane chorion. — P, gâteau placentaire. — v, vaisseaux artériels (rouges) et veineux (noirs du placenta).

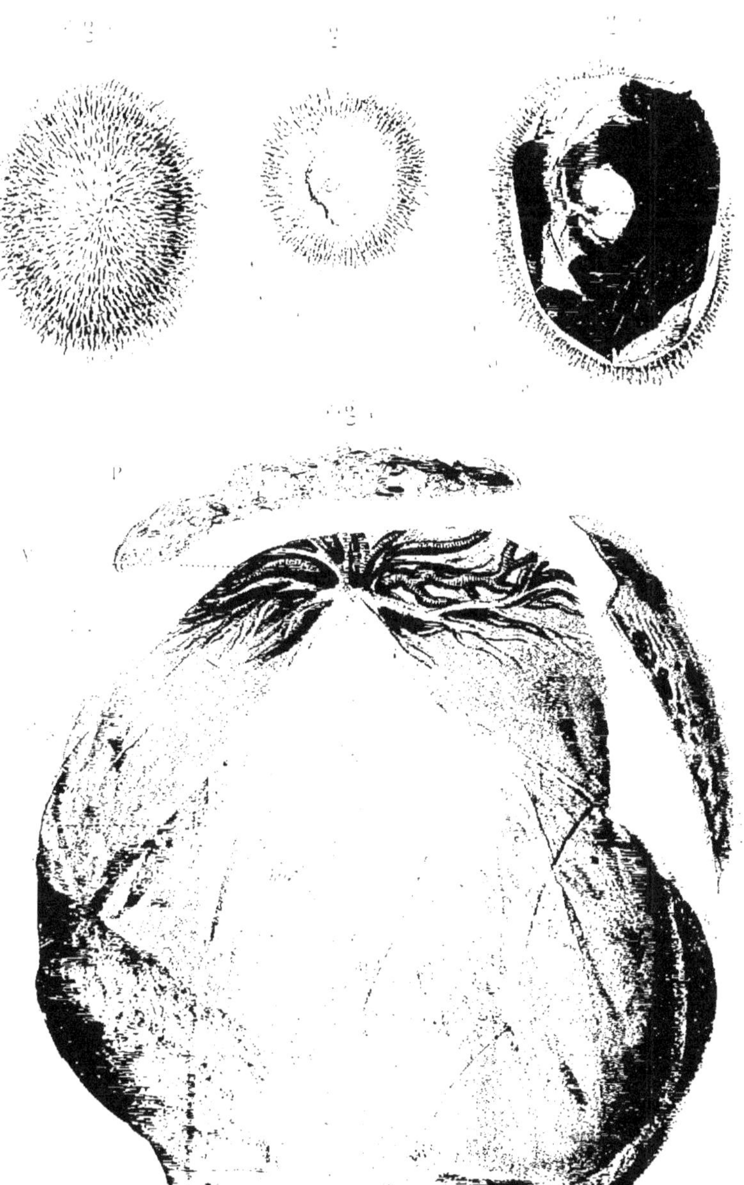

Publié par J. B. Baillière et Fils, à Paris

PLANCHE VIII

PLANCHE VIII

Anatomie de la femme vers la fin de la grossesse

L'abdomen est ouvert par une section verticale antéro-postérieure, de
façon à montrer le contenu de l'utérus. (Comparez avec la planche V.)

La face externe de la mamelle gauche a été disséquée pour montrer
l'anatomie de cet organe.

o, o, vertèbres et colonne vertébrale. — ʀ, rectum. — ᴀ, anus. — *n*,
anses de l'intestin. — ᴘ, symphise du pubis. — ᴠ, vessie. — ᴠᴀɢ.,
vagin; *gl*, grandes lèvres et vulve. — ᴀ, parois abdominales. —
ᴘ, placenta. — ᴜ, parois de l'utérus, — ꜰ, corps du fœtus. — ᴄ, son
cordon ombilical allant au placenta. — ᴍ. mamelle gauche. —
m, mamelon et son aréole. — ɢ, canaux galactophores.

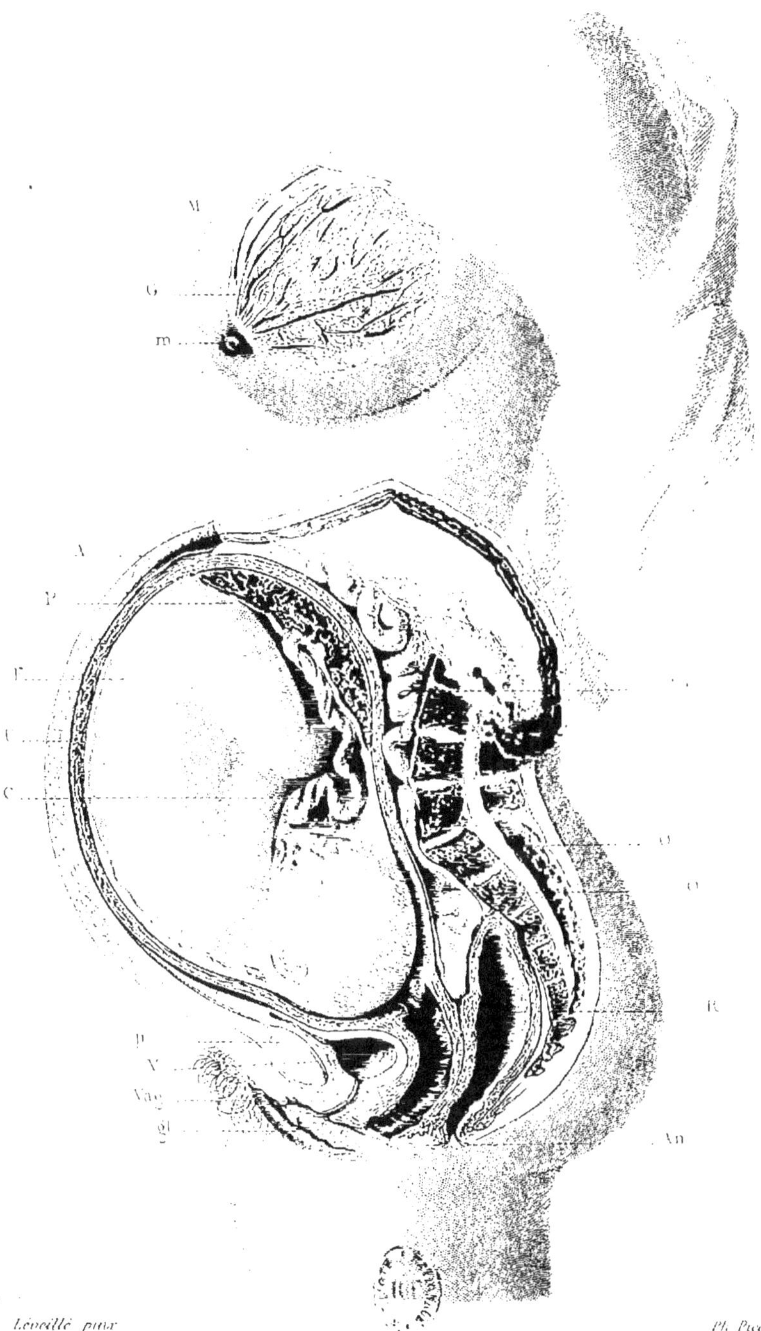
M
G
m
A
P
P'
U
C
O
O'
R
P
V
Vag
gl
An

TABLE DES MATIÈRES

QUATRIÈME PARTIE

TABLE ALPHABÉTIQUE

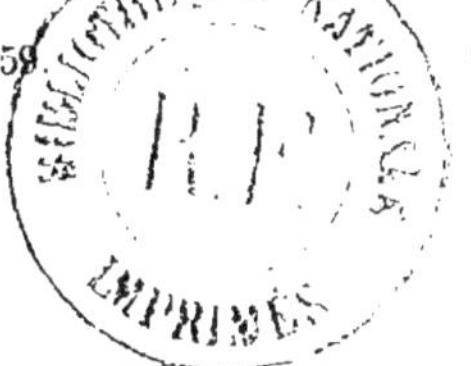

FIN DE LA TABLE

HISTOIRE DE LA GÉNÉRATION
CHEZ L'HOMME ET CHEZ LA FEMME
Par le docteur David RICHARD

Deuxième édition. 1 vol. in-8 de 344 pages, avec 8 planches gravées en taille douce et tirées en couleur. Cartonné. . 12 fr.

Le même. 1 vol. in-18 jésus de 332 pages avec figures. . 3 fr. 50

L'auteur a voulu remplir un double but : 1º Donner l'explication des phénomènes qui constituent les fonctions de la génération; 2º Présenter une série d'enseignements de l'hygiène la plus élémentaire, de celle que chacun doit connaître, puisqu'elle s'adresse aux fonctions les plus intimes.

PREMIÈRE PARTIE —**Organes génitaux de l'homme et de la femme.** — Structure et fonctions. — Individus possédant les attributs des deux sexes. — Androgynes et Hermaphrodites. — Troubles causés par l'erreur du sexe déclaré à la naissance.

DEUXIÈME PARTIE. — **Organes de la génération à l'état actif.** — Procédés qui préparent et assurent l'efficacité de l'acte. — Menstruation. — Le but principal de l'amour est la reproduction de l'espèce. — Rôle du système nerveux dans l'acte sexuel. — Le sixième sens. — Hygiène intime. — Le voyage de noces. — La coutume de coucher à deux.

TROISIÈME PARTIE. — **Évolution des fonctions sexuelles; causes qui modifient les fonctions sexuelles.** — Enfance et puberté. — Cryptorchides et Monorchides. — Aspirations inconnues et nouveaux besoins. — Métamorphoses de la jeune fille. — Nubilité. — Durée et évolution des fonctions génitales après la puberté, usage et abus des plaisirs vénériens. — Continence. — Pollutions nocturnes. — Folie des célibataires. — Troubles de la menstruation. — Hygiène spéciale de la femme. — Pratiques barbares : infibulation, ceinture de chasteté, castration. — Les eunuques. — Cessation des fonctions génitales. — Puissance sexuelle: Louis XV, l'abbé Maury, Corvisart. — Age critique ou âge de retour. — Impuissance : ses causes, par vice de conformation, par accident, par intervention chirurgicale, après longue maladie, et usage prématuré, par cause morale; les noueurs d'aiguillette. — Épreuve du congrès. — Cas discutés par Sanchez. — Aphrodisiaques et anti-aphrodisiaques.

QUATRIÈME PARTIE. —**Fécondation, grossesse et accouchement.** — Organe où se produit la fécondation. — Époques les plus favorables. — Une femme peut-elle concevoir à son insu? — Mariages consanguins. — Hérédité; Influence de l'imagination sur le produit de la conception. — Fécondité de la femme. — Stérilité, fécondation artificielle. — Fraudes dans l'accomplissement des fonctions génératrices. — Développement de l'œuf fécondé. — Grossesse. — Grossesse normale et grossesses extra-utérines. — Durée de la grossesse. — Signes incertains, signes probables, signes certains. — Préjugés populaires. — Hygiène de la grossesse, vêtements, exercice, alimentation, rapprochements sexuels. — Avortement et accouchement prématuré. — Superfétation. — Accouchement. — Signes précurseurs. — Contractions douloureuses. — Naissance, hygiène du nouveau-né. — Mamelles et lactation. — Allaitement.

LES ORGANES GÉNITAUX DE L'HOMME ET DE LA FEMME
STRUCTURE ET FONCTIONS

FORMES EXTÉRIEURES, RÉGIONS ANATOMIQUES, SITUATIONS, RAPPORTS ET USAGES
Démontrés à l'aide de planches coloriées, découpées et superposées

Dessins d'après nature   Texte

Par Édouard CUYER   **Par le Dr G.-A. KUHFF**
Prosecteur à l'École des Beaux-Arts.   Préparateur à l'École des Hautes Études

Grand in-8 jésus, avec 2 planches coloriées et 56 figures. . 7 fr. 50

Connais-toi toi-même, telle était la devise de la philosophie antique. C'est aussi la devise de cette curiosité qui nous pousse à pénétrer les secrets du corps humain. Nous attachons trop d'importance à la vie et à la santé (la santé préférable encore à la vie) pour ne pas avoir le désir de posséder les sciences qui sont la condition même de nos connaissances à cet égard : l'anatomie et la physiologie. En étudiant les lois de l'organisme, de son développement, de son fonctionnement, nous concevons comment une fonction s'altère, comment un organe devient malade, comment peuvent être rétablis les désordres qui se sont produits, et surtout comment prévenir et éviter les troubles qui doivent engendrer la maladie.

L'ouvrage de MM. Édouard CUYER et G. KUHFF constitue à la fois un bel album de planches curieuses et intéressantes et une description complète et instructive.

HYGIÈNE DE LA JEUNE FILLE
Par le Dr A. CORIVEAUD (de Blaye)

1 joli vol. in-18 jésus. . . . . 3 fr

C'est pour les mères de famille que ce livre a été écrit : elles peuvent l'ouvrir sans crainte, certaines de n'y trouver que de sages et honnêtes conseils. L'auteur a toujours évité d'employer le mot technique dont la rudesse aurait pu effrayer des susceptibilités légitimes. Il a pris la jeune fille à l'âge où elle n'est plus une enfant, où elle devient une grande fille et l'a conduite jusqu'au mariage.

LE LENDEMAIN DU MARIAGE
Par le Dr A. CORIVEAUD (de Blaye)

Deuxième édition. 1 joli volume in-18 jésus, avec figures. . 3 fr. 50

Voilà une étude d'hygiène très sérieuse, très scientifique, très chaste — oui Monsieur, très chaste malgré les sujets parfois scabreux qu'elle aborde. Ne croyez pas que pareil à tant de mauvais volumes médico-fantaisistes, qui étalent leurs titres alléchants à la vitrine des libraires, ce petit livre s'adresse à cette clientèle de collégiens curieux ou de libertins sur le retour, si friands de ces choses.

Avant, pendant et après le mariage, amour, union, maternité, telles sont les étapes que parcourt l'auteur, et chacun de ces temps ou modes est étudié sous divers aspects : philosophie, histoire, hygiène, pathologie, thérapeutique, et *de quibusdam aliis*. Engager nos lecteurs à lire ce livre et surtout à en recommander la lecture, c'est tout ce que nous voulons.

H. V., *Journal de médecine de Bordeaux*, mai 1885.

ENVOI FRANCO CONTRE UN MANDAT SUR LA POSTE

MÉDECINE ET MŒURS DE L'ANCIENNE ROME
D'APRÈS LES POÈTES LATINS
Par le Dr Edmond DUPOUY

1 volume in-18 jésus de 450 pages avec figures. . . . . . . 4 fr.

Voici la *Table analytique des matières* qui donnera une idée des sujets traités :

OVIDE. — Les philtres. — Opération césarienne. — Moyens diététiques et hygiéniques contre l'amour.

HORACE. — Causes de la corruption. — Inconvénients des amours adultères. —Éloge de la bonne chère.—Amours séniles.—La vieillesse chez les prostituées.

CATULLE. — Ceinture, emblème de la virginité. — La vieillesse, inhabile aux plaisirs de l'amour.— Inconstance des femmes. — Le baiser d'amitié. — Prouesses amoureuses. — La pédérastie. – Les aphrodisiaques. — Présomption de la grossesse. — Développement de certains organes après les premières sensations de l'amour. — Léthargie des sens chez un nouveau marié. — Les excès vénériens et la goutte.

TIBULLE. — Puissance virile et sorts. — Conseils aux jeunes mariés. — Enchantements. — Priape, gardien des vergers.

PROPERCE. — Une nuit d'orgie. — Influence des femmes galantes sur les hommes des classes supérieures. — Parfums.

LUCRÈCE. — Pollutions nocturnes. — Amour physique. — Copulation et fécondation. — Stérilité.

LUCILIUS. — Faste et luxure de la jeunesse. — Plaisirs de la table. — Caresses intéressées des courtisanes. — Prostitution. — Vengeance d'un mari outragé. — Défauts physiques des femmes. — Les trente points exigés pour la beauté. — Vie matrimoniale. — Un mari pédéraste. — Causes vraies de la syphilis.

PERSE. — Les traces honteuses de la débauche. — Habitudes des *Pathici*.

JUVÉNAL. — Culte de la lubricité. — Satyriasis et nymphomanie, pédérastie et saphisme. — Adultère. — Castration des esclaves. — Immoralité des femmes. — Les belles-mères et les amours adultères. — Fureurs utérines. — Tribaderie. —Prostitution de Messaline.—Lupanars à Rome et proxénétisme.— Infibulation.

MARTIAL. — Les rendez-vous galants de Domitien. — Nymphomanie d'une femme mariée. — Hystérie. — Eructation vulvaire. — Castration. — Excès de table. — Maquillage, prothèse, cosmétique. — Infibulation. — Cicatrices de la débauche. — Le spéculum. — Contagion par la pédérastie. — Phimosis et paraphimosis. — Culte du lingam dans l'Inde. – Le *Cunnilingere*. — Ancienneté de la syphilis.

TÉRENCE. — Les sages-femmes à Rome. — Femme primipare. — Bain après l'accouchement. — Les infanticides. — Viol sur la voie publique. — Continence d'un nouveau marié. — La bigamie. — Précautions envers une nouvelle accouchée.

PLAUTE. — Superfétation. — Naissance tardive. — Proxénétisme d'une mère. — Prétention immorale d'un père. — Castration des adultères. — Auscultation d'une jeune fille par son amant. — Supposition d'enfant. — Purification après l'accouchement.

NOUVEAU DICTIONNAIRE DE LA SANTÉ

Illustré de 700 Figures intercalées dans le texte

COMPRENANT

LA MÉDECINE USUELLE, L'HYGIÈNE JOURNALIÈRE, LA PHARMACIE DOMESTIQUE,

ET LES APPLICATIONS

DES NOUVELLES CONQUÊTES DE LA SCIENCE A L'ART DE GUÉRIR

Par le docteur Paul BONAMI

Médecin en chef de l'hopice de la Bienfaisance, Lauréat de l'Académie de médecine.

1 vol. gr. in-8 jésus, de 950 pages, à 2 colonnes, avec 704 figures. 16 fr.
Le même, cartonné. 18 fr.

L'attention et la curiosité des gens du monde se portent de plus en plus en plus vers tout ce qui concerne les moyens de prévenir ou de guérir les maladies : c'est à ce public soucieux de sa santé et désireux de connaître les plus récents progrès réalisés par l'hygiène, la médecine et la chirurgie, que s'adresse le *Dictionnaire de la Santé.*

Toutes les sciences médicales ont trouvé place dans le *Dictionnaire de la Santé,* parce qu'elles forment un ensemble dont toutes les parties s'éclairent et se complètent mutuellement ; mais, tout en restant exact dans le fond, l'auteur s'est attaché à exclure de son langage ces terme à mine rébarbative qui effrayent les profanes.

Ce livre sera le guide de la famille, le compagnon du foyer, que chacun, bien portant ou malade, consultera, dans les bons comme dans les mauvais jours.

BERGERET (L.-F.). — **Des fraudes dans l'accomplissement des fonctions génératrices**, causes, dangers et inconvénients, pour les individus, la famille et la société, remèdes. *Douzième édition*, 1 vol. in-18 jésus, 228 pages. . . . . 2 fr. 50

Table des matières. — Causes qui produisent les fraudes ; affaiblissement des idées religieuses, accroissement de l'aisance générale, influence des doctrines malthusiennes, prétendus inconvénients des grossesses nombreuses. — Dangers et inconvénients des fraudes pour la femme et pour l'homme : fraudes directes (accidents locaux chez la femme, accidents locaux chez l'homme, accidents généraux communs aux deux sexes), fraudes indirectes — Dangers et inconvénients des fraudes pour la famille : débauche et jalousie du mari, démoralisation de la femme, dégénérescence des enfants, extinction de la famille. — Dangers et inconvénients des fraudes pour la société : démoralisation, arrêt dans l'accroissement de la population. — Moyens capables de prévenir ou d'atténuer les inconvénients des fraudes : loi civile et loi économique, loi religieuse, loi d'hygiène ou morale de l'intérêt personnel.

—— **Les Passions.** Hygiène morale et sociale. 1 vol. in-18 jésus, de 336 pages. . . . . 2 fr. 50

BOUCHUT. — **Hygiène de la première enfance,** Guide des mères pour l'allaitement, le sevrage et le choix de la nourrice. *Huitième édition.* 1 vol. in-18 jésus, 460 pages avec 53 figures. . . . . 4 fr.

BROUARDEL. — **Des causes d'erreurs dans les expertises d'attentats aux mœurs,** par Paul BROUARDEL, professeur de médecine légale à la Faculté de médecine de Paris. in-8, 68 pages. . . . . . . 1 fr. 50

CHARPENTIER. — **Traité de l'art des accouchements.** *Deuxième édition.* 2 vol. in-8, avec 600 figures et 2 pl. col. . . . . 30 fr.

CORLIEU. — **La prostitution à Paris,** par le Dr A. CORLIEU, 1 vol. in-16 *(Petite Bibliothèque médicale).* . . . . 2 fr.

DEBIÈRRE (Ch.). — **L'hermaphrodisme,** sa nature, son origine, ses conséquences sociales, gr. in-8, avec 11 figures. . . . . 1 fr. 50

DECHAUX. — **La femme stérile.** 1 vol. in-18 jésus *(Petite Bibliothèque médicale).* . . . . 2 fr.

Origine biblique de la stérilité. — Causes de la stérilité. — Vices de conformation, déviations ou flexions, leucorrhée ou fleurs blanches, causes diverses. — *De la conception humaine,* une découverte et ses conséquences. — *La stérilité a ses compensations.* — *La stérilité est une force.* — Rôle des femmes stériles dans la société. — *Les stériles volontaires.* — *Statistique des femmes stériles :* il y a en France 18.000.000 de femmes dont 2.000.000 stériles. — Fécondation artificielle. — *La stérilité de l'homme.* — Philosophie de la stérilité.

DESPRÉS (A.). — **La prostitution en France.** Études morales et démographiques. 1 vol. gr. in-8 de 203 p. avec 2 cartes color. . . . . . . 6 fr.

ENGELMANN. — **La pratique des accouchements** chez les peuples primitifs. Étude d'ethnographie et d'obstétrique. 1 vol. in-8, XVI-388 pages, avec 83 figures. . . . . 7 fr.

FOURNIER. — **De l'onanisme,** causes, dangers et inconvénients pour les individus, la famille et la société, remèdes. *Troisième édition.* 1 vol. in-18 jésus. . . . . 2 fr.

GALLARD. — **Leçons cliniques sur la menstruation** et ses troubles. 1 vol. in-8 de 325 pages avec 37 figures. . . . . 6 fr.

—— **Leçons cliniques sur les maladies des ovaires.** 1 vol. in-8 avec figures. . . . . 8 fr.

GAUTIER (Jules). — **La fécondation artificielle** et son emploi contre la stérilité chez la femme. 1 vol. in-18 avec figures *(Petite Bibliothèque médicale)* . . . . 2 fr.

GEOFFROY SAINT-HILAIRE (Is.). — **Histoire des anomalies de l'organisation, des monstruosités** et des vices de conformation, ou *Traité de tératologie.* 3 vol. in-8, et atlas de 20 planches col. . . . 27 fr.

GOURRIER. — **Les lois de la génération, sexualité et conception.** 1 vol. in-18 jésus de 200 pages. . . . . 2 fr.

HÉRAUD. — **Nouveau dictionnaire des plantes médicinales.** *Deuxième édition.* 1 vol. in-18 jésus de 621 pages, avec 273 figures, cartonné. . . . . 6 fr.

Description, habitat et culture, récolte, conservation, parties usitées, composition chimique, formes pharmaceutiques et doses, action physiologique, usages dans le traitement des maladies, étude générale sur les plantes médicinales au point de vue botanique, pharmaceutique et médical, clef dichotomique et tableau des propriétés médicales.

—— **Jeux et récréations scientifiques.** Applications faciles des mathématiques, de la physique, de la chimie et de l'histoire naturelle. 1 vol. in-18 jésus de 636 pages avec 297 figures, cartonné. . . . . 6 fr.

Les infiniment petits, le microscope, récréations botaniques, illusions des sens, les trois états de la matière, les propriétés des corps, les forces et les actions moléculaires, équilibre et mouvements des fluides, la chaleur, le son, la lumière, l'électricité statique, le magnétisme, l'électricité dynamique, récréations chimiques, les gaz, les combustions, les corps explosifs, la cristallisation, les précipités, les liquides colorés, les décolorations, les écritures secrètes, récréations mathématiques, propriétés des nombres, le jeu du taquin, récréations astronomiques et géométriques, jeux mathématiques et jeux de hasard.

HOFFMANN (A.). — **Conseils aux jeunes femmes.** *Deuxième édition*, in-18. . . . . 2 fr.

JEANNEL. — **De la prostitution dans les grandes villes au XIX**e **siècle**, ouvrage précédé de documents relatifs à la prostitution dans l'antiquité. *Deuxième édition*. 1 vol. in-18 jésus, 650 pages avec figures. . . . 5 fr.

JULLIEN (Louis). — **Traité pratique de maladies vénériennes.** *Deuxième édition*. 1 vol. in-8 de 1.271 pages avec 246 figures, cartonné 21 fr.

LALLEMAND. — **Pertes séminales involontaires.** 3 vol. in-8. . 25 fr.

LEGRAND DU SAULLE. — **Les hystériques**, état physique, état mental, actes insolites, délictueux, criminels. 1 vol. in-8 de 625 pages. . . . 8 fr.

LUCAS (Prosper). — **Traité de l'hérédité.** 2 vol. in-8. . . . . . 16 fr.

MAYER. — **Des rapports conjugaux**, considérés sous le triple point de vue de la population, de la santé et de la morale publique. *Huitième édition*. 1 vol. in-18 jésus. . . . . 3 fr.

—— **Conseils aux femmes sur l'âge de retour**, médecine et hygiène. 1 vol. in-18 *(Petite Bibliothèque médicale)*. . . . . 2 fr.

MENVILLE. — **Histoire philosophique et médicale de la femme**, considérée dans toutes les époques principales de la vie, avec ses diverses fonctions, avec les changements qui surviennent dans son physique et son moral, avec l'hygiène applicable à son sexe et toutes les maladies qui peuvent l'atteindre aux différents âges. *Deuxième édition*. 3 vol. in-8. . . . 10 fr.

MERCIER (Jules). — **Conseils aux personnes affaiblies.** 1 vol. in-18. . . . . 1 fr.

MONDOT (Louis). — **De la stérilité chez la femme.** 1 vol. in-8, de vii-400 pages . . . . 5 fr.

PENARD. — **Guide pratique de l'accoucheur et de la sage-femme.** *Septième édition*. 1 vol. in-18 avec 174 figures, cart. . . . . . 6 fr.

REUSS. — **La prostitution**, au point de vue de l'hygiène et de l'administration, en France et à l'Étranger, par le Dr L. Reuss. 1 vol. in-8 viii, 636 pages. . . . . 7 fr. 50

RICORD. — **Lettres sur la syphilis.** *Troisième édition*. 1 vol. in-18 jésus. . . . . 4 fr.

ROUBAUD. — **Traité de l'impuissance et de la stérilité chez l'homme et chez la femme.** *Troisième édition*. 1 vol. in-8. . . 8 fr.

TARDIEU (A.). — **Étude médico-légale sur les attentats aux mœurs.** *Septième édition*. 1 vol. in-8 de 304 pages avec 5 planches. . 5 fr.

—— **Étude médico-légale sur l'avortement.** *Quatrième édition*. 1 vol. in-8 avec 280 pages. . . . . 4 fr.

—— **Étude médico-légale sur l'infanticide.** *Deuxième édition*. 1 vol. in-8 de 370 pages, avec 3 planches coloriées. . . . . 6 fr.

—— **Question médico-légale de l'identité** dans ses rapports avec les vices de conformation des organes sexuels; contenant les souvenirs ou impressions d'un individu dont le sexe avait été méconnu. *Deuxième édition*. 1 vol. in-8 de 170 pages. . . . . 3 fr.

TOULMOUCHE (A.). — **Étude sur l'infanticide et la grossesse cachée ou simulée.** 1 vol. in-8. 3 fr.

VERNEAU (R.). — **Le bassin dans les sexes et dans les races.** 1 vol. in-8, 156 pages, avec 16 planches. . . . . 6 fr.

PETITE BIBLIOTHÈQUE MÉDICALE

A 2 FR. LE VOLUME

Nouvelle collection de volumes in-16 comprenant 200 pages et illustrés de figures

La folie érotique, par B. BALL, professeur à la Faculté de médecine de Paris, membre de l'Académie de médecine. 1 vol. in-16. . . . . 2 fr.

La prostitution à Paris, par le Dr A. CORLIEU. 1 vol. in-16. . . . 2 fr.

Les passions, dans leurs rapports avec la santé et les maladies, l'amour et le libertinage, par le Dr L.-X. BOURGEOIS. 1 vol. in-16, 208 pages. . . . 2 fr.

La femme stérile, par le Dr P.-M. DECHAUX. *Deuxième édition.* 1 vol. in-16, 200 pages. . . . . 2 fr.

Les lois de la génération, sexualité et conception, par le Dr GOURRIER. 1 vol, in-16 de 200 pages. . . . . 2 fr.

De l'onanisme, causes, dangers et inconvénients, pour les individus, la famille et la société, remèdes, par le Dr H. FOURNIER. *Troisième édition.* 1 vol. in-16 de 216 pages. 2 fr.

Les maisons d'habitation, leur construction et leur aménagement selon les règles de l'hygiène, par le Dr W.-H. CORFIELD, professeur d'hygiène à University College à Londres, traduit et annoté, par le Dr P. JARDET. 1 vol. in-16 avec 54 figures. . . . . 2 fr.

Les vins sophistiqués, par BASTIDE. 1 vol. in-16 avec figures. . . 2 fr.

La chimie des vins, les vins naturels, les vins manipulés et falsifiés, par A. DE SAPORTA, 1 vol. in-16 avec figures. . . . . 2 fr.

La première enfance, guide hygiénique des mères et des nourrices, par le Dr E. PÉRIER. 1 vol. in-16 de 200 pages, avec figures. . . . . 2 fr.

La seconde enfance, guide hygiénique des mères et des personnes appelées à diriger l'éducation de la jeunesse, par le Dr E. PÉRIER. 1 vol. in-16 de 236 pages. . . . . 2 fr.

Le tabac et l'absinthe, leur influence sur la santé publique, sur l'ordre moral et social, par le Dr JOLLY, membre de l'Académie de médecine. *Deuxième édition.* 1 vol. in-16 de 216 pages. . . . . 2 fr.

Hygiène morale, par le Dr JOLLY. 1 vol. in-16 de 300 pages. . . . 2 fr.
L'homme, la vie, l'instinct, la curiosité, l'imitation, l'habitude, la mémoire, l'imagination, la volonté.

Mémoires d'un estomac, par le Dr C.-H. GROS. *Quatrième édition.* 1 vol. in-16 de 180 pages. . . . . 2 fr.
L'auteur suppose un estomac écrivant sa propre biographie, avec toutes les péripéties de son enfance, de sa jeunesse et de son âge mûr, toutes les épreuves qu'il a eu à subir aux différentes époques de la vie du sujet auquel il appartenait.

La pratique du massage, par W. MURRELL, professeur à l'hôpital de Westminster, avec une *Introduction* par M. Dujardin-Beaumetz, membre de l'Académie de médecine. 1 vol. in-16, avec figures. . . . . 2 fr.

Manuel du pédicure ou l'art de soigner les pieds (sueurs, durillons, oignons, cors, œils-de-perdrix, engelures, ongle incarné, etc.), par GALOPEAU. *Deuxième édition.* 1 vol. petit in-16 de 132 pages, avec 28 figures. . . . . . 2 fr.

BIBLIOTHÈQUE DES CONNAISSANCES UTILES

NOUVELLE COLLECTION

De volumes in—16 comprenant 400 pages et illustrés de figures intercalées dans le texte
Prix de chaque volume cartonné : 4 fr.

La **Bibliothèque des Connaissances utiles** a pour but de vulgariser les notions usuelles que fournit la science, et les applications sans cesse plus nombreuses qui en découlent pour les arts, l'industrie et l'économie domestique.

Son cadre comprend donc l'universalité des sciences, en tant qu'elles présentent une utilité pratique au point de vue soit du bien-être, soit de la santé. C'est ainsi qu'elle abordera les sujets les plus variés : *industrie agricole et manufacturière, chimie pratique, économie rurale, économie domestique, médecine populaire, hygiène usuelle,* etc.

Ceux qui voudront bien recourir à cette *Bibliothèque* et la consulter au jour le jour, suivant les besoins du moment, trouveront intérêt et profit à le faire, car ils y recueilleront nombre de renseignements pratiques, d'une utilité générale et d'une application journalière.

Nouvelle médecine des familles, à la ville et à la campagne, à l'usage des familles, des maisons d'éducation, des écoles communales, des curés, des sœurs hospitalières, des dames de charité et de toutes les personnes bienfaisantes qui se dévouent au soulagement des malades, par le Dr A.-C. DE SAINT-VINCENT, *Neuvième édition,* 1 vol. in-16 de 380 pages, avec 442 figures, cartonné. . . . . 4 fr.

Premiers secours en cas d'accidents et d'indispostions subites, par E. FERRAND et A. DELPECH, membre de l'Académie de médecine. *Troisième édition.* 1 vol. in-16 de 350 pages, avec 50 figures cartonné. . 4 fr.

La gymnastique et les exercices physiques, par A. LEBLOND et H. BOUVIER, membre de l'Académie de médecine. 1 vol. in-16 de 400 pages, avec 80 figures, cartonné. . . . . 4 fr.

Les secrets de la science et de l'industrie. Recettes, formules et procédés d'une utilité générale et d'une application journalière, par le professeur HÉRAUD, avec 163 figures, cartonné. . . . . 4 fr.

L'électricité, les machines, les métaux, le bois, les tissus, la teinture, les produits chimiques, l'orfèvrerie, la céramique, la verrerie, les arts décoratifs, les arts graphiques.

Les secrets de l'économie domestique, à la ville et à la campagne. Recettes, formules et procédés d'une utilité générale et d'une application journalière, par le prof. HÉRAUD, 1 vol. in-16, avec 200 figures, cartonné. 4 fr.

L'habitation, le chauffage, les meubles, le linge, les vêtements, la toilette, l'entretien, le nettoyage et la réparation des objets domestiques, les chevaux et les voitures, les animaux et les plantes d'appartements, le jardin, la destruction des animaux nuisibles.

Physiologie et hygiène des écoles, des collèges et des familles, par le professeur J.-C. DALTON. 1 vol. in-18 jésus, 500 pages, avec 68 figures, cartonné. . . . . 6 fr.

Conseils aux mères sur la manière d'élever les enfants nouveau-nés, par le Dr A. DONNÉ. *Septième édition.* 1 vol. in-18 jésus, cartonné. . . 4 fr.

L'art de prolonger la vie, ou la macrobiotique, par le Dr HUFELAND. *Nouvelle édition* française, 1 vol. in-18 jésus, cartonné. . . . . . 4 fr.

La pratique de l'homéopathie simplifiée, par A. ESPANET. *Troisième édition.* 1 vol. in-16, cartonné. . . . . 4 fr.

A cette édition on peut joindre 8 planches gravées en taille douce, tirées en couleurs et retouchées avec soin, dont l'explication se trouve aux pages 311 et suivantes.

Tout acheteur de la présente édition aura le droit de recevoir franco, sur sa demande, les 8 planches coloriées. . . . **Prix 6 fr.**

LIBRAIRIE J.-B. BAILLIÈRE ET FILS

BALL (B). — **La folie érotique**, par B. Ball, professeur à la Faculté de médecine de Paris, 2ᵉ *édition*, 1893, 1 vol. in-16. . . . . 2 fr.

BERGERET (L.-F.-L.). — **Des fraudes dans l'accomplissement des fonctions génératrices**, 14ᵉ *édition*, 1893, 1 vol. in-18 jésus . . . . 2 fr.

BINET. — **Hygiène de la jeune mère et du nouveau-né**, 1894, 1 vol. in-16. 2 fr.

BROUARDEL. — **Attentats à la pudeur**, in-8 . . . . 1 fr. 50

CORIVEAUD (A.). — **Hygiène de la jeune fille**, 1 vol. in-16 . . . 3 fr. 50

— **Le lendemain du mariage**, 5ᵉ *édition*, 1898, 1 vol. in-16 . . . 3 fr. 50

CUYER et KUHFF. — **Les organes génitaux de l'homme et de la femme**, 2ᵉ *édition*, gr. in-8, avec 2 pl. coloriées et superposées, et 65 fig . 7 fr. 50

DEBIERRE (Ch.). — **L'hermaphrodisme**, 1 vol. in-16, avec 23 fig. . . 2 fr.

— **Les vices de conformation des organes génitaux et urinaires de la femme**, 1892, 1 vol. in-16, avec 86 fig. . . . . 3 fr. 50

ENGELMANN. — **La pratique des accouchements chez les peuples primitifs**, 1 vol. in-8, avec 83 fig. . . . . 7 fr.

FOURNIER (C.). — **Manuel complet des sages-femmes**, introduction par le Dʳ Maygrier, professeur agrégé à la Faculté de médecine, accoucheur à la Charité, 4 vol. in-18, avec fig., cartonnés. Prix de chaque vol . 3 fr.

  Tome I. — **Anatomie, physiologie et pathologie élémentaires**, 1 vol. in-18, 300 p. avec 104 fig., cartonné. . . . . 3 fr.

  Tome II. — **Accouchement normal**, 1 vol. in-18, 300 p., avec 100 fig., cart. 3 fr.

  Tome III. — **Accouchement pathologique**, 1 vol. in-18, 300 p., avec 100 fig., cart. 3 fr.

  Tome IV. — **Nouvelles accouchées et nouveau-nés**, 1 vol. in-18, 300 p., avec 80 fig., cart. 3 fr.

GAUTIER (Jules). — **La fécondation artificielle et son emploi contre la stérilité chez la femme**, 1890, 1 vol. in-16 . . . . 2 fr.

LEFERT (Paul). — **Aide-mémoire d'accouchements**, 1 vol. in-18, cart. 3 fr.

— **Pratique obstétricale dans les hôpitaux de Paris** 1 vol. in-18, cart. 3 fr.

— **Pratique gynécologique dans les hôpitaux de Paris**, 1 vol. in-18, cart. 3 fr.

LEGRAND DU SAULLE. — **Les hystériques**, 2ᵉ *édit.* 1891, 1 vol. in-8. 8 fr.

MENVILLE. — **Histoire médicale de la femme**, 3 vol. in-8 . . . 10 fr.

OLIVIER (Ad.). — **Hygiène de la grossesse**, 1 vol. in-16, avec 30 fig. 3 fr. 50

PENARD et ABELIN. — **Guide pratique de l'accoucheur et de la sage-femme**, 8ᵉ *édition*, 1896, 1 vol. in-18, avec 243 fig., cart . . . . . 6 fr.

ROUBAUD (F.). — **Impuissance et Stérilité**, 3ᵉ *édition*, 1 vol. in-8 . 8 fr.

TARDIEU. — **Attentats aux mœurs**. 7ᵉ *édition*, 1 vol in-8, avec 5 pl. 5 fr.

— **Avortement**, 5ᵉ *édition*, 1898, 1 vol. in-8 . . . . 5 fr.

Lyon. — Imp. Pitrat aîné, **A. Rey** succʳ, 4, rue Gentil.—17076